RECHERCHES

SUR

LES MALADIES

CHRONIQUES,

Leurs rapports avec les Maladies aiguës, leurs périodes, leur nature : & sur la maniere dont on les traite aux Eaux minérales de Bareges, & des autres Sources de l'Aquitaine.

PAR

Messire ANTOINE DE BORDEU, Conseiller d'Etat, ancien Médecin du Béarn, des Eaux de cette Province & de celles du Bigorre.

M. THÉOPHILE DE BORDEU, Médecin de Paris, ci-devant Inspecteur de ces Eaux.

M. FRANÇOIS DE BORDEU, aujourd'hui Inspecteur de ces mêmes Eaux, & Médecin du Roi à Bareges.

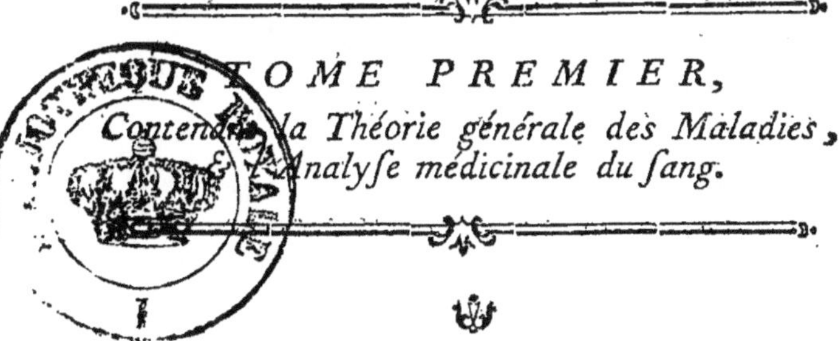

TOME PREMIER,

Contenant la Théorie générale des Maladies, & l'Analyse médicinale du sang.

A PARIS,

Chez RUAULT, Libraire, rue de la Harpe.

MDCCLXXV.

Avec Approbation, & Privilége.

Patriâque Domoque,
Gallorum extremos inter Celfumque Pyrenem,
Temperat ingenuos quâ læta Aquitania mores ;
Audax exiguâ fide concino. . . . . . .

Aufon. Idill.

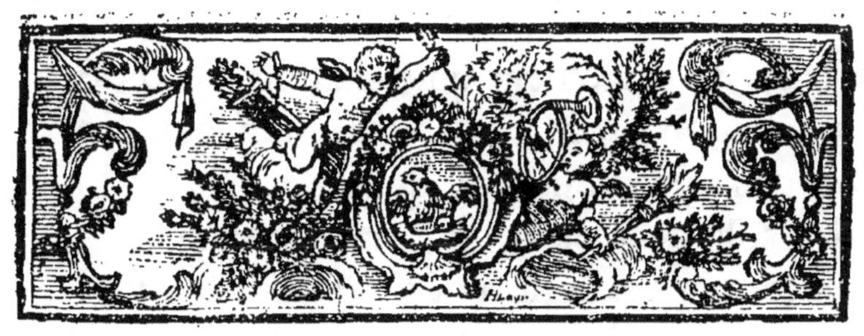

PLAN DE CET OUVRAGE.

La Médecine de Cos. Principes généraux de l'économie animale. Utilité générale des Eaux minérales. La Médecine pendant les premiers siecles de notre Monarchie. Les Moines l'exerçoient. L'état de ses parties ministrantes en ces temps-là. Obstacles à l'usage des Eaux minérales. Effet des nouvelles découvertes sur la Médecine. Travaux des Médecins Ecclésiastiques & Membres des Universités. Lustre qu'ils donnerent à la Médecine. Les Eaux des Pyrénées. Journal de Bareges.

LE rapport des maladies longues ou lentes, avec les maladies promptes ou aiguës ; la comparaison qu'on doit faire des unes aux autres ; leur mécanisme à éclaircir ; leur marche à suivre & à mettre en parallele ; leurs terminaisons ; leur *curabilité* ou *incurabilité* exprimées par les mêmes caracteres ;

A 2

(4)

les vues de traitement qui réfultent de cette comparaifon ; tous ces objets enfin ont été trop peu approfondis jufqu'ici.

L'Ecole de Cos fe plut un moment à la defcription, l'expofition & la peinture hiftorique de quelques maladies aiguës. Ces antiques monumens ont été refpeétés & admirés ; mais peu de Médecins ont effayé de pénétrer le plan & les véritables vues de l'Auteur immortel de ces Chefs-d'œuvre : plufieurs s'en font moqués, ou les ont dédaignés. Le commun des Praticiens s'eft contenté de refter dans une forte de vénération muette & religieufe, au fujet d'Hyppocrate. Il y en a aujourd'hui qui en parlent fouvent, fans avoir encore décidé en quoi confifte la médecine *Hyppocratique* ; ni quel eft fon efprit ou fon caraétere effentiel.

Une affez pauvre tifane ou bouillie d'orge ; l'eau de miel & de vinaigre qu'on affeéte de préférer à nos boiffons fi variées ; quelques apofthegmes généraux fur les crifes, qu'on n'écoute point, ou qu'on ne fuit, pour ainfi dire, que du bout des levres ; des lieux communs fur les épidémies, l'air & les eaux : voilà, à parler vrai, à quoi fe réduifent, dans notre fiecle, les préceptes ou les documens de Cos. On n'en fait prefque jamais l'application, ni à la théorie, ni à la pratique de l'Art.

Il faut en convenir ; les boiffons dont on ufoit à Cos, celle que des Membres de cette Ecole vanterent, font auffi peu préférables à celles que nous employons journellement, que le feroit à notre nourriture avec des poulets, celle avec de petits chiens, en ufage chez les Grecs. Nos remedes font plus traitables que les leurs : notre pratique ne s'arrête pas à la lenteur de leurs crifes : elle ne prétend pas hazarder les événemens des maladies livrées à elles-mêmes ; elle aime mieux hazarder ceux des remedes ; & en cela l'impatience des Malades eft entierement d'accord avec les vœux de la plupart des Médecins.

A quoi fervent donc pour ces Praticiens & leurs Cliens, ces beaux tableaux des épidémies ? Quel fut le but de celui qui en forma le projet ? En quoi mérite-t-il d'être imité ? Jufqu'à quel point eft-il permis de s'en rapporter à lui ? Que prétendoit-il prouver, & que vouloit-il apprendre aux Médecins fes Contemporains & à fes Succeffeurs ? Eft - il poffible de pénétrer le fond de fon

fyftême , à cet égard , & d'en tirer quelqu'utilité ? Comment fe mettre à fa place ou
courir la même carriere que lui ? Quel rôle
un Médecin de nos jours auroit-il à jouer
pour cela ? Quelqu'un effayera peut-être de
réfoudre ces problêmes , d'une maniere
propre à les rendre dignes de l'attention de
la multitude.

Quant au petit nombre de Sages , *rari
nantes in gurgite*, vraiment initiés dans l'art
de guérir , & inftruits de fon étendue , pé-
nétrés de fon importance & de fes loix facrées & invariables ; Amateurs décidés de la
belle Nature , ils ne perdront jamais de vue
les peintures de Cos ; ils les méditeront &
les étudieront fans ceffe ; pour leur ufage,
pour fe nourrir de ces vérités qui font
comme non avenues pour tant de Praticiens.

Hyppocrate s'éleva , fi on peut le dire ,
par une force au-deffus de l'humaine , jufqu'à
la main du Créateur qui pouffe à leur fin
tous les mouvemens de l'économie animale ,
dans la marche , les progrès , & les événemens des maladies. L'agitation ordinaire des
Médecins & des Malades les diftrait & les
détourne de ces vérités fublimes.

(7)

Les vrais enfans d'Hyppocrate contempla-
teurs curieux, comme lui, fe plairont feuls à
mettre à côté de l'hiftoire des *Meton* , des
Pytion, des *Silene* , & autres Malades des
épidémies , celle des maladies chroniques
rapprochées des aiguës. Ils fauront ce qu'ils
ont à faire de ces hiftoires, & à quoi elles
font utiles en médecine, en quoi elles peuvent fervir à un Médecin Philofophe.

Déja quelques beaux Génies ont ouvert la
carriere , & laiffé des efquiffes propres à
fervir de modeles. Le cours entier de la vie
a été regardé comme une forte de maladie ,
qui a fes diverfes phafes & périodes, fes mouvemens variés , fes crifes. Les âges , leurs
révolutions ont été calculées fur le pied de
mouvemens ou d'efforts critiques , accompagnés d'accidens plus ou moins actifs, douloureux , *maladifs*. La pulmonie a été par-
tagée en trois temps ou dégrés notables. On
a fuivi la goutte, la néphrétique, les hémorrhoïdes , dans leurs périodes. Les écrouelles ont été examinées fuivant le même
plan , &c.

D'après ces idées , on voudroit mettre en
évidence , dans le cours de ces *Recherches* ,
la marche ou les progrès des maladies chro-

niques ; eſſayer de diſtinguer dans cette marche, les temps d'irritation, de coction, & d'évacuation ; ſuivre les métaſtaſes ou les changemens des maladies chroniques, non moins aſſujettis à une regle fixe, que ceux des maladies aiguës. On déſireroit pouvoir ſurprendre la Nature préparant une maladie chronique, la développant, & faiſant des efforts pour la terminer. On voudroit aſſigner les momens favorables pour agir, & ceux où il faut ſe livrer à l'expectation ; prouver juſqu'à quel point il eſt vrai qu'une maladie chronique doit, pour ſe terminer, devenir aiguë, & qu'ainſi que les plus aiguës, les chroniques ont leurs criſes, leurs redouble-mens, leurs évacuations, leurs temps de calme, de repos, d'intermittence, de rémittence ; leurs momens de réſiſtance aux remedes, leurs temps de maturation, de douceur, de facile *réductibilité*, leur *curabilité* & leur *incurabilité* ; leur ſujétion à la nature des tempéramens, & aux grandes ſecouſſes des âges, des ſaiſons, des variations de l'athmoſphere ; leurs rithmes particuliers du pouls, leurs urines, leurs évacuations, leur admirable dépendance des paſſions. On inſiſteroit beaucoup ſur ces cauſes morales, plus efficaces fouvent que les phyfiques , plus difficiles à faifir , plus importantes à obferver que les révolutions purement corporelles. Tel feroit l'objet de ces Effais.

Ils en ont d'abord exigé d'autres fur le fond de l'économie animale , fur la vie & fes fonctions, fur le méchanifme ou la maniere d'être des maladies dans le corps vivant. On a cru devoir donner la préférence à une théorie moins éloignée de celle des Anciens , que ne le font les notions courantes fur la circulation , fur les petits vaiffeaux , fur les globules du fang , & tels autres dogmes des Ecoles modernes , appellés le fyftême des Mécaniciens.

Il n'eft que trop vrai : plus ce fyftême plaît aux efprits fuperficiels , & nourris dans les principes des Phyficiens, moins il entretient & fait naître le goût de la vraie médecine. Or fans ce goût , il n'y a plus d'art ; il fe réduit à d'inutiles & trop faciles détails anatomiques , mécaniques, phyfiques, économiques: auffi quels ouvrages pour la médecine, que ceux qui font établis fur de pareilles explications , & fuivant la logique des Académies !

Les Médecins doivent s'en défier & s'en garantir , fur - tout dans notre fiecle , où l'amour de l'Histoire Naturelle, de la Chymie, de l'Anatomie, des Dictionnaires, des Collections répandent tant de fausses lueurs, & font tant d'illusion aux Lecteurs qui n'y regardent pas d'assez près. Les Médecins sont faits pour planer au-dessus de ces connoissances, & pour les contenir dans leurs bornes, en ce qui regarde l'économie animale & ses dérangemens : ils doivent éviter de fatiguer leur mémoire , d'étouffer leur jugement, & d'user leur attention par ces immenses amas de petites connoissances, & de nomenclatures, à quoi se réduisent toutes les sciences physiques.

Les anciens systêmes de médecine eurent des côtés beaucoup plus heureux que les modernes. Ces derniers ne brillent que dans les Académies , sur les Chaires entourées d'enfans & de curieux, dans les assemblées du grand monde, & même sur les traiteaux, & dans les livres , que tout le monde veut juger. Les élémens de la médecine ancienne s'apprennent & s'éclaircissent auprès des Malades, dans les Hôpitaux , & dans le commerce des hommes valétudinaires , dans la méditation , dans l'étude des phénomenes particuliers aux divers âges, aux divers tem-

péramens, aux paffions, aux talens, aux pofitions particulieres où fe trouvent les hommes, à leurs habitudes ; enfin la médeçine
s'apprend dans les vieux Auteurs, ennuyeux
pour les Phyficiens, qu'il faut étudier pour
les entendre, & auxquels on ne peut appliquer ni le calcul, ni le compas, ni les expériences amufantes, qui arrêtent les paffans.

On a puifé, dans ces fources antiques &
facrées, les premieres notions fur la fenfibilité, la mobilité, l'activité effentielles à la
premiere fibre de chaque animal, à fa premiere partie conftitutive. Eclairée & relevée
dans l'homme par l'action de l'ame, cette
fibre & fes appartenances placent le corps
humain, encore plus que ceux des autres
animaux, au-deffus des machines inanimées
foumifes aux révolutions purement corporelles, que *l'animalité* comporte à peine.

On a appris à regarder le corps vivant
comme un affemblage de divers organes,
vifceres & autres, qui jouiffent chacun d'un
fentiment & d'un mouvement particuliers,
d'une difpofition décidée pour tel fentiment
& tel mouvement ; d'où réfultent l'accord
& l'harmonie de toutes les actions particulieres qui concourent à la vie générale, &

qui toutes dépendent plus ou moins évidemment du sentiment & du mouvement dévolus
à la fibre animale de chaque individu.

On s'eſt cru obligé d'inſiſter ſur l'action
des régions précordiale & épigaſtrique ,
mieux connues des anciens Philoſophes que
des Médecins , & que *Van-Helmont* regarda
comme le trône de ſon grand *Archée*. Nous
y plaçons le ſiege , l'aboutiſſant , l'appui de
preſque tous les efforts corporels, de preſque
toutes les ſenſations ; le jeu & les orages des
paſſions , les effets de divers appétits , ceux
de tout ce qui s'avale & va ſe rendre à l'eſtomac. Ces régions ſont le foyer des maladies
épigaſtriques , *diaphragmatiques* , *archéales,*
ſtomachiques , plus ordinaires qu'on ne peut
le dire : elles forment un centre non moins
remarquable que la tête , pour le cours & le
développement des forces nerveuſes, qui ſont
toujours plus ou moins dirigées vers la région
épigaſtrique & la *précordiale* : fait important
méconnu des Anatomiſtes , mais prouvé par
le ſentiment de tous ceux qui ſavent ſe con-
ſulter eux-mêmes , & explicable par la ſin-
guliere allure des nerfs épigaſtriques.

On a conſidéré le corps vivant comme
étant formé de deux moitiés égales & ſymé-

triques, adoffées, &, pour ainfi parler, collées vers fon axe ; de maniere que les parties
du même côté, fe communiquent fouvent de
haut en bas, & en ligne directe, du foie à
l'épaule & à la jambe droites, de la rate à
l'épaule & à la jambe gauches. Les Anciens
l'avoient très-bien obfervé, & les Modernes
beaucoup trop négligé.

On a vérifié, toujours d'après quelques
apperçus des Maîtres de Cos, que le corps
eft auffi partagé par un plan qui fuit la pofition
horifontale du diaphragme ; & qui coupe
l'axe en deux parties fupérieure & inférieure ;
lefquelles fe contrebalancent continuellement par la réfiftance qu'oppofe la maffe des
entrailles, à la dépreffion du diaphragme :
cette réfiftance inteftinale caufe en effet des
phénomenes étonnans pour ceux qui favent
les appercevoir & les calculer.

On a vu chaque organe, même ceux qui
paroiffent de très-peu de conféquence, jouir,
dans l'ordre & l'enchaînement des fonctions,
de fon département, de fon étendue d'action,
plus ou moins fenfiblement exprimée. C'eft
ce qui conftitue les rapports de ces organes
plus ou moins évidens, & qui aide à déterminer ceux qui font congeneres, qui agiffent

en même temps , pour le même objet , & ceux dont les actions fe croifent ou fe détruifent mutuellement.

On a fur-tout pris pour un des principaux refforts de l'économie animale, ces forces connues par de grands hommes , fous le nom de *centripetes* & *centrifuges* , qui ne font que l'effort que les parties extérieures font contre les intérieures & réciproquement : ces efforts ou cette action & réaction , paroiffent dans toutes les fonctions générales , comme dans un accès de fièvre ou de colere : les forces commencent par fe concentrer & amenent avec elles les humeurs vers l'intérieur , d'où elles font enfuite repouffées à l'extérieur ; ce qui forme une forte de flux & de reflux important à remarquer.

On a vu , avec de bons Obfervateurs , & à peu de chofe près , comme les Anciens , que le corps entier fe réduit , en dernière analyfe, à un amas de fubftance muqueufe , albumineufe , l'élément nourriffant tout végétal, tout animal ; & qui n'eft que l'extrait des alimens diverfement travaillés. Cette fubftance difpofée comme une éponge en couches , lames & cellules , forme le tiffu muqueux ou cellulaire , dans lequel s'attachent , s'implantent & fe nourriffent tous les organes, toutes les parties fibrillaires & nerveufes, les productions ou les allongemens de tous les vaiffeaux, qui ne font eux-mêmes que des tuyaux ou des cylindres cellulaires, plus ou moins fpongieux & criblés d'une innombrable quantité de voies où s'infinuent les humeurs.

On a fuivi dans ce corps cellulaire, les efquiffes ou les deffeins des départemens ; les bornes des forces qui fe compriment mutuellement, & qui gravitant, pour ainfi dire, les unes contre les autres, établiffent dans toutes les pofitions l'équilibre néceffaire aux mouvemens fi diverfement variés, dont le corps vivant eft continuellement agité. Ces mouvemens font dûs aux efforts inextinguibles dans la partie fenfible, & ils font réveillés & entretenus par les variations de l'atmofphere, par l'impreffion de toutes les caufes phyfiques, alimens & autres, par les affections de l'ame, pendant la veille & le fommeil, en fanté & en maladie. Sans ceffe le corps tremble, frémit, s'agite, jufques dans le plus profond de fes moindres parcelles ; ces frémiffemens font fans ceffe gradués & dirigés pour entretenir la régularité

& l'ordre des fonctions , & ils font foncierement foumis au principe de fenfibilité qui dirige tout par des loix fort différentes de celles qui préfident aux mouvemens des corps morts & fans ame.

On a auffi fuivi dans le même corps cellulaire , les divers torrens d'humeurs aqueufes & autres , qui , ainfi que les nuages dans l'atmofphere terreftre , forment les amas , les courans , les dépôts , les congeftions , & en général les caufes matérielles , & les réfidus de prefque toutes les maladies & de leurs crifes. Ainfi chaque partie a paru nager continuellement dans une atmofphere de férofité , & y exifter à la maniere de ces infectes poiffons fi nombreux dans certaines liqueurs. Les inflammations même ont paru fiéger dans ce tiffu , qui , lorfqu'il eft étranglé par quelque ftricture & échauffé par une collection extraordinaire de chaleur & de fang , forme les centres , les noyaux où la matiere inflammatoire fe travaille ; où l'orage fe couve & fe développe en étendant le tiffu cellulaire en tout fens , en l'arrondiffant , le déchirant , le fuppurant , le fourniffant du fuc nourricier furabondant ; ce qui n'a jamais lieu fans que la fibre nerveufe foit de la

partie ;

partie ; car une brûlure inflammatoire & fpontanée, eft bien différente d'une fimple brûlure par caufe externe.

On n'a pu fe laffer de contempler, (après le fyftême nerveux dont le bulbe où le cerveau & la tige fpinale envoyent des productions pour aller embraffer & régir tout le corps,) le fyftême vafculeux dont le cœur eft le bulbe & le centre d'où partent des torrens de chaleur & de fang, qui vont en s'étendant dans les arteres, croupir, flotter & fe perdre enfin dans le tiffu muqueux, d'où une partie du fang revient au cœur par les veines. Les Anciens, fur ce point, avoient preffenti ou effleuré le but. Les Modernes ont répandu la plus vive lumiere fur ce grand cercle vafculeux. Mais les Anciens n'en connoiffoient pas moins l'influence & l'irradiation finguliere du cœur fur toutes les parties, la vivification du fang dans le poumon, fa chaleur étherée dans les arteres, fa différence d'avec le fang veineux ; ils connoiffoient les tranfports, les croupiffemens, les écarts des humeurs, les flux & les reflux que la Nature fait, au befoin, leur faire éprouver, les rithmes invariables par lefquels le fyftême artériel, régulierement agité par la force tonique & senfible de toutes les parties nerveufes, prévient, annonce & fuit les diverfes fonctions, les affections des organes principaux, les tranfports des liqueurs vers le haut ou le bas du corps , du côté droit ou du côté gauche. Il nous a fallu revenir fur toutes ces vérités & celles qui en découlent. Les Modernes les avoient traitées trop fuperficiellement , en fe livrant fans retenue aux idées de quelques Maîtres de Cos, qui comparoient le corps à un peloton de vaiffeaux , & fes mouvemens à ceux de la roue des Potiers. Il eft évident que le genre vafculeux eft fouvent interrompu par le tiffu muqueux , ainfi que le mouvement circulaire du fang l'eft dans ce tiffu & même dans fes vaiffeaux. Il eft évident que le grand mouvement circulaire des gros vaiffeaux , comparé aux grands mouvemens des aftres , eft entrecoupé par beaucoup de petits cercles dont on retrouve auffi l'image dans la marche des planettes , dans ce qu'on nomme les épicycles.

Ces principes généraux fur lefquels le goût des Médecins a déja été preffenti à plufieurs reprifes, & fur lefquels auffi quelques-uns d'entr'eux fe font expliqués favorablement , fervent de fondement à une théorie qui paroît embraffer celle de Cos, celle des anciens Méthodiftes & Galeniftes, celle de Van-Helmont & celle de Stahl, fyftèmes un peu exceffifs chacun en particulier, ou lorfqu'on s'en tient à un feul ; mais dont la combinaifon & le mélange font plus près de la Nature que le fyftème des Afclépiadiens & des Mécaniciens anciens & modernes. Ce n'eft pas qu'il foit permis de refufer à ce dernier un petit nombre de belles & d'utiles vérités. Mais qu'il eft à redouter par l'éloignement qu'il fait naître pour la Médecine ancienne, & par le trop de confiance qu'il infpire pour quelques vérités phyfiques & hydrauliques, & encore par la facilité avec laquelle il fe laiffe violer ! Il fournit, en toute occafion , de vains prétextes aux efprits entreprenans , éblouis de quelques connoiffances auffi maigres & auffi courtes qu'elles coûtent peu à acquérir. Combien les Mécaniciens font loin de connoître *l'animalité* qu'ils ont , fans pudeur, ofé expliquer par les loix réfervées aux machines mortes & fans ame !

Enfin , cette théorie générale , ou cette Anatomie vraiment médicale , qui confifte à peindre & à développer l'organiſme ou les mœurs & uſages de chaque organe, appliqué à ſes fonctions par un inſtinct & un ſentiment particulier, eſt expoſée dans *ce premier volume*. On y a joint un Eſſai ſur la Chymie animale, ſur les mouvemens intérieurs auxquels ſont ſujettes les liqueurs, & ſur les effets que ces changemens & les divers miaſmes ou poiſons occaſionnent dans l'économie animale, ſoit dans l'état de ſanté, ſoit dans celui de maladie. C'eſt le réſultat des remarques qui ont pu être faites ſur cette ſcience ou cette hiſtoire des liqueurs vivantes.

On prétend fournir quelques ſecours aux Chymiſtes qui juſqu'ici n'ont pu prononcer ſur la nature des liqueurs animales, telles qu'elles ſe comportent dans le corps vivant, non plus qu'ils ne peuvent juger des qualités d'un métal ſur lequel ils ne feroient leurs expériences que lorſqu'il eſt privé de ſon phlogiſtique, ou réduit en *caput mortuum*. La Chymie du corps vivant eſt la ſeule néceſſaire aux Médecins. Mais ils doivent commencer par l'hiſtoire des parties ſolides, par l'examen des mouvemens de la fibrille ſenſible, toujours agiſſante, toujours animée, tant qu'elle eſt l'objet de la Médecine.

Il faut des remedes aux hommes ; ils ont besoin de secours dans leurs maux & leurs incommodités, même dans les maladies *inguérissables*. Celui des Médecins Grecs, qui mit en avant que les maladies incurables ne regardent pas la Médecine, ou n'appartiennent point à l'Art, en retrécit trop les bornes ; il proféra un affligeant apofthegme qui ne peut avoir une approbation entiere que de la part des Mélancoliques désespérés & privés de la raison. Les Médecins Romains connoissoient mieux les loix de l'urbanité & l'étendue de leurs devoirs, lorsqu'ils disoient que tous les hommes font infirmes & malades : ils ont tous besoin de l'art de guérir, de l'art de vivre, & on peut le dire, de celui de mourir. La privation de tout secours pour les Malades, feroit encore plus terrible que l'abus effréné & fuperftitieux des médicamens ; écueil notable cependant, & dans lequel tombent beaucoup de gens de tous les états.

Alexandre fe vit expofé aux murmures de fon Armée qui manquoit de vivres & de médicamens : il trouva bientôt le moyen de faire diftribuer aux Soldats des vivres & des médicamens. Il en faut dans tous les

temps. La famine de médicamens devien=
droit aussi cruelle que celle de pain. Celui
qui a dit que la Médecine est un fléau pour
l'espece humaine , n'a rien dit qui vaille : il
ne s'est pas apperçu que le vrai fléau de cette
espece & celle de tous les animaux, étoit,
non la Médecine, mais le besoin qu'en ont
les êtres sensibles. Il faudroit donc s'en prendre
à la Nature & non à la Médecine : elle cherche
à pourvoir à ce besoin : ainsi elle est de premiere nécessité dans les sociétés. Quelque
rang qu'on veuille lui donner , il faut toujours qu'elle y soit. Elle est l'unique ressource
des infirmes & valétudinaires ; elle veille sur
ceux qui jouissent de la plus brillante santé
dans tous les âges. Elle peut opérer de grands
maux ; mais elle produit de grands biens
journaliers ; elle guérit , elle console , elle
nourrit l'espérance & la confiance des
peuples.

On peut défier les plus impudens Cyniques
d'oser soutenir qu'une société d'hommes peut
exister sans les secours de la Médecine.
Platon, qui ne vouloit pas des Médecins dans
sa République , n'en auroit pû bannir la
Médecine. Platon le divin , ainsi que le sage
Caton , s'étoient un peu livrés à leurs pré-

jugés contre les Médecins, qui apparemment évaluoient & contenoient le docte & sage orgueil de ces Philosophes : il y a à gager que la petite bouderie de ces derniers n'étoit qu'un rendu. Jamais les Philosophes n'ont pu en imposer aux Médecins qui vont droit aux causes. Hyppocrate fut appellé par les Abderitains pour juger de quelques traits de singularité trop marqués dans la conduite & les propos de Démocrite. Ce fut la Médecine qui jugea la Philosophie : les Philosophes auroient tort de l'oublier.

Les divers moyens que la Médecine met en œuvre pour conserver & rétablir la santé, sont les voyages, la diete, le changement d'air, & d'objets de sensations ; les médicamens n'agissent sur le corps vivant qu'en ramenant l'ordre naturel de ses mouvemens, en ranimant les sentimens de la vie, en remettant la Nature sur la bonne voie, en opérant sur les causes des maladies, comme elle agit en santé dans toutes les fonctions de chaque organe. Or ces fonctions liées & enchaînées réciproquement, demandent chacune pour leur marche naturelle le concours de toutes les autres. Ainsi la digestion de l'estomac exige les efforts gradués de toutes les parties, même jufqu'à l'exercice agréable, jufqu'à la paix des divers fens. Ainfi le mouvement du fang dans fes vaiffeaux, eft modéré par les compreffions graduées de tous les vifceres & par le doux accord des paffions.

En un mot, il n'eft, dans le corps vivant, aucun effort particulier qui ne foit dû à l'influence de toutes les parties mobiles & fenfibles. C'eft ce qu'apprend l'hiftoire des fonctions naturelles. En conféquence, l'ébranlement, la maturation, la dépuration, les crifes, les détentes néceffaires pour vaincre les maladies, exigent plus ou moins une révolution générale dans toute la machine, un accord heureux entre le phyfique & le moral, & fi on peut le dire, un *renforcement* & un *remontement* de tous les refforts, de tous les mouvemens. Les effets des fpécifiques les plus décidés font fujets à ces loix : elles ont lieu dans les maladies aiguës, & plus encore dans les chroniques, qui ne font, à les bien prendre, que des aiguës allongées, des aiguës qui vont fe préparant, & que le temps doit faire éclore.

Mais le traitement des eaux minérales employées à leurs fources, eft, fans contredit, de tous les fecours de la Médecine, le mieux en état d'opérer , pour le phyfique & le moral , toutes les révolutions néceffaires & poffibles dans les maladies chroniques. Tout y concourt; le voyage , l'efpoir de réuffir, la diverfité des nourritures , l'air fur-tout qu'on refpire & qui baigne & pénetre les corps , l'étonnement où l'on fe trouve fur les lieux, le changement de fenfations habituelles, les connoiffances nouvelles qu'on fait , les petites paffions qui naiffent dans ces occafions, l'honnête liberté dont on jouit ; tout cela change , bouleverfe , détruit les habitudes d'incommodités & de maladies auxquelles font fur-tout fujets les Habitans des Villes.

On ne peut le nier ; ils font tous plus ou moins affeétés de quelque paffion qui tient en échec les mouvemens de l'économie animale. Il feroit permis de les comparer à des efpeces de Somnambules , dont les goûts pour les fonétions naturelles font diftraits & mal dirigés, qui ne refpirent , n'entendent , ne voyent & ne digerent qu'à demi ; qui font perpétuellement preffés, tiraillés, irrités , & du côté de la tête, & du côté du cœur , & de celui de l'eftomac ; qui font fans forces, fans fommeil , ennuyés , épuifés , engorgés de fucs étrangers à la fanté , dans un orage perpétuel , fur le fait des fenfations , agités par des projets forcés , écrafés par des pertes & des malheurs que leur exceffive fenfibilité leur groffit. Ces détraquemens habituels de la partie fenfible , énervent les fonctions , entretiennent & aggravent les maladies longues & lentes; elles les multiplient & les rendent rébelles , en ôtant le courage , l'efpoir , la patience , cette heureufe indifférence , cette précieufe infenfibilité , qui font naître le bon fens , la paix de l'ame , & la bonne fanté.

Un voyage fur mer , à la campagne , en pays étranger , les danfes , les courfes , l'équitation & les autres fecours de la gymnaftique, partagent avec les eaux minérales , les avantages dont il vient d'être queftion. Auffi les Habitans des Villes ne peuvent-ils mieux faire que de fe livrer à tous ces exercices, & de fuir , dans les belles faifons , leurs demeures fingulierement nuifibles à leur fanté , mais fi utiles d'ailleurs à plufieurs de leurs befoins & de leurs paffions. Auffi Brown, Médecin philofophe , fort éloigné de toute opinion fuperftitieufe, a-t-il, à bon droit, regretté les pélerinages, qui firent autrefois un des exercices de nos peres.

Ces pieufes courfes étoient fort utiles à la fanté ; & fans doute elles furent du goût des Valétudinaires fujets aux infirmités chroniques & nerveufes. On peut leur comparer les voyages & les tranfmigrations des Villes aux Campagnes , qui font d'ufage aujourd'hui. Chacun defire l'air de la Campagne & le changement de celui auquel il eft habitué. Chaque Malade defire d'aller confulter fur fes maux quelque Médecin étranger. Heureux, pour le dire en paffant , les lieux qui peuvent fixer l'attention , & appuyer l'efpérance du Public , par les lumieres d'un Médecin au-deffus du commun ! Ces lieux font autant de points d'appui & de ralliement néceffaires à bien des têtes : les Gouvernemens bien entendus protégent ces defirs des Malades. La Ville de Montpellier a beaucoup dû à fes Médecins pendant plufieurs fiecles. Celle de Leyde a fu, dans ces derniers temps, tirer grand parti des talens prônés & foutenus d'un Médecin fameux , dont la réputation & la fortune ont réveillé l'ardeur de plufieurs. Mais ces phénomenes rares & finguliers, font de peu de durée : un Médecin, quel qu'il foit, eft bientôt épuifé lorfque la foule des Malades court après lui.

Les eaux minérales ont beaucoup plus d'avantages. Les ſiecles les plus reculés en adopterent l'uſage ; il en reſte une preuve dans les Œuvres d'Hyppocrate. Les Romains s'arrêtoient à toutes les ſources chaudes. Pline en eſt le témoin. Il y en a où ces Payens avoient placé des Divinités particulieres ; il reſte des traces de leurs *ex voto*. Les Nymphes, les Naïades & les Dieux guériſſeurs étoient très-bien logés dans ces lieux alors ſolitaires , & où s'opéroient les cures miraculeuſes, à l'ombre d'antiques forêts, dans les creux des rochers , d'où les échos portoient au loin les merveilles.

Les Chrétiens , fixant ces objets du côté de la mondanité, & jugeant qu'ils appartenoient aux rêveries du Paganiſme, les trouvoient déplacés. Ils n'aimerent point à ſe baigner pêle-mêle , ſuivant la liberté Romaine : leurs femmes fuyoient cette ſoldateſque impie & mal moriginée. Ils ſe concentroient dans leurs ménages , & s'occupoient peu de la propreté & de la ſanté du corps; ils ne penſoient qu'à celle de l'ame. Ils trouvoient trop de douilleterie dans les enfans du ſiecle, qui mettoient tant de prix à leur ſanté. Les Valétudinaires alloient en-

fevelir leurs infirmités dans des Maifons Re-
ligieufes, devenues l'objet principal des fenfations dans ces fiecles. On cachoit fes maux
au lieu d'en faire parade ; on fe mortifioit en
gardant fes douleurs : leurs fouffrances même
leur étoient cheres.

A qui fe feroit-on confié dans ces temps
d'innocence & de fimplicité ? Les Juifs que
l'on haïffoit, s'étoient emparés de la Médecine, & ils la réduifoient à l'ufage des
médicamens qu'ils vendoient & mangoni-
foient. Les Arabes, autres ennemis des Chrétiens, étoient en poffeffion des grands principes de l'Art de guérir. Les Chrétiens fuf-
pectoient tout ce qui venoit de la part des
Infidèles. Les Moines attiroient le monde
dans leurs retraites, où ils avoient placé des
Hofpices & des Hôpitaux à côté des Eglifes,
& des vignes qu'ils cultivoient. Le vin, &
long-temps après, l'eau-de-vie devinrent la
panacée générale des Couvens, & de tout le
peuple humble, dévôt & ferf.

La lépre fixa l'attention de l'Europe, &
on la traita en féqueftrant de la fociété ceux
qui en étoient affectés, & par des remedes
propres aux pays où les Croifés avoient été
la chercher. Les baumes de la Mecque, &

celui de Judée, les Bezoards, & autres médicamens Orientaux , faisoient oublier ceux
qui croissent en Europe. Les Commerçans
Vénitiens favorisoient ces idées & plaçoient
par-tout leur Thériaque.

Les grands chemins étoient peuplés de
coureurs & de mauvais garnemens. Le commun des hommes se cantonnoit dans ses maisons : on se rapprochoit des Eglises & des
Châteaux pour être en sureté : on vivoit dans
des réduits suffisans , pourvu qu'ils missent à
l'abri des voleurs & des frimats : on aimoit
à vivre , à mourir, à se faire inhumer dans
sa Paroisse , dans son Eglise , à côté des siens,
& le plus près possible des Fondateurs de
ces lieux qui rappelloient les catacombes des
premiers siecles. Toutes les sensations étoient,
pour ainsi dire , concentrées & resserrées par
la piété naissante, par l'amour de ses foyers. On
ne pensoit qu'à vivre en passant, pour mourir
bientôt. Qu'auroit pu , dans de pareilles dispositions, la Médecine qui aime & conseille
les distractions, la propreté , l'éloignement
des lieux infects, la gaieté , les voyages, le
changement d'air & de nourriture ?

Nos ayeux cherchoient pourtant des remedes. Ce sentiment est dans la Nature, On

fentit la néceffité des exercices du corps ; la jeuneffe, la force des paffions & des maladies ne perdoient pas leurs droits. Les voyages d'outre-mer, les courfes contre les Normands, les carroufels ; ces efforts & autres femblables, (quelquefois dûs au befoin de remedes pour des inquiétudes intérieures & des infirmités habituelles) exerçoient la brillante partie des peuples. Mais ceux que l'âge, le fexe, les maladies bien décidées mettoient hors d'état de penfer à de pareilles entreprifes ; ceux qui, demeurant attachés à la glebe, avoient pourtant befoin de fecours pour leurs infirmités morales & phyfiques, ne pouvoient mieux faire que de fe livrer à leurs Directeurs, leurs Confolateurs, leurs Nourriciers & leurs Protecteurs, aux Moines enfin, & à tous les Membres du Clergé, qui ne ceffoient d'inftruire & d'endoctriner le monde, alors plongé dans l'ignorance.

Conduits par des vues plus fublimes que celles des Prêtres de l'ancienne Egypte, nos Eccléfiaftiques fentoient la néceffité & le grand ufage de la Médecine, pour leur objet principal ; ils la cultivoient comme la Religion ; ils avoient apperçu la confraternité des Prêtres & des Médecins ; ils ne vouloient point livrer leurs Malades aux Juifs qui auroient ébranlé la bonne doctrine dans des têtes encore mal assurées. Ils savoient que les premiers Disciples des Apôtres joignoient le don des miracles à celui de la guérison des maladies, par des secours naturels : ils sentoient combien les hommes vivent de consolation, & de secours moraux dans les affections les plus corporelles ; combien le mouvement, les distractions & l'espérance d'un meilleur sort rendent la vie & ses miseres supportables. De-là l'institution & la nécessité des pélerinages dont nous parlions.

Ainsi la Religion & la Médecine avoient les mêmes Ministres ; ils suppléoient, du mieux possible, aux conseils qu'on ne vouloit recevoir, ni de la part des Juifs, ni de celles des Arabes. Ils nourrissoient l'esprit du peuple, en le délivrant par dégrés, & par des moyens que permettoient les circonstances, des superstitions payennes, trop favorables aux passions, & contraires aux vertus chrétiennes.

Ainsi le traitement des Malades étoit livré, pour l'ordinaire, à leurs parens que dirigeoient les Moines, en leur donnant des leçons de Médecine, d'éducation, d'économie

&

& de Religion : tandis que des Courtiers (en commerce avec les Juifs) venoient leur vendre quelques drogues, & que des goujats échappés des combats & des avantures de Chevalerie, venoient panfer leurs ulceres & partager quelques opérations avec des vieilles & des matrones. Il eft aifé de comprendre que la police néceffaire aux Vendeurs de drogues & aux Opérateurs, étoit dévolue de plein droit aux Moines, aux Curés, aux Seigneurs, & autres gens libres & notables.

On fit peu à peu des Confrairies, & on rangea ces Artiftes néceffaires à la pratique, fous des bannieres particulieres ; ce qui les tint foumis à l'Ordre eccléfiaftique, chargé de cultiver les parties fupérieures de la Médecine. La Nobleffe ne s'occupoit que de batailles & de tournois : elle fe laiffoit diriger par les autres Ordres, fur le fait de la Médecine, comme fur la Religion & la Jurifprudence. Elle ne put s'emparer de ces hautes fciences, parce qu'il falloit lire & étudier pour être Eccléfiaftique ou Jurifconfulte, & pour exercer & cultiver la Médecine comme les Moines la cultivoient ; parce qu'il eût fallu piler la drogue, & manier la lancette, pour être Pharmacien ou Opérateur, comme ceux

à qui les Eccléfiaftiques confioient ces fonctions incompatibles avec leur état, & que la
Nobleffe regardoit comme des indices de
fervitude.

Cependant Charlemagne fit éclore les premiers germes des fciences en France : il rangea ceux qui s'en occupoient en diverfes
claffes. La Faculté des Phyficiens ou des Médecins, à laquelle furent confiées toutes les
parties de la Médecine, ne fut pas des moins
utiles pour éclairer, contenir & inftruire les
Peuples, fur tous les détails de l'Art propre
à conferver la fanté & à guérir les maladies :
vafte fujet qui comprenoit tout ce qui peut
avoir trait à l'économie, au choix des nourritures, & aux autres branches du régime; à
l'éducation, aux foins dûs aux divers âges,
aux emplacemens & commodités des édi-
fices, au foin intérieur des ménages, aux
dangers des divers Arts, au choix des remedes, & à leur adminiftration ; à la décifion
des opérations, & à leur maniere d'être pra-
tiquées, à l'examen des Nourrices, à l'effet
des paffions diverfes fur la fanté ; enfin à
l'exiftence la moins malheureufe poffible des
trois quarts des humains, malades, valétudinaires, enfans, vieillards, femmes groffes

ou en couches , grands & petits de tous les ordres , tous soumis aussi à la cruelle nécessité de ne pouvoir se passer des regles de la Médecine , que pendant quelques momens de leur vie ; tous sujets au fond de foiblesse propre à l'humanité , & au besoin de remedes & de consolations , comme à celui des nourritures.

Aix-la-Chapelle , lieu chéri des Romains à cause de ses sources chaudes & abondantes, devenu le centre de l'Empire d'Occident, auroit pu fixer particulierement l'attention des Médecins qui donnoient leurs leçons dans les Palais des Rois , dans les Eglises & dans les Maisons Religieuses : ils auroient pu user de ces eaux , comme les Romains en usoient ; mais l'horreur & la crainte du Paganisme continuoient à captiver les suffrages. La Médecine toute théologique , toute ecclésiastique, s'occupoit principalement à rappeller les Peuples aux mœurs, aux dogmes, & aux pratiques approuvées par les Canons. L'amour & le goût de la retraite duroient encore chez le commun des Catholiques. Quelques Courtisans ne faisoient point la loi aux Peuples ; au contraire , ils les fortifioient dans leurs opinions. La pratique des bains étoit trop mondaine , fur-tout pour les femmes , qui entraînerent toujours dans leurs goûts le gros de la Nation Françoife , & qui ont influé fur la Médecine en France , comme partout.

Aix en Savoye , autre fource connue des Romains, devenoit défert. Aix en Provence, Bourbonne-les-Bains , & autres lieux de cette efpece , ne fourniffoient plus de reffource aux Malades, ni d'objet de diftraction aux Valétudinaires. Plombieres étoit à peine connu à la Cour de Lothaire. Le Midi de la France étoit fous le joug des Arabes & des Goths, plus occupés de leurs conquêtes & de leurs héréfies, que du profit qu'il y avoit à tirer du grand nombre de fources de l'A-quitaine , fi connues fous l'Empire Romain, fi agréables , & où les Payens venoient de loin chercher leur fanté & fe délaffer des fatigues de la guerre.

La maniere de penfer des Eudes & autres Princes de l'Aquitaine , plus favorables aux Arabes & aux Goths qu'aux Catholiques, formoit une barriere impénétrable aux Fran-çois , aux Efpagnols , aux Normands. Les grandes guerres de la fucceffion de Charle-magne bouleverfoient l'Empire. Comment auroit-on pénétré jufqu'aux eaux des Pyrénées ? Ces montagnes étoient habitées par les descendans de ces Cantabres qui résisterent au joug Romain : Peuples sobres & libres, circonscrits dans leurs vallées ; Peuples un peu sauvages, qui affectoient de laisser dépérir dans leur voisinage les travaux faits par les Romains à quelques sources minérales ; qui regardoient les grands chemins comme des signes de servitude, comme des préparatifs pour des conquêtes, & des prétextes pour la tyrannie.

La magie, les songes, l'Astrologie judiciaire, (ensuite les Fées,) les Sorcieres, les sorts, les enchantemens occupoient les esprits frappés de quelques traits de lumiere encore mal apperçue. La sorcellerie & la féerie avoient succédé aux idées poétiques des Nymphes, des Naïades, des Faunes & des Chevre-pieds. De languissantes rêveries, effets d'un crépuscule de raison qui commençoit à prendre le dessus, entretenoient un fond de mélancolie & de timidité qui faisoient voir des loups-garoux & des sabbats, par-tout où les ennemis de la Religion avoient porté leurs pas, & dans tous les lieux sombres & retirés. Les *Broxes* Espagnoles tenoient leurs assemblées dans les Pyrénées, qu'Hercule avoit parcourues , que les **Dieux Payens** avoient brûlées. On trembloit au seul récit de ces rêveries. Cette espece de maladie , cette sorte d'épidémie qui étoit , comme les autres , du ressort des Médecins , étoit aussi trop enracinée pour être combattue par une méthode bien fixe & bien raisonnée.

Les temps étoient favorables à l'empirisme brut & non éclairé , aux pratiques populaires que dictoient l'ignorance & le préjugé. Cet empirisme , enfant de la Nature corrompue , & le fruit nécessaire du défaut de mœurs , de goût & de lumieres , produit de l'orgueil , de l'avarice & du desir de paroître , avoit , ainsi que l'Hydre , cent têtes élevées contre la gravité & l'austere vérité des Médecins Ecclésiastiques & protégés par la Loi. Il donna naissance , cet empirisme insolent , à tous les Charlatans , Escamoteurs , Histrions , Jongleurs , Baladins , Tabarins , Bateleurs , Fauteurs de secrets , Meges , Pâtres , qui se répandirent dans les Villes & les Provinces , & qui amusoient le Peuple en lui coupant la bourse.

Ce fut un malheur nécessaire dont aucune Nation , ni aucun siecle n'ont pu se délivrer. Il prend sa source dans la foiblesse naturelle à l'efprit humain, dans le goût pour le merveilleux, fur-tout dans l'amour-propre, qui fait qu'on préfere, en général, des moyens fournis par la canaille, à ceux qu'indiquent des gens graves, honnêtes & bien élevés. Les Malades aiment les Valets & tous ceux dont ils croient pouvoir difpofer à leur gré : ceux qui les flattent & les amufent.

Les Univerfités prenoient de la confiftance & voyoient tous les jours des Savans fe former dans leur fein. L'Ordre des Médecins fournit les plus beaux génies. Il n'y eut ni Ville, ni Bourg, ni Village qui ne fe reffentît des lumieres que les Médecins gradués, auxquels feuls les Loix confioient la fanté du Peuple, répandoient comme Phyficiens, comme Médecins, comme les premiers des Lettrés, & comme les plus inftruits fur les matieres propres à diffiper l'ignorance de ces fiecles.

S'il eft vrai que les Nobles & les Paladins d'alors affurerent à leurs defcendans une gloire & des diftinctions immortelles, il n'eft pas moins certain que la poftérité doit être pénétrée de refpect & de reconnoiffance pour ceux qui conferverent le dépôt des fciences médicinales & phyfiques, & qui

allerent les chercher chez les Arabes &
chez les Grecs. Aussi quels devoirs n'impose
pas aux Médecins l'exemple de leurs Pré-
décesseurs, s'ils veulent se rendre dignes d'un
état qui fut toujours le même depuis le commencement de la Monarchie Françoise ; instruit, libre, décidé, sans aucun mélange
vil ou honteux, dont les enfans aient à rougir
pour leurs peres, honoré par l'Eglise, pro-
tégé par les Rois, appuyé sur la confiance
des Peuples, chéri des femmes, avoué par
la Noblesse & la Magistrature, illustré par
une foule d'hommes du premier ordre dans
tous les genres, dans toutes les Nations, &
enfin très-séduisant dans ses principes, dâns
ses vues, parlant au cœur, à l'imagination,
au génie.

Il dut nécessairement avoir des jaloux. Il
étoit trop utile, d'un usage trop journalier,
trop supérieur pour le fonds de connoissances
& pour la maniere de philosopher, aux Lettrés ordinaires eux-mêmes, & au commun
des hommes. Il arriva que le Public, qui
éleva des autels à plusieurs Médecins, ne
manqua pas de mêler son encens de sar-
casmes & de railleries. Cela ne pouvoit être
autrement de la part de la multitude, tou-

jours entichée d'erreurs populaires com-
battues par l'Ordre des Médecins. D'ailleurs
cet Ordre dut fe reffentir du dégoût que
les Peuples prenoient pour les Eccléfiaftiques.
On manqua de reconnoiffance pour ceux qui
avoient confervé toute forte d'inftruction,
adouci les mœurs, éclairé les efprits. La
Médecine avoit fingulierement fervi aux
Prêtres, pour tous ces objets.

Elle eut fur-tout à fupporter les attaques
des gens fans aveu & fans droit ; celles des
Charlatans de toutes les efpeces qui, fans avoir
fubi les épreuves néceffaires, s'emparoient,
comme aujourd'hui, de toutes les parties de
la Médecine ; qui en impofoient aux foibles
& aux efprits finguliers, & pour lefquels,
après tout, on étoit forcé, comme aujour-
d'hui, à une efpece de demi-tolérance ; par
la raifon qu'on n'a droit fur la confiance des
hommes, que jufqu'à un certain point, &
que la liberté publique mérite beaucoup d'é-
gards. C'eft contre ces ennemis redoutables
que les efforts des Facultés de Médecine fe
porterent d'abord : les Juifs qui, dans ces
fiecles, étoient à la tête des Charlatans, furent
fur-tout vivement combattus par les Médecins orthodoxes. Mais le Charlataniſme

reparoiſſoit ſans ceſſe & repulluloit comme la vermine qui ronge les moiſſons. Les Chrétiens s'en aiderent , quand les Juifs furent entierement inutiles : & les Facultés eurent moins de reſſources contre les Chrétiens Charlatans , que contre les Juifs.

Un reſte de Paganiſme qui avoit l'air de la ſageſſe , & qui étoit plus enraciné dans l'eſ-prit de quelques Lettrés , que dans celui du Peuple , donna auſſi beaucoup de peine aux Eccléſiaſtiques; les Médecins s'en reſſentirent. Les *Auſone* pere , & les *Marcellus* laiſſerent de profondes traces d'une ſorte d'empiriſme qui avoit eu autrefois l'approbation des *Pline*, des *Caton* , & même des *Platon*. Ceux qui s'honoroient d'être de la claſſe de ces Penſeurs, prirent auſſi à tâche d'inquiéter les Médecins Eccléſiaſtiques & Scholaſtiques. Les traits de ces Adverſaires ſont parvenus juſqu'à nous , ayant été aiguiſés par *Mon-tagne* , & repris par ceux qui l'ont copié & imité. Mais on s'eſt expliqué ci-deſſus , ſur la valeur & les motifs des opinions cheres aux *Caton* & aux *Platon*. Nous retrouverons *Montagne* ſur notre chemin. Continuons notre eſquiſſe hiſtorique.

L'accord de la puiſſance Eccléſiaſtique &

Royale, donnant aux Peuples une honnête
liberté, détruisit jusqu'à la mémoire de l'es-
clavage & de la servitude. Cette heureuse révolution fournit une existence plus décidée à
ceux dont les Moines & les Prêtres gradués
en Médecine se servoient pour panser les
Malades & pour leur administrer des médicamens, à ceux des Valets de Chevaliers
qui portoient les drogues dans les combats.
Ils furent rangés en classes particulieres, &
prirent leur rang parmi les Citoyens, con-
servant les anciennes bannieres par lesquelles ils avoient été précédemment dis-
tingués.

L'Eglise ne pouvant admettre dans son
sein ces *Thérapeutes*, ou ces Cultivateurs
de la Médecine ministrante, à titre de Clercs
libres ou lettrés & de Prêtres, comme ceux
auxquels étoient réservées les parties supérieures de la Médecine, elle leur conserva les
signes & les usages des Confrairies. Les Universités, essentiellement destinées aux ensei-
gnemens, sachant mieux que personne que
les Médecins gradués enseignoient en effet
toutes les parties de la Médecine, ne souf-
frirent point dans leur sein d'autres Profes-
seurs, ni d'autre Faculté pour s'occuper de

toutes les parties de la Médecine. Cependant la Puiſſance civile trouva le moyen de former des Corps d'Opérateurs très-utiles, & ſurtout propres à donner à leurs Eleves, qui ne pouvoient entendre les leçons des Univerſités, quelques enſeignemens de détail. Ces établiſſemens ne devoient qu'augmenter la confiance des Malades, & concourir à délivrer la Médecine des entrepriſes des Charlatans, & autres gens non moriginés qui en impoſoient à la multitude.

De - là naquit ce nombre conſidérable d'Êtres & de Corps intermédiaires aux Médecins gradués, (dont on vouloit étendre & aſſurer le pouvoir), & aux gens ſans aveu (dont on vouloit diminuer le nombre & les méfaits). On établit, ou on laiſſa ſe former ſimplement, comme la nature de la choſe le comportoit, des Garde-Malades, des Etuviſtes, des Herboriſtes, des Droguiſtes, des Matrones & Sages-Femmes, des Pharmaciens, des Apoticaires, des Confituriers, des Epiciers, des Barbiers, des Baigneurs, des Chirurgiens de Ville & de maiſon, des Maîtres, des Privilégiés, des Garçons gagés, faiſant pour les veuves, des Apprentifs, des Majors, des ſous-Majors, des Chirurgiens-

Barbiers & non Barbiers , des Garçons de Compagnies Militaires , des Gagnans Maîtrise, des Privilégiés par Charge , des Herniaires , des Rebouteurs, des Bandagiſtes, des Oculiſtes , des Dentiſtes , des Litotomiſtes, des Accoucheurs, des Chirurgiens de cors aux pieds ; | l'Egliſe y mit pour ſa part, des Sœurs d'Hôpital , des Moines, des Hoſpitaliers.

Tous ces Miniſtres de ſanté étoient nommés Médecins chez les Grecs , les Romains, & même les Egyptiens. Nos ayeux les mirent, pour la plupart, dans la claſſe des Chirurgiens , dès le commencement de la Monarchie. Ils circonſcrivirent plus exactement qu'on ne l'avoit fait anciennement, le titre & les fonctions de Médecin. Mais parmi ces Artiſtes inférieurs, tous néceſſaires dans une ſociété bien réglée , il y eut de bonne heure des Chirurgiens & des Apoticaires diſtingués de tous les autres. Tout cela eſt prouvé par l'Hiſtoire de notre Art. Cependant on deſireroit un Ouvrage à la portée de tout le monde , & où l'on entrât dans le détail néceſſaire pour mettre le Public au fait des travaux, des exercices, des droits & de la deſtination de tous ces Chirurgiens & Apoticaires. Il feroit important qu'on connût la Hiérarchie médicinale approuvée par les loix.

Cette efpece d'Hiérarchie, commode pour les Légiflateurs , & néceffaire pour la pratique de toutes les branches de la Médecine, communiqua les connoiffances & les effets journaliers de l'Art, depuis les Chefs Membres des Facultés, jufqu'au plus petit Peuple : elle fournit en même-temps une voie naturelle par laquelle les expériences faites fur tous les fujets , ainfi que les découvertes quelquefois utiles de l'empirifme , remontoient par degrés vers la tête de la Médecine , qui les évaluoit, & qui en répondoit aux Souverains & au Public.

Les Médecins Eccléfiaftiques & gradués, gens de grand état, qui parvenoient aux places d'Archevêques, d'Abbés, d'Evêques, de Chanoines, de Confeillers dans les Cours Souveraines , de Membres des Etats , dans quelques Provinces, & qui étoient conftamment du premier rang des Citoyens & des Notables dans les Villes & Bourgs , avoient une infpection raifonnable & indifpenfable fur tous les Membres de la Médecine : chacun étoit intéreffé à y tenir fon rang , ne fût-ce que pour contenir ceux qui venoient après

lui ; pour empêcher qu'en imitant les Con-
trebandiers & les mécontens de tous les
états , les Garde-Malades & les Etuviftes,
par exemple , ne prétendiffent s'emparer des
parties les plus délicates.de l'Art.

Il n'eût fallu qu'un petit nombre d'efprits
turbulens, dans ces ordres inférieurs, & ils
auroient tout bouleverfé, toujours fous prétexte du bien public. Mais les Membres de
tous les Corps policés étoient , chez nos
ayeux , fcrupuleufement attachés à leur devoir. Ils ne vouloient pas tout faire à la fois.
Ils n'avoient point honte d'imiter ceux qui
les avoient précédés dans leur carriere ; ils
n'affectoient pas d'oublier leur origine ; ils
favoient à quoi ils s'étoient engagés fous la
foi du ferment, dans leurs divers Offices. Le
monde n'alloit pas mal : un tiffu d'événemens
prompts & inattendus, vint le bouleverfer.

L'Imprimerie, l'amour général des Lettres, la découverte de l'Amérique, celle de
la poudre à canon, la naiffance de la Chymie,
les ravages de la maladie vénérienne chan-
gerent la face de l'Europe, & occafionnerent
fur-tout la plus grande révolution dans la
Médecine, qui fe reffentit toujours des grands
changemens arrivés chez les Nations, dans
le phyfique & le moral.

A peine la preſſe fut en uſage , qu'on vit paroître un nombre infini de Traduĉions Latines , de Commentaires, d'Editions de tous les Manuſcrits de Médecine que le temps avoit reſpeĉé , graces aux Moines & aux Médecins Eccléſiaſtiques. Les Ouvrages Grecs, les Arabes, tous furent imprimés & tranſlatés en Latin par des Médecins gradués. On a peine à comprendre les travaux auxquels ces Savans ſe livrerent. On demande des monumens ; en voilà d'immortels & qui ne brillent point par une magnificence empruntée & faſtueuſe. Tels furent les ſervices rendus à la ſociété par nos Prédéceſſeurs ; l'envie ne pourra jamais les faire oublier. On ſaura toujours que les Médecins jouerent un des premiers rôles dans le renouvellement général des Lettres que leur Corps n'avoit ceſſé de cultiver en particulier au milieu même de la décadence des Grecs & des Romains .

Mais la maladie vénérienne qui vint ravager notre Continent , ne ſe trouvant pas décrite dans les Ouvrages Grecs & Arabes, les Médecins lettrés pâliſſoient envain ſur ces livres , dans la vue de pourvoir à ce fléau qui plongea les hommes dans l'amertume &

la

la tristesse. On fut moins heureux que du temps des Arabes qui assujettirent la petite vérole aux regles de l'Art. Le savoir & l'expérience rendoient les meilleurs Médecins timides & peu entreprenans. Quelques-uns de ceux qui , dans la hiérarchie de la Médecine , étoient moins éloignés des pratiques populaires, que les Médecins supérieurs & les plus doctes , réveillerent l'attention des bonnes têtes. Le hazard , pere de tant de remedes & de tant de poisons, fit aux hommes le présent du mercure, qui étoit précisément condamné par l'antiquité. La maladie vénérienne fut combattue avec quelqu'avantage , & en partie dévolue aux essais de l'empirisme. Peu à peu les Médecins lettrés , remis sur la voie , consacrerent la méthode la plus sage & la moins incertaine ; mais l'ébranlement qu'ils éprouverent à l'occasion du mercure & de la maladie vénérienne , eut des suites qui durent encore.

D'autre côté , la grande quantité de nouvelles drogues qu'apporta l'Amérique, donna lieu à de nouvelles épreuves & à des tentatives hazardées , auxquelles les Médecins résistoient, d'autant plus qu'ils étoient mieux instruits sur bien des points. Ils se méfioient , avec quelque raifon, (& non fans quelques préjugés,) des pratiques venues de loin, préconifées par la Renommée, & appuyées de la chaleur que le nouveau monde excita chez les Habitans du vieux. Ils crurent prefque tous avoir trouvé autant de moyens de conferver leur fanté, que de manieres de s'enrichir. Les drogues de l'Amérique prirent la plus grande faveur & firent oublier celles de l'Europe. Ce fut une autre fecouffe à éprouver par les Médecins des Univerfités.

La Chymie fit plus & même pire. La théorie & la pratique des Anciens furent renverfées de fond en comble ; leurs remedes furent oubliés, quoiqu'éprouvés depuis plufieurs fiecles. Les Novateurs en imaginerent une infinité, d'un ordre nouveau, infolite, périlleux. Ces remedes munis du fuffrage des Chymiftes, (de ces enfans du feu qui brûlerent tout en Médecine, jufqu'aux anciens livres,) captiverent les fuffrages. Ce fut un fchifme violent, né dans le fein même de l'Art. Les Médecins lettrés en furent euxmêmes les Auteurs. Ils eurent bien des torts ; mais on leur eut l'obligation de la découverte d'un Art prefqu'entierement nouveau. C'eft une autre dette que la fociété contracta envers eux: ils mirent au jour ce fyftême de Chymie-Phyfique qui laiffa fi loin de lui toutes les autres opinions fur la nature & la décompofition des corps inanimés ; d'où découlerent tant d'ufages pour les Arts, tant de nouveaux mixtes, tant de créations & de combinaifons inconnues jufques-là.

Irrités de la réfiftance de quelques-uns de leurs Confreres qui demeuroient attachés aux Anciens, ces génies chymiques & conquérans confondirent tous les Etats ; ils attacherent à leur char tous les Membres de l'Art, même les plus inférieurs, & ils leur donnerent leurs livrées. Ils demanderent main forte au plus vil peuple ; ils augmenterent par leurs criailleries, le nombre & le zele des gens à fecrets ; ils firent fortir les Enthoufiaftes Empyriques des repaires où les Médecins les avoient cantonnés ; ils augmenterent auffi la confiance des imbécilles, auxquels on ofoit promettre l'immortalité. En ce temps-là, & au moyen de cette révolution étonnante, ceux à qui les loix avoient confié la confervation & le maniement des drogues, devinrent plus éclairés que leurs peres, & moins affujettis à un nombre borné de formules : ils durent cette forte de promotion à l'éclat & aux forfaits de la Chymie, non moins qu'aux drogues du nouveau monde.

La maladie vénérienne & les plaies d'armes à feu produifirent des changemens femblables dans toutes les claffes des Chirurgiens. Ces plaies inconnues aux Anciens, comme la vérole, n'avoient pû être réduites à des panfemens réguliers & toujours les mêmes. Il fallut en imaginer d'autres ; & ces difcuffions exigerent des connoiffances un peu plus recherchées que celles de la pratique de l'Art réduite en fyftême, & communément enfeignée par maniere de tradition, & fans de grandes recherches fcientifiques.

Ainfi les Maîtres Apoticaires combinerent & vinrent même à imaginer des remedes nouveaux, tandis que les Maîtres Chirurgiens furent dans la néceffité d'effayer de nouvelles opérations ; ce qui étendit le domaine de ces deux Arts, diftingués des autres parties miniftrantes, dans la hiérarchie de la Médecine. On vit, à-peu-près à cette époque, des Chirurgiens lettrés fe réunir en Corps particulier, différent, des Communautés anciennes. Mais dès que les méthodes de traitement pour les accidens extérieurs de la vérole ; dès que les panſemens & les opérations pour les plaies d'armes à feu, furent décidés, ce Corps lettré vint fraternellement ſe rejoindre aux Communautés qui avoient conſervé le dépôt de la véritable Chirurgie , & produit les Chirurgiens les plus célebres : la Pharmacie-Chymique vint auſſi retrouver la Galenique après l'avoir un peu dédaignée.

C'eſt encore à ces époques , propres à éclaircir l'hiſtoire & la nature de la Pharmacie & de la Chirurgie , qu'on doit rapporter l'établiſſement de l'Ordre Religieux de la Charité. Les Ordonnances de nos Rois, & les déciſions de nos Cours Souveraines, permirent à cet Ordre dès qu'il parut, & confirmerent enſuite l'exercice de la Chirurgie & de la Pharmacie , & même une ſorte d'enſeignement dans les Hôpitaux. On l'a vu chargé de la Chirurgie des armées, & du traitement des Pauvres, ſans qu'il ſe ſoit juſqu'ici occupé des Lettres , ni qu'il ait jamais penſé à prendre des grades en Médecine , ou à former un Corps lettré. On accorda auſſi quelques privileges à des Sociétés Religieuſes de filles , ſous l'autorité de l'Egliſe , qui ne ceſſera jamais d'étendre ſes vues ſur les ſecours temporels dûs aux Ma-

Iades. Enfin ces Religieux & ces Religieuses repréſenterent exactement les parties miniſtrantes de la Médecine des ſiecles paſſés ; ils firent conſiſter leur honneur dans leur inviolable attachement aux devoirs dont ils s'étoient chargés par leurs vœux.

La liberté de penſer & l'ennui des uſages reçus, ſuite néceſſaire des mêmes cauſes générales (la découverte du nouveau monde, celle de l'Imprimerie, l'amour violent des Lettres, &c.,) remuerent tout juſqu'à la Religion de nos peres : elle ſe reſſentit de ces ſecouſſes dans pluſieurs contrées : il y en eut qui en furent preſqu'exemptes ; & c'eſt auſſi dans celles-là même que la Médecine (toujours liée à la Religion,) conſerva le plus ſes rits eccléſiaſtiques. Il reſte à examiner ſi elle en fut plus ou moins utile, ſi elle fit des progrès plus ou moins ſolides, ſi elle ſe conduiſit plus ou moins raiſonnablement vis-à-vis des nouvelles découvertes réelles, ſi elle s'acquit plus ou moins de gloire en continuant de modérer, par ſon attachement aux regles anciennes, les idées & les projets rébelles à tout frein, & en oppoſant une vigoureuſe réſiſtance à l'ancien ennemi, l'empiriſme ignorant & non inſtruit. Peut-être trouveroit-on

que les mêmes pays qui ont été bouleverſés
par les affaires de Religion, courent auſſi le
riſque de laiſſer tomber la Médecine dans
une ſorte d'anarchie contre laquelle la raiſon
& le bon ſens crient d'avance. C'eſt un
examen qu'il faut laiſſer faire par quelqu'un
qui ſe ſera inſtruit ſur l'état & les progrès
de la Médecine des diverſes Nations dans ce
ſiecle.

Les ſecouſſes furent vives & réitérées en
France. Les Facultés de Médecine partagerent les troubles des Univerſités, dont les
enſeignemens ennuyoient les Partiſans des
opinions nouvelles. Les Médecins renonçant
à la loi du célibat que l'Etat & l'Egliſe leur
impoſoient, renoncerent auſſi, pour la plupart, aux dignités & aux bénéfices eccléſiaſtiques. Valot, Médecin de Louis XIV,
fut le dernier Eccléſiaſtique de ſon rang : il
poſſédoit une Abbaye.

Les Médecins ne renoncerent pas aux
honneurs & aux privileges des grades con-
firmés & établis de ſiecle en ſiecle par les
loix les plus formelles & les plus antiques ;
mais ils parurent ſe perſuader, en ſuivant les
idées communes, que la ſphere des études
de l'Univerſité étoit trop étroite : chacun fit

des efforts pour l'agrandir. Quelques - uns s'attacherent fpécialement à éclaircir de plus en plus la Médecine Grecque. On prit de l'humeur contre les Arabes , quoiqu'ils euffent porté l'Art au plus haut dégré d'honneur & de confidération auquel il puiffe atteindre. Ils avoient regardé l'Anatomie avec quelque dédain : ce fut un prétexte pour les Réformateurs de cette partie , qui fe mirent à la cultiver avec une application incroyable.

Auffi combien de découvertes plus ou moins utiles ! combien d'Ouvrages d'Anatomie ! Le monde en fut inondé ; & il les dût tous aux Profeffeurs & aux Docteurs des Univerfités ; ils fortirent tous du fein des Ecoles anciennes ; comme fi les Médecins n'avoient quitté l'habit eccléfiaftique & renoncé au célibat que pour fe rendre remarquables par les diffections ; comme s'ils avoient , par leur conduite , prétendu favorifer le préjugé populaire, qui faifoit penfer que les anciennes Ecoles n'avoient pas affez cultivé l'Anatomie. C'eft un point à éclaircir & qui ne pourra l'être parfaitement que lorfqu'on fera revenu de l'enthoufiafme & des théories anatomiques , comme on eft revenu de l'enthoufiafme chymique. Mais enfin les Médecins ne penſerent plus qu'à diſſéquer. L'Anatomie moderne, comme l'ancienne , leur dût ſon exiſtence. Perſonne n'oſeroit ſoutenir le contraire, ni eſſayer d'enlever à l'Ordre des Médecins ce nouveau motif d'obligations dont le monde lui eſt redevable ; quelle que puiſſe être au fonds la valeur réelle de l'étude ana-tomique.

Cet Ordre alla plus loin. Ouvrant généreu-ſement une nouvelle carriere à tous les Curieux qui ne pouvoient pénétrer dans ſon ſanctuaire , que par le ſecours des Langues ſavantes , il n'en conſerva l'uſage que dans l'intérieur de ſes aſſemblées & de ſes diſ-cuſſions intimes. Il traduiſit tous les Ou-vrages des vieilles Ecoles en Langue vul-gaire. Il en créa , ſur les matieres de l'Art, une toute nouvelle & qui eſt encore en uſage parmi nous. Il s'occupa des queſtions médico - légales & médico - théologiques : objets importans qui ſervent à prouver la con-fraternité de la haute Médecine, avec les loix eccléſiaſtiques & civiles. Autres monumens immortels des travaux de nos Prédéceſſeurs. Ils porterent leurs vues ſur toutes les parties de la Phyſique, & ſpécialement ſur l'Hiſtoire des Plantes, qu'il fallut encore créer, d'après les Essais des Médecins de l'antiquité. Cette Histoire fut aussi décorée d'un langage particulier devenu celui de tous les Modernes. Métaphysique, Morale, Philosophie, rien n'échappa aux travaux & aux veilles des Médecins.

Enfin, à force de travaux & de tentatives, on fit dans le corps des animaux une découverte comparable à celle du nouveau monde. La circulation, plus qu'entrevue dans les Ecoles de Paris, par le malheureux Servet, fut mise au plus grand jour par des Docteurs Italiens, & ensuite par ce célebre Médecin Anglois, Harvée, auquel cette découverte est attribuée. Descartes parut à côté des Médecins François : sa méthode ne leur apprit pas grand'chose ; leurs Confreres, anciens & modernes, l'avoient précédé en bien des points ; mais ils n'avoient pas mis, comme lui, le Public au courant de la science. Ses systêmes sur l'homme, dont les germes se trouvent chez les Médecins Romains, en firent naître plusieurs dans nos Ecoles, d'où ils se répandirent dans le monde. Le nombre de nos Imitateurs ne fut pas médiocre. Celui des Savans, vrais ou faux, s'augmenta. De-là naquit le systême de Médecine appellé Mé-

chanique & Hydraulique, qui éblouit & ne
tint pas ce qu'il promit ; & auquel nous
difions qu'on devoit en fubftituer un autre.

L'émulation devint générale, & fans ceffe
elle augmentoit à la lueur des travaux chymiques , anatomiques , botaniques , phyfiques, toujours dûs en grande partie aux
Médecins. En ce temps-là , nos Rois éten-
dirent leur magnificence fur toutes les fciences
renfermées jufqu'alors dans l'enceinte des
Facultés. On créa des Colleges , des Jardins ,
des Amphithéâtres Royaux, où les enfei-
gnemens , devenus plus commodes , ne dé-
rogeoient point aux anciennes formes. Toutes
les parties de la Médecine y furent lues ,
commentées & expliquées par des Médecins.
La Botanique y fut enfeignée par des Gradués aidés de Pharmaciens & d'Herboriftes ,
fur lefquels rouloit le manuel de cet Art. La
Chymie eut auffi des Profeffeurs , toujours
tirés des Ecoles de Médecine, & qui étoient
aidés , dans les opérations , par des Maîtres
en Pharmacie. L'Anatomie y fut enfeignée
par des Docteurs, & les diffections étoient
faites par des Chirurgiens , précifément
comme dans les Facultés de Médecine, lorfqu'elles étoient encore Eccléfiaftiques. Le

goût des Académies naquit. On vit auſſi ſe former quelques Médecins Chymiſtes-Pharmaciens & quelques Médecins Anatomiſtes-Chirurgiens qui parurent s'écarter des regles reçues, & qui ne furent que tolérés, puiſqu'aucune loi ne détruiſit les anciennes ſur la nature & les droits de la Médecine

Tels furent les progrès de notre état , & telles furent ſes grandes révolutions pendant dix ſiecles. Sa tête fut élevée aux plus hautes dignités de l'Egliſe & des Univerſités ; elle marchoit à l'égal des premiers Citoyens; ſes Membres placés chacun ſuivant leur rang , & de dégré en dégré , arrivoient juſqu'aux plus bas étages. La Médecine embraſſoit ainſi tous les Ordres de la ſociété & y répandoit les lumieres propres à diſſiper les erreurs populaires & à empêcher les forfaits de l'empiriſme non inſtruit.

Il ne faut jamais l'oublier : cette eſpece de combat entre la fureur d'ordonner ou de croire aux drogues , naturelle à l'homme d'un côté, & de l'autre , entre le dogme épuré par la raiſon & ſoutenue par les loix, établit l'Art de guérir & en démontre l'exiſtence & la néceſſité. Comme la Juſtice modere les paſſions des Citoyens, ainſi la Médecine modere le penchant qu'ils ont à se laisser tromper dans leurs maladies : la guerre les préserve de l'incursion de leurs ennemis ; & la Médecine les préserve de ceux qui veulent abuser de leur confiance & les maîtriser par l'usage des médicamens. La Théologie purifie les ames du penchant trop naturel au mal , & la Médecine les corrige de celui qu'elles ont à la crédulité en fait de drogues. Ainsi notre Art éclaira le monde, conserva ses usages antiques, & fit une partie de la législation nationale depuis Clovis, jusqu'au dix-septieme siecle.

Nous nous arrêtons à cette époque. Nous pourrons parler ailleurs des forfaits de la transfusion , des progrès & des mouvemens des Chirurgiens, des applaudissemens qu'ils ont reçu, des vœux des Pharmaciens, de l'emploi du sublimé corrosif, sur-tout de l'inoculation : grands objets qui , dans ces derniers temps , occupent & agitent la Médecine à un point singulier. Ce sont de nouvelles attaques de l'empirisme , qui a toujours besoin d'être modéré par le dogme. Ce que nous venons d'exposer suffit , quant à présent , pour notre Histoire des Eaux minérales , d'autant mieux que c'est à-peu-près vers le dix-septieme

fiecle que nos Rois donnerent l'Intendance
générale & la fur-infpection de ces eaux à
leurs premiers Médecins : on commença enfin
à fentir l'importance de ce fecours.

Il eft aifé de juger pourquoi on y a penfé
fi tard. La foi naiffante de nos Peuples les
dégoûtoit de tout ce qui fe reffentoit du
luxe des Gentils , grands partifans des bains
& des eaux minérales. Les Juifs ne penfoient
qu'au commerce des drogues. Les Moines
attiroient les Malades à leurs Hofpices, aux
Hopitaux qu'ils fondoient & qu'ils défervoient
comme Médecins & comme Prêtres. Les
cœurs fe tournoient du côté de la retraite :
on s'affembloit fans ceffe auprès des Eglifes,
d'où procédoient toutes fortes de confola-
tions. Les pélerinages faifoient un exercice
commun, utile & décent pour les Valétudinaires. Les Médecins Eccléfiaftiques s'occupoient autant des moyens moraux que
phyfiques pour policer les Peuples & adoucir
les mœurs. Ils copioient les manufcrits des
Grecs & des Arabes, & confeilloient feulement les remedes qui s'y trouvoient. Ils
s'occuperent enfuite de traductions & créerent
en France une Médecine Grecque & Arabe.
Les bains publics étoient regardés comme

des pratiques peu honnêtes aux Chrétiens ;
qui, se fournissant peu à peu de linge, avoient
moins besoin de s'occuper de lotions à la
maniere des Payens & des Mahométans. Ils
préféroient les bains d'eau douce, à ceux des
eaux minérales qu'il étoit dangereux d'aller
chercher au loin à cause des mauvais chemins.
Ce n'étoit pourtant pas sans quelque sorte
de scandale qu'on voyoit Louis XI se baigner
avec toute sa Cour, au milieu de la Seine,
& en plein jour, en sortant des Spectacles
pieux que donnoient alors les Confreres de
la Passion.

Les Chymistes méprisoient les eaux naturelles & ne vouloient user que d'eaux artificielles, d'élixirs & de quintessences. Le
sel de Glauber, que la Nature fournissoit dans
les eaux minérales, ne fut d'abord connu
que comme une opération de l'Art. La
Pharmacie galénique & la chymique se par-
tageoient tous les suffrages ; les remedes préparés par la Nature étoient oubliés. L'Amérique cependant en avoit singulierement im-
posé par ses drogues nouvelles, parce qu'elles
venoient de loin. Les Médecins ne pensoient
qu'à disséquer, à égorger des animaux, à
faire des expériences : les guerres civiles em-

pêchoient la liberté du commerce : la Médecine ne s'occupoit que de se parer à la Françoise , & tout le monde prétendoit l'entendre.

Les lieux des eaux étoient les rendez-vous des Joueurs, des Farceurs, des Baladins & des garnemens des Provinces. On connoît des eaux dans les Pyrénées qui se nomment encore engrosseuses (*enpreignaderes :*) il y en a où les Souverains & leurs Courtisans alloient se baigner & faire des parties de plaisir. Marguerite de Valois le reprochoit à Henri IV son époux. Tout cela faisoit fuir les gens graves , timides, dévôts & modestes. Les Fées s'étoient emparées de quelques sources : il y en a aussi dans les Pyrénées qu'on nomme encore fontaine des Fées, (*Hon de las Hades.*) Les Sorcieres, Broxes & Loup-garoux y faisoient , comme nous l'avons remarqué , leurs sabbats. Il n'y a pas un siecle qu'on voyoit encore dans ces lieux escarpés & éloignés de toute habitation , où la Nature fait jaillir les eaux minérales, des boucs & des chevre-pieds de mauvais présage pour les Devins & les Astrologues. C'étoit à-peu-près le temps où la Galilaï révéloit au Parlement de Paris le vrai secret de la sorcellerie & de la magie.   Toutes

Toutes ces caufes concouroient à détourner l'attention des Médecins , de l'emploi des eaux, & donnoient aux Peuples une impulfion contraire aux voyages & aux effais de ces eaux. Tout a changé de face dans notre fiecle ; & plaife au Ciel que des excès contraires à ceux de nos peres ne nous rendent pas moins heureux qu'ils ne l'étoient ! Quelques-uns de leurs timides préjugés les font regarder fouvent avec dédain & pitié : notre peu de retenue pourroit, fi on ne s'arrête à propos , nous rendre plus méprifables aux yeux de la poftérité. Notre liberté , notre fureur d'aller , notre *cofmopolitifme* en tout genre, peuvent devenir exceffifs & entraîner bien des inconvéniens.

Jouiffons avec fageffe du bonheur qui nous étoit réfervé , & pour lequel nos ancêtres ont tant travaillé. La France ne connoît plus qu'un Roi , qu'une Religion. La Loi qui veille pour la Médecine, a les mêmes fondemens & la même antiquité que toutes les autres ; elle eft en même-temps eccléfiaftique & civile. Les deux Puiffances nous font également garans de nos ufages, des diftinctions, des égards , & du rang occupé par nos peres. Il nous a été tranfmis comme un héritage

Tome I. E

que nous fommes chargés de faire valoir pour nos defcendans. Jamais l'Ordre des Médecins ne fut fi nombreux, fi inftruit, fi vigilant. Nos Profeffeurs enfeignent avec autant de zele que de connoiffances. Nos Ecoles font ouvertes à tout le monde, comme elles l'étoient il y a dix fiecles.

Il y manque, (pour nous renfermer dans l'objet qui nous occupe aujourd'hui) l'enfeignement public des vertus des eaux & de la maniere de les employer en général & en particulier. On a befoin d'un fyftême complet fur les eaux du Royaume, qui peuvent être claffées, partagées en fources primitives, principales, fubfidiaires, fuccedanées, fimples, compofées, & diftinguées eu égard aux climats où elles fe trouvent, aux minéraux qu'elles contiennent, à leur chaleur, à leur abondance, à leurs commodités ou incommodités pour leur adminiftration ; enfin elles doivent être comparées avec celles des pays étrangers. Ce fyftême, nous ne pouvons que le concevoir & l'énoncer comme poffible. Renfermés dans les bornes de notre patrie, nous ne devons nous occuper que des fources qui lui appartiennent. Nous les réduifons à fix. Les eaux *Bonnes*, les *chaudes*, celles de *Cauterès* , de *Luz* ou *Saint-Sauveur* ; de *Bareges* , & de *Bagneres*.

Marguerite , sœur de François I , Reine de Navarre , & Souveraine du Béarn , redonna à ces eaux une partie du lustre dont elles avoient joui du temps des Romains. Les Gastons en avoient déja senti l'importance. Marguerite visitoit souvent ces sources , & les Interlocuteurs de ses Contes étoient Escuranids , un de ses Médecins & des preneurs d'eaux (1). Les scenes des Romans auxquels cette ingénieuse Reine, (qu'on nommoit la Marguerite des Marguerites) donna tant de vogue , se passoient dans nos vallées , où elle étoit à l'abri des persécutions qu'on lui suscitoit à Rome & à la Cour de France. Sa fille Jeanne acheva de dissiper les craintes & les erreurs populaires répandues dans les lieux des eaux ; elle fit la guerre aux Sorcieres reléguées dans nos montagnes. Son génie bouillant la conduisit trop loin à quelques

---

(1) D'anciens registres prouvent les égards que Marguerite avoit pour lui. Elle demanda aux Habitans de la vallée d'Ossau le franc pacage pour les vaches & les jumens de son Médecin , qui la dirigeoit dans ses voyages aux eaux.

égards, mais il ne lui fit pas paſſer les bornes raiſonnables au ſujet de la Médecine ; elle y croyoit plus qu'à la Théologie, qu'elle confondoit avec les erreurs des mauvais Théologiens. Nos eaux étoient très-célebres en ce temps-là. Montagne les pratiquoit & les aimoit; il les appelloit Grammontoiſes. Le Philoſophe prévoyoit le ſort de Coriſande de Grammont. Jean d'Albret, beau-pere d'Antoine de Bourbon, & qui ſe trouva à la bataille de Pavie, avec François premier, donna aux eaux Bonnes le nom d'eaux d'arquebuzade, à cauſe des bons effets qu'elles produiſirent ſur les Béarnois bleſſés en Italie par des coups d'Arquebuſe, qui étoit alors une arme nouvelle. Henri IV connut & fréquenta les eaux dans ſa jeuneſſe ; il ne les oublia point lorſqu'il fut devenu Roi de France. Il reſte des traces de ce que ſes Médecins Ortoman, Dulaurens, Joubert & la Riviere penſoient ſur ces eaux. Les Vallot déciderent Louis XIII pour l'uſage de la caſſe & les eaux de Pougues, en France : c'étoit le temps où les Gui-Patin bavardoient & médiſoient des Pyrénées & de Ducheſne, Médecin Chymiſte, du pays d'Armagnac, limitrophe du Béarn. Louis XIII vint viſiter la patrie de fon pere pour d'autres objets que celui des eaux minérales. Fagon eut un rayon de connoiſſances fur les eaux Bonnes & celles de Bareges, à propos de la fiſtule de Louis XIV, que l'opération ne guérit pas complettement, & que ces eaux auroient auſſi bien palliée. Le Roi alloit les prendre & revoir le berceau d'Henri IV, lorſque de petites intrigues de Cour l'empêcherent de prendre la voie la plus fage pour fa fanté. Chirac s'occupa des eaux de Balaruc en Languedoc, fa patrie, à propos d'une bleſſure du Régent, à laquelle nos eaux convenoient mieux que celles de Balaruc. Ces Médecins chargés par leurs places de veiller fur les eaux minérales, n'avoient encore pu s'inſtruire qu'imparfaitement. Madame de Maintenon avoit conduit le Duc du Maine à Bareges que l'Amour embellit depuis. Un Ingénieur, frappé des charmes d'une très-vertueuſe Demoiſelle, ayant aplani nos montagnes ; il fit à Bareges des dépenſes & des réparations qui en font defirer de pareilles pour Cauterès. Louis XV rendit Bareges commode aux Militaires ; & cette ſource devint par-là comme le centre de toutes les autres.

Nous trouvâmes plus d'une occafion de

réveiller l'attention de Chicoineau, de Senac, Médecins du Roi , & d'Helvétius, Médecin de la Reine. Nos travaux & nos obſervations furent , par une ſuite de hazards, connus de ces Archiatres. Nous ne ceſsâmes de les ſolliciter ſur les intérêts de l'Art, ſur les leurs propres , ſur la néceſſité d'une légiſlation convenable dans l'adminiſtration des eaux *. On nous demanda des Mémoires, des Conſultations, des Obſervations, des Remarques faites par nous & par nos Confreres qui, d'une génération à l'autre, employoient nos eaux depuis un temps immémorial. Toutes ces queſtions furent répondues : il naquit de ces divers écrits un ſyſtême ſur les eaux des Pyrénées qui manquoit, & qui ſera développé dans le cours de cet Ouvrage.

Ce n'a pas été l'affaire d'un jour. *Le Journal de Bareges* porté au point où il ſe trouve aujourd'hui , peut être regardé comme l'ou-

---

* Ceci n'étant point imprimé lorſque M. de Lieutaud eſt nommé premier Médecin du Roi , & M. de Laſonne , Survivancier , nous réitérons nos inſtances auprès de ces Meſſieurs , de même que vis-à-vis de Meſſieurs de Laſaigne , Raulin & les autres Médecins de la Commiſſion Royale.

vrage d'un siecle entier d'observations , & de discussions suivies sans interruption. De ses trois Auteurs, l'un a travaillé à l'emploi des eaux, plus de cinquante ans; l'autre n'a cessé de s'en occuper pendant trente , & le troisieme les administre depuis vingt. Ce travail a fourni une collection de plus de deux mille observations principales, & l'histoire de tout ce qui s'est passé à ces eaux depuis que Chicoineau & ensuite Senac se rendirent à nos instances. Le premier de ces Médecins a la gloire d'avoir adopté les arrangemens qui lui furent proposés ; l'autre n'a fait que le suivre. Ils furent l'un & l'autre un peu trop lents & trop foibles; ils surent trop que le bien est très-difficile à faire.

On ne l'a point ignoré ; nos travaux ont fait quelque sensation ; il s'est passé à cet égard bien de petites scenes dont nous n'avions ni besoin , ni envie. Libres comme nos peres, nous avons tâché de servir comme eux, nos vallées ; par choix, par goût, avec modestie & sans autre prétention que celle de tenir au vrai & de remplir ensuite les devoirs qui nous ont été imposés.

C'est à nous que sont dûs l'usage intérieur

E 4

des eaux Bonnes, leur application aux maladies de la poitrine, & l'heureuſe célébrité
qu'elles ont acquiſe. Elles ont guéri quelques
pulmoniques, & elles en ont ſoulagé un
grand nombre. Inconnues juſqu'ici à la France,
leur fortune vient de s'étendre depuis la Capitale, juſqu'aux Provinces les plus reculées,
& juſques chez l'Etranger. Les eaux chaudes,
leurs voiſines, étoient les plus brillantes à la
Cour de Navarre ; & elles vieilliſſoient, lorſque nous avons repris & renouvellé leur
uſage. Il a fallu réformer beaucoup de bruits
populaires ſur celles de Cauterès ; modérer
les éloges qu'on faiſoit de celles de Bagneres,
la plus antique de nos ſources, & qui fut la
plus commode aux Romains. Il a fallu aſſurer
aux eaux de Bareges les droits qu'on ne leur
connoiſſoit point ſur les maladies internes,
celles des nerfs, celles de la matrice, les
écrouelles, la maladie vénérienne. Nous fûmes
des premiers à faire boire ces eaux ; des premiers auſſi à les mêler toutes avec du lait, à
les faire boire pour boiſſon ordinaire, à les
faire prendre en hiver, à les employer à la
fin des maladies aiguës. Perſonne avant nous
n'avoit comparé une ſource à l'autre, &

essayé de borner chacune dans sa sphere naturelle. On n'avoit pas envoyé des verbaux aux Médecins du Roi : on n'avoit pas pensé à faire un Journal ou un Regiftre qui pût fixer les idées & contenir les faits hiftoriques tels qu'ils s'étoient paffés : on n'avoit pas effayé de comparer nos eaux avec les autres du Royaume , ni avec celles des pays étrangers *.

Nous mettrons au rang des plus heureux événemens que la fortune nous ait ménagés ,

---

* On peut aifément lier les fix fources qui nous regardent principalement avec les autres des Pyrénées. Celles de Bagneres de Luchon , celles d'Ax dans le Comté de Foix , celles de la Prêle dans le Rouffillon , & autres. Il y a apparence que toutes ces eaux des Pyrénées , plus ou moins chaudes , & la plupart fulfureufes, partent d'un même réfervoir , placé au centre des montagnes , où il refte encore des feux fouterreins qui nous renvoyent nos thermales par plufieurs filets , depuis Perpignan jufqu'à Bayonne. D'ailleurs chacune de ces fources a fes commodités & fes incommodités plus ou moins marquées. Jufqu'ici nos fix ont & méritent la vogue , par la raifon qu'il faut un concours de beaucoup de chofes néceffaires pour leur adminiftration, & que ce n'eft qu'à la longue qu'on parvient à perfectionner des établiffemens , aifés à imaginer , mais fort difficiles à exécuter.

celui d'avoir fait connoiſſance avec un grand nombre de Médecins célebres qui ſont venus à nos eaux , pour notre inſtruction & pour le bien public. Meſſieurs Lemonier , Richard, Buſſon , Borie , Audirac, Poiſſonier , Thiery , d'Arcet , Laſſagne , Médecins de Paris , un grand nombre d'autres des diverſes Provinces , dont nous aurons à parler dans la ſuite , & dont les noms ſont honorablement placés dans le Regiſtre de Bareges ; tous ſont venus nous éclairer & nous inſtruire , par leurs réflexions , leurs conſultations , leurs analyſes, leurs lettres. Le même objet, conſidéré par pluſieurs perſonnes habiles, n'a pu manquer d'être mieux connu qu'il ne l'étoit. Nous avons néceſſairement dû profiter des inſtructions qui nous ſont arrivées tout naturellement, & que nous avons tâché de ne point laiſſer perdre.

On en conviendra : jamais il ne fut autant queſtion d'eaux minérales que dans ce ſiecle. Nous avons développé ci-deſſus les cauſes de cette tardive révolution. Ces eaux ont fait, en France & chez les Etrangers, l'objet de l'étude de pluſieurs Savans , & donné lieu à un grand nombre d'Ouvrages. Jamais nos Pyrénées n'avoient tant vu d'Ecrits, de Mémoires, de Lettres ; leurs échos ne répetent que les noms d'Analyfe, d'Obfervations : chacun a voulu avoir fa fource, la prôner, la créer. Il feroit permis de dire que quelques Nymphes bâtardes ont prétendu ériger en eaux minérales des bourbiers où elles croupiffoient. Vingt petits foffés marécageux ont ofé fe comparer à nos fources maîtreffes. On a porté les chofes jufqu'au point de chauffer artificiellement quelques filets d'eau pour en faire imprimer le nom & les vertus à côté de celles de Cauterès, de Bareges, des Bonnes. Des fuffrages mendiés, des faits exagérés, ont fait le fujet de plufieurs feuilles volantes. Nos petits opufcules, qui virent le jour il y a plus de trente ans, en ont fait naître un grand nombre d'autres, comme un célebre Journalifte l'a obfervé. L'émulation s'eft réveillée fingulierement ; & à proportion que les têtes fe font refroidies, on a appris à rendre juftice à ceux qui ont tâché de mériter l'approbation publique par une application conftante & fuivie, & non par des efforts éphémeres.

Nous l'annonçons avec joie : le temps arrive, où l'on n'héfitera plus fur la vraie

compofition des eaux minérales en France.
On n'entendra plus le *balbutiage* de l'Académicien Duclos , & de tous ceux qui l'ont
fuivi. Le tableau général dont nous parlions
ci-deffus , les claffes que nous indiquions
vont paroître : les effets de ces eaux en feront
plus calculables , leurs vertus plus appré-
ciables. Enfin il ne faut pas douter qu'on ne
parvienne à avoir dans les Ecoles cet Ouvrage élémentaire fur les eaux dont nous
parlions auffi. On étudiera cette Chymie
fublime qui deviendra d'autant plus fage ,
qu'elle fera mieux connue, & qu'approchant
le plus près qu'il eft poffible de la Nature ,
on pourra , avec plus de plaufibilité qu'on ne
l'a fait jufqu'ici , en effayer l'application au
corps vivant , & entrevoir les changemens
chymiques que les minéraux des eaux peuvent
y opérer.

Ce chef-d'œuvre fera dû aux foins & aux
travaux de M. Venel , célebre Profeffeur de
Montpellier, & de M. Baïen , Chymifte,
Apoticaire - Major des armées. Leur réputation eft faite. On fait qu'ils ont, par ordre
du Roi , examiné fur les lieux toutes les
eaux du Royaume. Leur vifite & leurs ana-

lyſes à celles de notre patrie ; y ont déja répandu beaucoup de lumieres ; & nous marchons moins à tâtons depuis que nous avons été orientés ſur beaucoup d'objets importans, par ces deux ſavans hommes. Ils ont de même éclairé tous les lieux où ils ont paſſé. Il n'y aura plus qu'à glaner dans ces champs défrichés & cultivés par nos Maîtres ; ils y ont fait une abondante moiſſon dont ils doivent compte au Public qui en a beſoin.

Notre Médecine marchera comme ci-devant, & nous continuerons notre Journal & nos Obſervations , non point ſeulement pour en groſſir & publier des liſtes faſti-dieuſes aux Connoiſſeurs, mais pour choiſir celles qui ſe trouveront les plus propres à établir & conſtater les vertus des eaux , & ſur-tout à porter de nouvelles lumieres dans l'hiſtoire de l'économie animale. Nous l'avons déja fait ſentir, ce dernier objet nous occupe principalement.

La connoiſſance de l'homme phyſique & moral nous paroît être le but auquel doivent tendre tous les efforts & toutes les études d'un Médecin Philoſophe. Qu'il y ait des Praticiens qui s'attachent uniquement à la recherche, à la publication & à l'emploi des remedes ; cela ne nous étonne point, & eſt parfaitement dans l'ordre des choſes. C'eſt le vrai moyen d'acquérir des richeſſes & une ſorte de réputation populaire qui peut en impoſer & donner quelque air de relief, même aux plus vils & aux plus plats Vendeurs de drogues. Que de fort honnêtes gens diſent s'occuper de la Médecine uniquement dans la vue de faire du bien à leurs ſemblables, & de leur être utiles dans les maladies ; ces motifs ſont très-reſpectables, & ont ſans doute leurs droits ſur toute ame bien née. Mais il faut convenir qu'ils ſervent trop ſouvent de prétexte aux plus mauvais Ci-toyens, comme aux meilleurs, & que trop ſouvent auſſi le monde confond l'yvraie avec le bon grain.

Il eſt une autre maniere d'étudier & de méditer la Médecine ; c'eſt de ſe laiſſer conduire par une ſorte de curioſité philo-ſophique, qui ſe plaît à la contemplation de la Nature, celle des loix de l'économie ani-male, du choc des opinions diverſes ſur ces objets, de l'étendue & des reſſources de la Médecine, de ſes droits ſur chaque Pays, chaque ménage, chaque individu, des tour-nures diverſes que cet Art prend dans chaque necie, dans chaque Pays. Le tableau général résultant de l'assemblage de ces objets, est très-piquant & fort instructif.

Voilà comme nous voudrions qu'on étudiât la Médecine, ou que du moins quelques esprits au-dessus du commun des Guérisseurs, s'en occupassent. *Medici toti non fint in curarum fordibus*, disoit le grand Baron. C'est sous ce point de vue que nous avons tâché d'examiner nos eaux; & nous les traiterons par la suite d'après le même plan, faisant toujours marcher à côté de leur histoire celle de la Médecine & de ses révolutions. Il faudra sur-tout insister & revenir à plusieurs reprises, sur l'histoire des combats du dogme légal, contre l'empirisme illicite si naturel aux hommes. Il faudra parler de cette envie de dominer & de décider en fait de maladies, qui entache presque tous les esprits & les cœurs, & qui sert de pâture à l'amour-propre de tout le monde.

Nous avons déja fait quelques réflexions sur cette matiere : il en reste beaucoup d'autres qui pourront se présenter dans la suite, & qui ameneront peu à peu une foule de discussions & de questions non moins agréables qu'utiles , pour ceux qui font à portée de les entendre. Hyppocrate mettoit à côté des Dieux, l'homme qui connoît & cultive la Médecine philofophique.

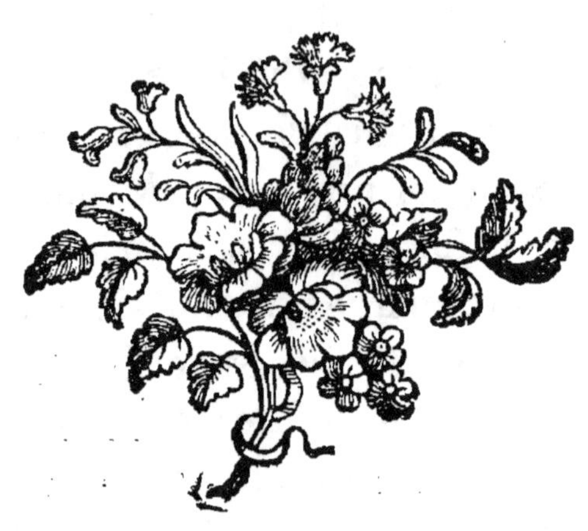

PREMIERE

PREMIERE PARTIE.

La vie. La santé. L'action particuliere de chaque partie. Les tempéramens. L'organifme réful- tant des diverfes actions des parties. La tête. Les régions épigaftrique & précordiale, trois centres notables & le vrai trépied de la vie. Le tiffu cellulaire. Les mouvemens effentiels à chaque fonction. Les maladies. L'inflammation. Les effets du corps muqueux dans le fang. Les caufes générales d'incommodité & de maladie. La marche des maladies, la même dans les aiguës & dans les chroniques. Leurs divers temps ou périodes. Leur irritation, leur coction, leur excrétion, tous phénomenes auffi apparens dans les chroniques que dans les aiguës. La fievre. L'influence des entrailles comme caufe d'incommodité & de maladie. Des poifons & des corps étrangers, comme caufes de maladie. L'objet principal du traitement eft de fimplifier une maladie compliquée & de faire qu'une chro- nique devienne aiguë. Le travail de la guérifon comparable à celui d'une excrétion naturelle. L'expectation dans les maladies chroniques.

CE n'eft qu'à la faveur de l'obfervation, que nous allons tâcher de dévoiler l'hiftoire de nos eaux. Nous avons à les louer ; mais nous avons aussi à modérer les éloges que la renommée en publie. Commençons par une exposition des causes & des phénomenes de la santé & des maladies.

THÉORÊME PREMIER. Le corps vivant est un assemblage de plusieurs organes qui vivent chacun à leur maniere , qui sentent plus ou moins , & qui se meuvent , agissent ou se reposent dans des temps marqués ; car, suivant Hyppocrate, toutes les parties des animaux sont animées.

II. Les parties qui composent cet assemblage , sont liées entr'elles par une substance spongieuse, muqueuse, cellulaire , au sein de laquelle les organes, qui sont autant d'expansions des nerfs , sont logés & implantés , comme les fleurs & les fruits le sont dans leurs boutons.

III. La vie générale , qui est la somme de toutes les vies particulieres , consiste dans un flux de mouvemens reglé & mesuré , qui se fait successivement dans chaque partie, détermine l'exercice de ses fonctions , & forme la trame entiere de notre vie. C'est ainsi que toutes les parties sont causes , principes , & causes finales.

IV. Il est une série de mouvemens & de fonctions propre à chaque âge & à chaque sexe. Ces diverses séries, & d'autres causes qui seront rapportées plus bas, forment la vie particuliere de chaque individu : elles produisent aussi la santé, lorsqu'elles sont secondées par une distribution louable du suc alimentaire ; car la santé est une modification de la vie sujette à varier même dans un sujet déterminé.

V. Mais comme la santé n'est pas constante & uniforme, il n'en est pas non plus de parfaite ; c'est-à-dire qu'il n'existe pas un état parfait des parties & de leurs mouvemens. Cet état se conçoit seulement comme l'on conçoit le mouvement perpétuel, ou la matiere premiere en physique, la privation absolue de frottement en méchanique, le changement à volonté des mixtes en chymie, & le point sans étendue en mathématique ; d'où vient qu'on peut le regarder comme l'objet idéal de la Médecine.

VI. La vie ou la santé particuliere dont chaque homme jouit, laquelle s'éloigne ou s'approche de la santé parfaite, selon l'action plus ou moins énergique de certains organes, établit les divers tempéramens ou les divers ordres des fonctions.

VII. Ces tempéramens divers, forment les diverses santés particulieres ; ils ont tous des rap-

ports mutuels , & les différences qui s'y rencontrent, ne les empêchent pas de fubfifter chacun
dans leur efpece.

VIII. Il eft des fonctions générales , ou des
fonctions communes à tous les tempéramens ;
favoir l'action du cerveau & des nerfs , l'action
du cœur , la refpiration & la digeftion. Ces
fonctions , par leur concert mutuel , favorifent
l'exercice de la vie & la confervent , & elles font
la fource des changemens notables que le corps
éprouve.

IX. L'eftomac , organe principal de la digeftion,
réveille & attire à lui l'action des autres organes ,
& de toutes les parties , pour qu'ils l'aident dans
fa fonction. Cette fonction de l'eftomac confifte
à extraire le fuc muqueux des alimens , fuc qui
eft enfuite féparé des matieres groffieres , & mêlé
au fang par les puiffances digeftives , en fuivant
la direction de leurs mouvemens , qui fe portent
de l'eftomac aux inteftins & au méfentere.

X. Par la force du cœur & de la refpiration ,
les mouvemens font déterminés de toutes les
parties du corps vers fa circonférence. Dans ce
cours circulaire des mouvemens , le chyle eft
converti en fang ; la matiere muqueufe, albumineufe ou nourriciere , eft féparée & appliquée

en maniere de petites lames à la subſtance cellulaire, d'où les parties, ou plutôt le tiſſu cellulaire lui-même, tire ſa force & ſon accroiſſement.

XI. Les nerfs dont le dépôt commun eſt au cerveau, ſont les organes les mieux pourvus de vitalité. Leurs fibrilles qui ſe diſtribuent à tout le corps, & dont l'arrangement varie ſuivant l'uſage qu'elles doivent produire, conſtituent l'action différente de chaque partie, ou la différence de ſentiment qui regle leurs fonctions. Le ſyſtème nerveux peut, eu égard à ſes propriétés eſſentielles, être comparé à un polype, dont les racines ou les bouches s'étendent aux organes des ſens, & à toutes les parties, donnant à chacune l'eſpece de ſenſibilité & d'activité, ou de mouvement vital dont elles ſont pourvues, & que le ſentiment gouverne ; car la vie n'eſt que ſentiment & mouvement.

XII. Le cerveau, le cœur & le ventricule, ſont donc le triumvirat, le trépied de la vie : par leur union & leur concert merveilleux, ils pourvoient à la vie de chaque partie, & à chaque fonction : ils ſont enfin les trois principaux centres d'où partent le ſentiment & le mouvement, & où ils reviennent après avoir circulé ; car la

F 3

fanté fe foutient par cette circulation conftante.

XIII. Les fonctions particulieres , comme les fécrétions & les excrétions , le mouvement muf-culaire, le fommeil & la veille , l'ufage des fens internes & externes, font fubordonnés & doivent leur confervation aux trois caufes générales pré-cédentes. Toute fonction a de plus une maniere de s'exécuter déterminée & fymmétrique. Dans chaque excrétion, par exemple , il y a une force qui apprête , une autre qui travaille , & une troifieme qui évacue ; après quoi l'organe re-prend fon premier état. Mais comme cet ordre fymmétrique eft fujet à être dérangé par les affections de l'ame , il faut toujours bien pren-dre garde à ces affections.

XIV. Quoiqu'il exifte des fonctions générales, communes à tous les individus ; quoique les nerfs foient dans tous , les modérateurs des parties ; quoique l'ouvrage de la digeftion , la fanguifi-cation & la nutrition , reconnoiffent univerfelle-ment le même mode & la même matiere. Tout cela eft pourtant marqué dans chaque fujet , d'un caractere propre & diftinct réfultant de l'âge du fexe & du tempérament. Ce caractere qu'on a nommé idiofyncrafie , fe rencontre dans les ani-maux & les végétaux de toute efpece.

XV. Il regne dans les loix de l'économie animale, un art merveilleux qu'on n'imitera jamais. Le Chymiste & le Méchanicien ont beau le rechercher, ou se flatter de le connoître, jamais ils ne parviendront, l'un à faire du sang, & l'autre une machine semblable au cœur, au cerveau, ou à l'estomac; à plus forte raison ne connoîtront-ils jamais les rapports qui font l'harmonie des organes : la Nature est plus profonde que le plus sublime Mathématicien, Physicien, ou Chymiste.

XVI. Il y a donc trop loin des loix de la Chymie & de la Méchanique, à celles de la Nature. Appliquons-nous par conséquent à observer les phénomenes qui se passent dans le corps vivant, à connoître le génie de tous les organes, leurs liaisons, l'ordre des fonctions, & les temps où elles s'exécutent : toutes ces choses dépendent de certains mouvemens qu'on peut appercevoir, mouvemens qui font les vrais fondemens, la base de notre Art, & qui méritent de fixer à jamais notre attention.

XVII. Par maladie on doit entendre un dérangement dans les fonctions, dépendant de quelque vice organique, ou de l'action augmentée ou diminuée, de quelque partie; car nous sommes malades, a-t-on dit, quand nos fonctions font troublées, ou quand l'énergie de nos parties, leur ton eft détruit. L'on trouve dans Aretée, & dans d'autres Médecins, des veftiges de l'organifme, qui a été depuis peu mieux compris & mieux développé qu'il ne l'avoit été jufqu'ici. Comme c'eft de cet organifme bien conçu, que dépend la connoiffance de la fanté & des maladies, il fera par conféquent fort utile d'y lier les obfervations que nous rapporterons dans la fuite : Nous demandons donc pour l'exercice de la fanté, une fuite dans les mouvemens organiques, reglée & déterminée : quand ils s'écartent de cette harmonie, il en naît ce que nous appellons indifpofition ou maladie.

XVIII. Le tempérament, l'âge, le fexe & l'idiofyncrafie conftituent prefque toujours un état de maladie, du moins en comparaifon d'une meilleure fanté dont nous pourrions jouir. Ainfi on a eu raifon de dire que nous fommes malades tous tant que nous fommes, & que notre vie n'eft qu'une chaîne de maux qui fe fuccedent fans interruption, n'y ayant perfonne dont les forces ne fouffrent à chaque inftant quelque déchet, ou, comme le dit Celfe, qui n'ait quelque partie malade.

XIX. Le travail de la digeſtion, le ſommeil, une profonde ou longue méditation, les fortes affections de l'eſprit, & toutes les autres choſes de cette nature, qui produiſent un changement univerſel dans le corps, pourroient être regardées comme de légeres maladies, puiſqu'elles gênent la liberté des mouvemens qui fait la bonne ſanté. L'ouvrage de la digeſtion, par exemple, offre l'image des premieres traces des maladies. L'eſtomac irrité par la préſence des alimens, produit d'abord des ſecouſſes de tout le corps ; il détermine enſuite du dehors au dedans, les mouvemens qui ſe reportent au dehors, d'où naît l'exercice conſtant & reglé des forces centripetes & centrifuges : or tout cela a lieu à-peu-près de même dans les maladies bien caractériſées. Ainſi la digeſtion, & ſur-tout une digeſtion laborieuſe, ne differe point d'un accès de fievre, ou du travail organique de la ſuppuration.

XX. Les maladies doivent être diſtinguées, ſelon que leur caractere eſt plus ou moins marqué, & indeſtructible, en opiniâtres, en régulieres ou irrégulieres, en évidentes ou occultes, en courtes ou longues, en graves ou légeres, en benignes ou mortelles. Les maladies ſont benignes, quand elles remettent l'idioſyncraſie dans ſes droits : elles font mortelles , ou effentiellement , quand elles éludent tous les efforts de l'Art , & qu'elles s'augmentent de jour en jour ; ou accidentelle- ment , quand on commet des fautes dans le traitement , ou qu'on les abandonne à la Nature , déja trop foible pour les furmonter. Il y a auffi des maladies incurables qui ne font point mor- telles , parce que la vie peut fubfifter avec elles. De-là naiffent des efpeces de tempéramens fac- tices , immuables , qui ont fréquemment lieu dans les longues affections.

XXI. Chaque maladie a fa marche & fa ré- volution, ou un efpace de temps qu'elle parcourt; elle a fes temps d'accès & de durée qu'il eft, pour ainfi dire, impoffible de changer. Un Ob- fervateur áttentif peut y remarquer dans toutes , comme dans l'excrétion d'une glande , ou dans l'ouvrage de la digeftion : 1°. certain changement du corps , qui annonce les approches de la ma- ladie , ou fa préparation : 2°. les phénomenes qui indiquent fa préfence ou fa formation : 3°. l'effort combiné de tous les organes , qui termine la maladie, foit en la déracinant tout-à- fait , & ramenant la fanté , foit en la changeant en une autre , ou bien cet effort cede lui-même à la violence du mal , & s'éteint avec la vie du

Malade. Cet ordre des changemens , qui eſt commun à toutes les maladies , paroît établir entr'elles la reſſemblance de forme qu'Hyppocrate a dit leur appartenir , & que leur véhémence ou leur petiteſſe , leur lenteur ou leur célérité , &c. ne ſauroient leur ôter.

XXII. Maintenant, qu'on regarde la maladie comme un effort ſalutaire que fait la Nature , pour ſe mettre en liberté , ou comme un déſordre dans les mouvemens , qui tend à la deſtruction de notre machine. C'eſt une queſtion que nous renvoyons à l'Ecole , à l'exemple des vrais Médecins Cliniques , qui ne s'occupent point de ces ſortes de diſcuſſions métaphyſiques ; d'autant que l'une & l'autre opinion peuvent être renverſées de fond en comble , & ſont également à craindre , à cauſe des doutes qu'elles font naître ſur le pouvoir qu'a la Nature dans les maladies , la fin qu'elle s'y propoſe , & ſur la retenue que le Médecin doit y garder , ou l'activité qu'il doit y apporter. Qu'on vante donc tant qu'on voudra ces opinions , le devoir du Médecin eſt de ſe préſerver de tout eſprit de ſyſtême , de s'appliquer à connoître les cas où il doit agir , & ceux où il doit être ſimple ſpectateur , & d'éviter ſur-tout l'excès dans lequel tombent ceux qui violentent la Nature , ou ne lui prêtent pas affez de fecours , parce qu’ils n’ont pas une connoiffance exacte ou fuf-fifante du caractere des maladies , de leurs temps , de leur marche , de leurs fymptômes , & en un mot , de l’art de guérir.

XXIII. Pour nous garantir furement de ces erreurs , citons pour exemple une maladie fimple , que l’on peut affez bien comparer à une fonction excrétoire , ainfi que nous l’avons infinué plus haut. Il eft effectivement des fignes qui indiquent les approches de la maladie , ou fa formation ; il en eft d’autres qui marquent fon état & fa terminaifon heureufe & malheureufe. De même dans une maladie d’irritation , la partie affectée reçoit d’abord une fomme de forces plus grande que de coutume , elle eft fimplement plus animée : c’eft-là le premier temps , ou temps d’irritation , lequel répond affez bien à celui de l’érection d’une glande qui fe difpofe au travail de l’ex-crétion : quand le mouvement de la partie affectée s’eft entierement accru & ne peut plus s’ac-croître , ce temps eft le fecond de la maladie , celui de fa maturité , qu’accompagnent des phé-nomenes femblables à ceux de l’érection ou l’or-gafme d’une glande : enfin lorfque la maladie eft terminée, & que la partie, ainfi que la glande après ſon travail , a repris ſon repos , ou eſt ſur le point de le reprendre , c'eſt-là le troiſieme ou dernier temps , celui de l'excrétion achevée. Tout cela ſera éclairci dans la ſuite.

XXIV. Pendant que ces changemens ſe paſſent dans un corps malade , il s'y fait une commotion , les forces y agiſſent inégalement , l'ordre des mouvemens naturels ſe déconcerte , ſe trouble. Telle eſt l'origine de la fievre , dont les ſymptômes ſont un ſentiment de froid & de chaud contre nature , qui ſe ſuccedent dans un ordre régulier ou irrégulier , la fréquence du pouls , ſa foibleſſe ou ſa force , qui durent plus que dans aucune fonction naturelle. On peut par-là concilier les divers Auteurs , les anciens avec les modernes , les Théoriciens avec les Cliniques , ſur le mé-chaniſme de la fievre. Cette maladie provenant d'une diſtribution inégale des forces , il arrive que certaines parties , comme eſt ſur-tout le cœur , éprouvent une action vive & tumultueuſe. Ce qu'on vient de dire ne regarde ſeulement que quelques phénomenes de la fievre ; car il eſt auſſi difficile de dire au juſte ce qu'eſt ſa nature , qu'il l'eſt de dire ce qu'eſt la nature du mouvement , celle de la chaleur , & d'autres choſes ſem-blables. D'ailleurs , comme une expérience bien fuivie fuffit, ou apprend plus que toute la fubtilité du raifonnement, nous renvoyons aux lits des Malades ceux qui voudront acquérir une connoiffance de la fievre. Ce parti que tout le monde peut prendre, fi on y eut bien pris garde, auroit dû faire renoncer à bien des détails ennuyeux qu'on nous a donnés fur la nature de cette maladie, que l'on peut même regarder en général fur le pied de toutes les autres affections, étant comme elles plus ou moins fenfible ou infenfible, générale ou particuliere, & toujours leur compagne, fi elle n'en fait la partie effentielle.

XXV. Toute fievre a trois temps principaux, ou trois divifions. Quand, par exemple, elle prend fa fource dans l'eftomac, c'eft à ce vifcere que fon premier temps appartient ; le fecond temps eft lorfqu'elle fe communique à quelque partie fympathiquement, & le troifieme eft lorfqu'elle fe termine. On peut, fuivant l'ordre de ces trois temps, diftinguer chaque fievre ou chaque maladie prife en total en trois efpeces particulieres ; le défordre que caufe dans un vifcere l'irritation qu'il éprouve, conftituera la premiere fievre, ou fievre d'irritation ; la feconde fera la fievre de coction, laquelle eft due à une action vive & énergique de la partie affectée ; &

la troifieme , celle où la partie fait le dernier effort pour fe rétablir , fera la fievre d'éva- cuation , qui eft la voie affez ordinaire par la- quelle les maladies fe terminent. Quelquefois ces trois temps, ou ces trois fievres gardent entr'elles des intervalles affez égaux , & affez longs pour pouvoir être diftinguées ; fouvent auffi leur marche eft inégale & confufe. De-là naît une divifion des maladies en fimples , en compliquées & en intermittentes ; il en eft auffi d'originaires, d'accidentelles & de compofées. Les trois temps dont nous venons de parler exiftent de même dans les affections chroniques , & ils y font plus ou moins féparés & fenfibles , felon la nature de la partie affectée , l'âge & le tempérament du Malade : c'eft ce que l'obfervation démontre. Les Anciens ont eu raifon de diftinguer dans les maladies , leur commencement , leur accroiffe- ment, leur état & leur terminaifon. Cependant comme il arrive quelquefois que les fymptômes font dans l'état , ou à la fin , tels qu'au com- mencement , ou plus légers dans l'état que dans l'augment, il ne faut pas trop s'en rapporter à ces divifions des Anciens: celle que nous venons de propofer , paroît plus claire & plus fure , & ne fera peut-être pas fans utilité.

XXVI. Il faudroit, pour bien connoître la fièvre, être bien inftruit de l'inflammation & de fes effets ; car l'inflammation accompagne, & eft la caufe ou l'effet de bien des maladies : cependant il ne faut pas croire ou s'imaginer qu'elle fe rencontre dans toutes. Cet excès auquel fe font livrés quelques Modernes, pourroit juftement faire douter s'ils n'ont pas été moins fages & moins heureux que les Anciens fur le fait de l'inflammation elle-même, dont ils ont pouffé trop loin la théorie, comme le traitement, & fouvent auffi confondu les vraies indications curatives, fe laiffant ainfi furprendre par le faux éclat de leur favoir. Les maux qu'a caufés de nos jours la doctrine dont nous parlons, font affez connus. Afin d'éteindre la fource de ces maux, notre premiere attention fera de ne point relever une foule de queftions minutieufes, qui n'ont que trop groffi les écrits de Vieuffens & de Chirac, Maîtres fameux en cette matiere, fur laquelle on pourroit dire que les Philofophes fe font joués.

XXVII. On doit entendre par inflammation, en Médecine, un amas de fang, de feu ou de chaleur & de forces dans une partie, lequel s'eft fait par le moyen des nerfs & des vaiffeaux qui la compofent :

poſent : ces vaiſſeaux, dont les liqueurs peuvent
ſe porter en avant ou en arriere, fluer ou refluer
ſuivant la détermination des oſcillations, ou de
la force qui les meut, ſont comme autant de
puiſſances en érection, dont l'effort eſt dirigé
vers un centre particulier : le lieu où réſide ce
centre, eſt ordinairement le tiſſu cellulaire, dont
quelques lames, entortillées entr'elles, font le
même effet qu'une épine enfoncée dans les chairs ;
de maniere qu'on a eu aſſez de raiſon d'appeller une
partie enflammée, *furens*, furieuſe, puiſqu'étant
devenue l'aboutiſſant de l'effort des autres parties,
elle a une action conſidérable qui lui fait attirer
ou repouſſer vivement les humeurs.

XXVIII. Il y a dans toute inflammation vraie,
un ou pluſieurs centres ou noyaux formés par la
compreſſion des lames du tiſſu cellulaire, & par
leur collement. C'eſt la facilité qu'ont ces lames
à ſe coller entr'elles, lorſqu'elles reſtent quelque temps ſans action, qui empêche qu'une
partie enflammée ne ſe guériſſe, ou ne ſe réſolve
jamais parfaitement ; comme le prouvent les
calloſités qu'on remarque toujours à la ſuite des
inflammations vraies ; du moins eſt-il bien vrai
qu'une réſolution parfaite dans ce cas, eſt un
cas très-rare.

Tome I.   G

XXIX. Enfin le fimple gonflement des veines & des arteres, ou de leurs ramifications, tels que dans les varices & les anevrifmes, ne doit pas plus être rapporté à l'inflammation, que les œdemes, les taches & les échymofes, qu'on trouve fouvent dans les cadavres qu'on ouvre. Pour ne pas fe méprendre dans ces fortes d'ouvertures, il faut foigneufement laver les parties dans de l'eau : fi après cela il refte des callofités, il n'y aura point à douter que l'inflammation n'ait exifté, pourvu que les fignes qui la caractérifent, favoir la douleur, la célérité dans la maladie, la fievre, & un véritable état de fpafme, ayent été obfervés dans le vivant. Mais fi on ne découvre point de callofité, fur-tout dans les organes qui ne font pas membraneux, l'on pourra croire que les engorgemens, s'il y en a, doivent leur exiftence au relâchement, & non à l'inflammation, ou à un furcroit d'action des parties affectées ; ce qui doit être bien diftingué, à caufe de l'importante utilité qu'on peut en retirer tous les jours dans la pratique.

XXX. L'organe cellulaire, ou tiffu muqueux, eft donc le fiége de l'inflammation, & la caufe du gonflement qui l'accompagne ; car il eft rare qu'il fe forme des tumeurs dans les parties fim-

plement membraneuses , dans lesquelles il n'y a
pas de tissu cellulaire ; l'organe cellulaire fournit
d'ailleurs une matiere muqueuse ou gélatineuse ,
propre à former des callosités & à les faire
croître. Cette matiere , (originairement partie
mucilagineuse des alimens) est le suc nourricier
qui ne s'est pas encore converti en lames , & qui ,
dans beaucoup de maladies, abonde dans le sang ,
ne pouvant pas être reçu dans le tissu cellulaire,
comme la bile y abonde , quand elle ne se sépare
pas dans le foie. Nous observons à ce sujet , que
comme l'inflammation du foie ne produit pas
toujours l'ictere , de même toute affection de la
peau ou de son tissu cellulaire , n'engendre pas
toujours une plethore du suc nourricier , parce
qu'il n'en reflue pas assez dans le sang. Le suc
gélatineux ou nourricier , pour raison de sa
surabondance & de la facilité qu'il a de concretre , est encore la cause de ces couënnes ou
pellicules qui surnagent dans le sang tiré des
veines , pellicules qui sont plus ou moins épaisses
& dures , selon la durée du temps que le sang
repose dans les palettes. On attribue donc mal-
à-propos ces pellicules à la chaleur de la fievre ,
qui n'est jamais assez forte pour pouvoir produire
une concrétion. On n'a pas plus de raison de les

attribuer à une humeur morbifique qui souvent n'existe pas, comme, par exemple, dans une inflammation occasionnée par une ligature faite dans un corps sain. Il y a donc dans presque toutes les maladies, plethore du suc nourricier ; & les concrétions qui se forment sur la surface du sang dans les affections aiguës & chroniques, ne sont autre chose que ce même suc qui n'a pas pu se loger dans le tissu cellulaire. Le suc nourricier est encore la cause de la blancheur du sang qu'on tire aux Nourrices, blancheur qui en impose à certains Médecins qui la prennent, sur-tout s'il y a fievre, pour le produit d'une humeur corrompue. Enfin comme le lait reflue quelquefois des mamelles dans le sang, le suc nourricier y reflue de même ; voilà pourquoi le sang de certaines femmes grosses, a été trouvé de la couleur du lait.

XXXI. De la mauvaise application du suc nourricier, proviennent les noyaux des inflammations, les callosités, les cicatrices, nombre de tumeurs squirrheuses, les concrétions polypeuses, même celles des vaisseaux sanguins, qui arrivent sur-tout lorsque leur ton a été affoibli par l'excès des saignées. Ce même suc, par son mêlange avec le sang, fournit la matiere, tant des hu-

meurs hétérogenes qui s'engendrent dans les
maladies & s'évacuent par les urines, les crachats & les fueurs, que des abcès & des métaftafes : il fournit auffi la matiere critique de
l'inflammation, matiere que Galien a prife mal-
à-propos pour du pus ; car le vrai pus, dit Hyppocrate, fe forme de la chair, & non du fang, & des
autres humeurs ; d'ailleurs cette matiere fe mêle
avec les urines, au lieu que le vrai pus ne s'y
mêle point. Le fuc muqueux eft encore fouvent
la matiere des crifes louables des diverfes maladies. Enfin quand il s'engage dans le tiffu fpongieux, il devient la caufe matérielle de la gangrene & du fphacele, mais par un méchanifme
différent de celui de la putréfaction cadavéreufe ;
car l'odeur qu'exhale une partie gangrenée, n'a
pas plus de rapport avec l'odeur de la pourriture,
que n'en a celle des matieres fécales : ainfi la
prétendue vertu fpécifique des antifceptiques, tant
vantée contre la gangrene ; eft fort ébranlée par
l'obfervation. La réfolution, la fuppuration, les
œdématies, la plethore particuliere des vaiffeaux,
ou leur inanition, tous ces phénomenes par lefquels fe terminent, tant les maladies aiguës que
les chroniques, dépendent toujours de la différence
de léfion des parties organiques.

G 3

XXXII. Quant aux miasmes & corpuscules déléteres, poisons, & virus de toute espece, qu'on sait être la cause matérielle de bien des maux, & contre lesquels on vante bien des spécifiques, il est très-certain qu'il existe de ces miasmes; mais 1°. leur nature est encore absolument inconnue, & peut-être la sera-t-elle toujours. 2°. Il est d'expérience certaine, que ces miasmes n'affectent les corps que selon les dispositions qu'ils y trouvent; desorte que, (& ceci mérite d'être bien remarqué,) ce qui nuit à une partie, est souvent salutaire à une autre. 3°. La guérison d'un corps infecté de ces miasmes, qu'elle s'obtienne par des spécifiques ou autrement, est toujours subordonnée, de même que les phénomenes qui l'accompagnent, aux loix de la vie, ou au mouvement & à la sensibilité des parties, & à l'ordre de leurs fonctions : d'où il suit, 1°. que la nature des miasmes nous étant entierement inconnue, les moyens de les combattre surpassent nos forces, la raison ne pouvant pas nous la fournir : 2°. que l'objet du Médecin, à l'égard de ces substances pernicieuses, est de s'attacher à bien connoître les tempéramens ou les idiosyncrasies qu'elles peuvent affecter : 3°. qu'il seroit important sur-tout de connoître par quels mouvemens l'Art ou la Nature parviennent à détruire les miasmes, afin de pouvoir regler ces mouvemens, de les calmer ou de les exciter, suivant l'exigence des cas.

XXXIII. Soit pour exemple le virus variolique. L'on dit que dans certains temps il se transporte d'un pays dans un autre, je l'accorde : mais pourquoi reste-t-il ordinairement sans effet dans ceux qui ont déja eu la petite vérole ? car il est indubitable qu'il s'insinue dans le sang de ces personnes, en se mêlant avec l'air de la respiration, avec la salive & les alimens ? Qui plus est, pourquoi n'agit-il point sur ceux qui sont encore dans le troisieme temps de la maladie ? On ne peut pas dire que cela vient de ce qu'il trouve des entraves, puisque quand on le communique par insertion, il donne la petite vérole à ceux qui ne l'ont pas encore eue. Il faut donc croire que s'il n'agit pas, c'est qu'il ne trouve pas le corps dans une disposition favorable, disposition qui a été détruite dans ceux qui ont eu la petite vérole. Cette même disposition est donc en partie la cause principale de cette maladie : par conséquent l'aptitude à recevoir l'impression des miasmes varioliques, & les divers phénomenes ou effets qu'ils produisent, sont les véritables objets qui méritent l'application du Médecin. Tout le reste n'est qu'accessoire & trop éloigné de sa portée.

XXXIV. Comme la disposition du corps est la cause de la stérilité ou de la fécondité des femmes, elle l'est aussi de l'impression des miasmes varioliques. L'on ne compareroit pas mal les accidens qu'on éprouve au commencement d'une maladie, avec les phénomenes de la génération ; car dans l'un & l'autre cas, on sent une je ne sais quelle secousse subite, l'ordre des mouvemens est changé, & celui qui s'établit ne disparoît que quand il s'est fait une excrétion. S'il est des tempéramens qui fécondent aisément le germe des maladies ; s'il en est même qui les convertissent toutes en celles qui leur sont propres ; comme on le voit par l'exemple des Asthmatiques, des Goutteux, & de bien d'autres sujets infirmes, qui dans une épidémie, sont atteints de l'asthme, de la goutte, &c. soit que la pleurésie, l'angine, &c. regnent ; il se trouve aussi des tempéramens si bien constitués, qu'ils résistent à l'action de la plupart des miasmes, & se familiarisent même avec les poisons. Le tempérament & l'idiosyncrasie sont donc le vrai champ des maladies, qu'ensemencent l'air, les eaux, & les autres choses non naturelles : les soins du

Médecin qui en est le cultivateur, consistent à en écarter habilement tout ce qui est nuisible, ou à ôter aux semences, (qui sont immuables) l'aliment qui peut les féconder, en changeant la disposition du corps. C'est encore la constitution naturelle qui rend, par exemple, les Turcs sujets à la peste, les Anglois à la suette, &c. Il faut donc que le Médecin s'applique à bien connoître les tempéramens qui font la source de bien des affections ; & il doit ne pas se livrer tout entier, comme le font certains, à l'étude des épidémies, & des maladies de certains Pays, dont ils nous donnent d'amples & de riches descriptions, qui sont à-peu-près toujours les mêmes, tandis qu'ils négligent l'histoire du corps vivant : en un mot, il importe moins au Médecin de savoir quelles constitutions de l'air causent les épidémies, que de connoître les tempéramens qui peuvent en être affectés. Que tout Médecin, dit Hyppocrate, s'applique à connoître l'homme, non pas seulement par rapport à ce qu'il mange ou boit ; car ce seroit peu de chose, par exemple, de savoir que le fromage lui est contraire : l'homme est sujet à bien d'autres causes de maladies. D'ailleurs le fromage n'est pas un aliment mauvais de sa nature ; s'il étoit tel, il incommoderoit tout le monde : or pourquoi cela n'arrive-t-il pas? Quelle eſt la diſpoſition du corps capable de réſiſter à ſes mauvais effets ? Voilà ce qu'il faut principalement ſavoir.

XXXV. Occupons - nous des cauſes prochaines & immédiates des maladies, & des léſions réciproques entre les organes. De tout temps les Médecins Cliniques ſont convenus que l'eſtomac & les viſceres circonvoiſins, ſont les organes les plus féconds en maladies. Il y en a peu en effet où l'eſtomac ne joue au moins le ſecond rôle, & dans leſquelles il ne devienne bientôt principal acteur, à cauſe de la correſpondance qu'il a avec toutes les parties ; correſpondance prouvée par une foule de faits, dont nous avons rapporté une partie ailleurs, & dont l'autre partie eſt aſſez connue. C'eſt pourquoi les Médecins, dans le traitement des maladies, s'appliquent ſur-tout à bien connoître l'état de l'eſtomac, & ne comptent ſur la convaleſcence que lorſque ce viſcere eſt bien rétabli. C'eſt d'après ces vérités connues, qu'Horace a dit que Prométhée avoit pourvu l'eſtomac d'une faculté merveilleuſe ; que Galien a regardé cet organe comme l'entrepôt de l'action des autres parties ; & que Wanhelmont l'a conſidéré, non point, dit-il, à la façon de Galien, comme un fac ou un vaiffeau deftiné à cuire les alimens, mais comme un organe vivant, qui, de même qu'un animal, goûte, flaire, & a divers appétits, ainfi que fes dégoûts, qui font quelquefois tels, qu'un homme aimeroit mieux mourir, que d'avaler une feule bouchée d'un aliment que fon eftomac abhorre. Voyons maintenant comment les affections de l'eftomac en peuvent caufer dans les autres organes, & comment ces dernieres deviennent idiopatiques, de fympathiques qu'elles font d'abord. Il eft fur-tout bien néceffaire de remarquer la durée de ces maladies fympathiques, afin de les connoître quand elles font devenues idiopatiques.

XXXVI. Lorfque quelqu'un prend ou fait prendre des alimens en trop grande quantité, ou d'une nature oppofée, il s'éleve un conflit dans le ventre, qui fe ferme inférieurement, & les efprits fe portant dans toutes les parties, ils les refroidiffent. Tel étoit le langage d'Hyppocrate; langage trop généralifé, qui fait bien voir qu'il étoit homme, comme il le dit lui même. On auroit à lui demander par quelles voies les efprits iroient de l'eftomac dans les autres parties, leur imprimer le caractere de fes maux ? Ceux qui ont attribué cet effet à des nuées de vapeurs, qu'ils ont suppofées s'élever des entrailles, ont auffi trop généralifé leur opinion. Je n'en excepte point Wanhelmont, qui a imaginé fon Archée, être métaphyfique, fujet au caprice, à la colere & à l'enjouement ; ni les Anatomiftes & les Chymiftes, qui ont mis en avant leurs fermens, auxquels on peut rapporter la faburre, ou les humeurs épaiffes de l'eftomac, fource prétendue d'obftructions, qui ne different des fermens que par le nom. Toutes ces opinions, qui appartiennent à des hommes célebres, font fujettes à bien des difficultés : je ne penfe pourtant pas qu'on dût entierement les condamner & les rejetter. L'hypothèfe des efprits, ou *l'impetum faciens* d'Hyppocrate, vient de nous être retracée depuis peu avec beaucoup d'habileté, par un Auteur très-diftingué, devenu l'ornement de fon Ecole, par fon zele, & par les foins qu'il prend de l'épurer, & d'y faire germer la doctrine que fon docte Collegue Van-Swieten a recueillie. Cette hypothèfe refleurira indubitablement, quand elle aura été touchée par une main auffi habile. Qui peut ne pas admirer la fécondité & la profonde fagacité de Wanhelmont ! Toutes ces productions méritent donc d'être tranfmifes à la poftérité.

XXXVII. Notre siecle est assez éclairé & assez ami du vrai, pour faire bientôt disparoître les hypothèses mal assurées. Il y a long-temps que nos Maîtres se sont occupés sérieusement d'opinions très-rebattues. Hecquet soutenoit que les matieres épaisses & visqueuses ne pouvoient pas passer de l'estomac dans le sang, par les orifices des vaisseaux lactés. Andry, convenant tacitement de cette vérité par rapport aux matieres grossieres, usa d'un subterfuge, en disant que celles qui étoient très-fluides & tenues, pouvoient s'insinuer dans les vaisseaux lactés, & aller épaissir les humeurs ou les dissoudre, par leur acrimonie ; mais il n'est pas vraisemblable que des matieres aussi tenues puissent épaissir. Par ces âcres, il faut entendre des corps hérissés de pointes : c'est-là l'idée de l'acrimonie méchanique, ou de l'acrimonie produite par le broyement des globules du chyle. Or pourquoi ces pointes ne s'accrochent-elles pas, dès leur entrée, dans les tuyaux lactés, qui ont un plus petit diametre que les vaisseaux dans lesquels elles s'arrêtent & causent des inflammations? Quelle cause encore peut déterminer ces corps hétérogenes confondus dans la masse des humeurs, seulement vers une partie enflammée & douloureufe ? De plus, on ne peut gueres fe perfuader que, dans les fievres aiguës, où la peau & la langue font arides, les inteftins dans un ferrement convulfif, & prefque toutes les fécrétions fupprimées, les redoublemens foient caufés par une humeur croupiffante dans les inteftins & abforbée dans le fang. Lors, dit-on, que la matiere fébrille, devenue affez épaiffe, paffe fans interruption, des premieres voies dans le lit de la circulation, la fievre eft continue; quand elle n'y paffe que par intervalles, ou qu'elle eft plus abondante ou plus viciée dans certains temps que dans d'autres, elle produit des redoublemens. Mais feroit-il poffible que dans le temps que toutes les parties font dans un état de ferrement convulfif, les vaiffeaux du chyle feuls s'acquitaffent de leurs fonctions, & donnaffent paffage à des matieres vifqueufes ou âcres, tandis que l'obfervation fait voir que dans certaines maladies aiguës, de l'eau fimple même dont on ufe, eft ou retenue dans les inteftins, ou auffi promptement évacuée par les felles, qu'elle l'eft dans la lienterie ? On a beau prétendre & vouloir perfuader à certaines gens, accoutumés à fe repaître de chimeres, qu'une matiere corrompue, nichée dans les premieres voies, devient, en paſſant dans le ſang, la cauſe la plus ordinaire des maladies. Cependant on ne peut pas douter que dans les maladies aiguës, il ne ſe trouve quelquefois dans l'eſtomac & les inteſtins, bien des matieres accumulées qu'il faut évacuer, & que le ſang n'y en dépoſe beaucoup d'autres, pendant la durée de ces maladies. On ne peut pas non plus nier qu'il ne ſe mêle quelquefois au ſang, même en ſanté, des matieres hétérogenes, ſoit qu'elles y parviennent par les voies du chyle, ou par d'autres : mais il eſt auſſi peu croyable que des humeurs épaiſſes, âcres, irritantes, & cauſtiques, puiſſent être reçues dans les vaiſſeaux lactés, principalement dans les fievres aiguës, qu'il l'eſt que de l'eau, ou toute autre choſe que de l'air, entre dans la glotte, de la bile dans les parotides, &c. Ces accidens ſont très-rares, & ne peuvent par conſéquent pas faire une regle générale ou ordinaire par rapport aux cauſes des maladies.

XXXVIII. L'économie animale, ſi nous la conſultons, nous apprendra bien mieux à connoître la cauſe que nous cherchons. Les nerfs de l'eſtomac & des inteſtins, fourniſſent cette cauſe. Ces nerfs, appellés nerfs gaſtriques, ſe diſtribuent à toutes les parties du corps ; ils peuvent par conféquent porter les plus grands défordres dans celles qui font les plus éloignées de l'abdomen. Telle eft l'origine vraie de prefque toutes les maladies, l'action léfée des nerfs gaftriques, origine qu'on peut reconnoître par l'infpection des maladies, & en méditant fur les obfervations des Praticiens. Quelle que foit donc la caufe qui agace & irrite les membranes des inteftins, ou tout autre vifcere de l'abdomen, foit un œdeme ou une éréfypele, foit une matiere muqueufe & épaiffe, qui tapiffe leurs cavités & les obftrue ; elle change l'ordre de leurs mouvemens & celui des humeurs qui y circulent. Les nerfs de ces parties, dont l'Anatomie n'a encore démêlé qu'imparfaitement l'enchaînement merveilleux, étant irrités par les caufes mentionnées, il ne peut fe faire que le défordre que ces parties éprouvent, n'entraîne celui de tous les organes de l'abdomen, & de tous les autres organes avec lefquels elles fympathifent. C'eft ainfi qu'un jeune arbriffeau, qui eft couvert de neige, fe fent preffé jufqu'à la moindre de fes parties, & que quand on détruit quelqu'une de fes racines, les feuilles correfpondantes fe flétriffent.

XXXIX. Il eft une autre caufe des maladies fort fréquente, & qui tient de fort près à la caufe

précédente,

précédente, à l'irritation. Hyppocrate a connu & désigné cette cause, en parlant de l'espece de suffocation qu'éprouvent certains Malades à l'occasion de l'irruption que font les visceres de l'abdomen contre le diaphragme : quelquefois c'est l'estomac qui se gonfle & se dresse le premier, comme pour s'opposer aux secousses que lui cause le diaphragme ; souvent c'est l'intestin colon que sa structure, sa situation & sa sensibilité rendent très-mobile, & la source de bien des maladies, comme la pratique le fait voir. Quand le colon est affecté, dit Aretée, tantôt la douleur se fait sentir vers les côtes supérieures, imitant quelquefois le point de côté, tantôt elle se fixe dans les fausses côtes, à droite ou à gauche, & donne à croire que le foie ou la rate sont affectés ; souvent aussi ce sont les intestins grêles qui se soulevent les premiers ; ils s'agitent, comme le pourroit faire un animal, comme une couleuvre qui auroit été blessée. Ici c'est le foie tuméfié, selon Hyppocrate, ou plutôt la rate qui est plus flexible & plus mobile, qui presse le diaphragme ; tantôt c'est la matrice, source de bien des maux, qui exerce sa fureur & sa tyrannie. Tous les visceres dont on vient de parler, se dressent ensemble ou séparément ;

Tome I.   H

l'état de spasme où ils sont alors & qu'augmentent ou entretiennent les ventosités contenues dans les intestins, & les contractions irrégulieres qu'elles leur causent, les rend fort sensibles aux réactions du diaphragme, qui, de son côté, se trouvant pressé & gêné dans ses mouvemens, devient un obstacle à la respiration, cause le gonflement des vaisseaux de l'abdomen, & fait aborder le sang en plus grande quantité au cerveau. Ces phénomenes qui se passent presque insensiblement dans les maladies chroniques, sont plus prompts & plus marqués dans les aiguës. Soit donc que le diaphragme se trouve comprimé sur ses côtés, soit antérieurement, il est ou immobile, ou élevé vers le thorax. Dans ce dernier cas, l'angle qu'il formera par son élévation, gênera plus ou moins la portion du poumon qui s'y trouvera logée. Cette partie du poumon ne pouvant plus s'étendre comme de coutume, ou céder à l'effort de l'air, les humeurs y circuleront nécessairement plus lentement, & le tissu cellulaire, également engagé, contractera des adhérences qui produiront des inflammations, des œdemes, des convulsions, ou toute autre affection de poitrine résultante originairement de la compression du diaphragme. En conséquence de cette même compression, les prolongemens de la plevre & du péritoine qui s'uniſſent au diaphragme, ſe trouvant diſtendus, il en peut réſulter un grand nombre d'accidens ou de maladies dans les viſceres de l'abdomen, qui ſeront plus ou moins importantes, ſelon le dégré de l'étranglement qu'ils éprouveront. Enfin la tête & les extrémités ſe reſſentiront de tous ces déſordres, ſoit par la voie des nerfs, ſoit par celle des compreſſions ſucceſſives du tiſſu cellulaire ; & comme le foie, la rate, le méſentere & les reins y cauſent des tumeurs, des douleurs, ou des convulſions, chacun ſuivant la nature de leur département, le déſordre des autres parties de l'abdomen peut auſſi y produire de ſemblables affections. La correſpondance du diaphragme avec les organes du ventre, dit Baillou, & ſon adhérence avec la plevre, & celle de la plevre avec les côtes, rendent raiſon des fauſſes affections de poitrine, que la cacochimie produit, & des douleurs que ſentent vers les mamelles, le ſternum, ou les côtes, les perſonnes ſujettes aux ventoſités, enfin des oppreſſions de poitrine qui ont lieu au commencement des paroxiſmes, dans l'incube & dans les embarras d'entrailles. Si l'on examine bien l'action qu'ont les poches du tiſſu cellulaire, reſpectivement les unes ſur les autres,

H 2

il fera facile de concevoir cette chaîne de compreffions morbifiques dont nous parlons, qui fe
font du dedans au dehors, & du péritoine, & de
la plevre vers la tête, la furface du corps & fes
extrémités ; fûr-tout fi on fe rappelle la diftribution des nerfs & les fympathies qui en naiffent.
C'eft donc ainfi que la plus petite partie du corps
peut, comme l'obferve Hyppocrate, rapporter
ou tranfmettre à fes proches le bien ou le mal
qu'elle éprouve.

XL. Ces caufes de maladies, ces compreffions que font les vifceres fur le diaphragme, ne
font pas de pures poffibilités ; elles font fondées
fur des faits certains, non rares, & qu'on peut
reconnoître moyennant un peu d'attention. Ainfi
j'ai fouvent eu la fatisfaction de voir dans des
ouvertures de corps, des taches, des échymofes,
des gangrenes dans les inteftins, le diaphragme,
le poumon & même la peau, qui n'étoient dues
qu'aux compreffions dont je parle. Il ne fera pas
inutile d'avertir ici qu'il faut apporter bien des
précautions dans les infpections des cadavres, &
que rien ne paroît plus difficile que d'y découvrir
ce qu'on cherche, quand on eft en garde contre
les opinions communes. Il y a en effet bien de
ces fortes d'infpections que l'impéritie, l'ennui

& la précipitation rendent inutiles & abfolument infructueufes ; de forte que plufieurs de ceux qui s'applaudiffent de leurs découvertes en ce genre, deviennent la rifée des perfonnes inftruites, qui favent qu'il n'eft rien de plus délicat en Anatomie, & je ne crains pas de dire, fondé fur ma propre expérience, qu'il eft plus aifé de faire une opération fur le vivant, que de porter un jugement folide d'après l'infpection d'un cadavre. Dans le premier cas, l'ufage a déterminé certaines regles que l'on fuit : mais dans le fecond, ces regles reftent encore à tracer.

XLI. Une des principales caufes prochaines des maladies, & que l'on peut appercevoir, eft le vice des organes de l'abdomen, qui fe communique à toutes les parties du corps, & à fa circonférence, par le moyen de leurs correfpondances réciproques, & foit qu'il y ait augmentation ou diminution dans les mouvemens. Cette correfpondance d'action qu'ont les vifceres de l'abdomen avec les autres parties, fait concevoir pourquoi le dévoiement produit de bons effets dans les maladies des yeux. Attribuera-t-on ces effets à une évacuation de matieres épaiffes, âcres & inflammatoires, qui, de l'eftomac, s'étoient portées aux yeux par les routes du chyle ? C'eft fur

le même principe qu’est fondée l’utilité du vomiffement dans la migraine. Ceux qui prétendroient
que cette maladie eft toujours caufée par les vapeurs
qu’envoie au cerveau la matiere qu’on vomit,
devroient également dire, que dans une plaie ou
une violente commotion du cerveau, le vomiffement qui furvient, eft l’effet de certaines matieres
morbifiques que cet organe dépêche vers l’eftomac. C’eft auffi la raifon de la correfpondance dont il s’agit, que ceux qui ont la fievre
avec le point de côté, font guéris par des felles
abondantes de férofités ou de bile. La même caufe
fait que l’Art comme la Nature remédient au
crachement de fang, accompagné du point de
côté, en excitant le vomiffement ou la diarrhée,
qui ramenent le calme dans les entrailles. C’eft
pour la même raifon auffi que les douleurs aux
épaules, qui s’étendent jufqu’aux mains & y produifent de la ftupeur, font emportées par un vomiffement de bile noire. La même caufe encore
donne lieu à la furdité, à laquelle font fujettes les
perfonnes atteintes de la fievre, & dont le ventre
eft refferré : elle rend auffi raifon des accidens quelquefois très-graves, & qui font fur-tout très-remarquables dans la colique des Peintres & autres
fpafmes, que les remedes violens, les poifons,

les vers logés dans les inteſtins, produiſent dans les parties les plus éloignées de ces organes. Enfin c'eſt pour la même cauſe, la raiſon de la correſpondance des entrailles avec toutes les autres parties, que même les perſonnes qui jouiſſent de la meilleure ſanté, éprouvent ordinairement, quand le ventre manque de s'acquitter de ſa fonction, des douleurs dans les membres, une peſanteur de tête, une gêne dans la reſpiration, & du mal-aiſe dans tout le corps. Les exemples que nous venons de citer, & beaucoup d'autres que nous pourrions leur aſſocier, ne prouvent-ils pas qu'on doit chercher la ſource de preſque toutes les maladies dans l'étendue du domaine de l'eſtomac? Ils le prouvent ſans doute, & la choſe ſera parfaitement bien confirmée dans la ſuite.

XLII. Il y a des maladies de l'abdomen qui s'y bornent entierement, ou y ſont circonſcrites, ou bien qui n'affectent les autres parties que ſympathiquement. De ce nombre ſont les digeſtions laborieuſes, les indigeſtions, vraies fievres ſtomacales, qui ſont très-communes, & forment une claſſe fort nombreuſe: ces maladies, dis-je, ſe terminent ou finiſſent dans l'abdomen même, & quelquefois auſſi elles ſe jettent ſur d'autres parties. On ne peut gueres diſtinguer les trois temps dans les fievres purement ſtomacales : le troiſieme temps , celui de l'évacuation , peut ſeulement y être bien apperçu , parce qu'alors l'effort eſt toujours général. Quand une de ces fievres ſe change en une autre maladie , elle a fini ſon premier temps ; & devenue dès-lors idiopatique , ou propre à l'organe qu'elle affecte ſecondairement , ſoit qu'elle ſoit inflammatoire , ou non inflammatoire , elle parcourt ſes temps ordinaires avec plus ou moins de véhémence , ſuivant la nature de l'organe affecté , & le dégré d'affection. Ainſi la fievre ſtomacale ſimple , la pectorale , la capitale , la cutanée , l'articulaire , peuvent chacune en particulier émaner de la même ſource , ou d'une ſeule & même affection. De cette théorie naît une diviſion féconde des maladies , tant chroniques qu'aiguës , qu'une obſervation exacte fait connoître , & qui mérite de grands égards dans la pratique.

XLIII. Le Médecin doit , dans le traitement de chaque maladie , s'appliquer à la ſimplifier autant qu'il eſt poſſible , à lui donner une marche & une terminaiſon ſemblables , par exemple , à celles de la digeſtion : cette converſion des maladies compliquées en ſimples , des malignes en bénignes , eſt ſans contredit un objet des plus importans dans l'Art de guérir. Le Médecin doit encore, si les forces du Malade, le dégré, & le caractere des maladies le permettent, changer les chroniques en aiguës, les invétérées en récentes, les particulieres en générales. Quant à celles qui sont incurables de leur nature, qui forment un tempérament, ou une constitution immuable, ou qui sont décidément mortelles, il doit éviter de les entreprendre, & sur-tout de les combattre de front, puisque l'Art n'y peut presque rien. Il faut donc qu'il sache bien distinguer les maladies guérissables des incurables, & qu'il connoisse aussi les signes diagnostics bien évidens de chacune en particulier, soit stomacale, pectorale, &c. & ceux de leur progression. Mais existe-t-il de ces signes, tellement démonstratifs ou évidens, qu'on puisse dire d'une fievre pectorale, par exemple, qu'elle est dans le temps d'irritation, ou dans celui de coction, qu'elle parviendra dans peu, ou tard, à l'expectoration, & ainsi du reste ?

XLIV. L'on peut raisonnablement comparer une maladie, à la fonction d'une glande, & nommer son dernier temps, temps d'excrétion ; puisqu'il est certain que toute affection, soit aiguë ou chronique, qui se guérit bien, ou selon

les vœux de la Nature, finit toujours par quelque
évacuation. Les plus célebres des Anciens, donnoient à cette évacuation le nom de crise ou de
solution, & celui d'appareil critique à la fievre
qui la prépare, ou à la troisieme fievre dont nous
avons parlé ailleurs : dans toute maladie où l'effort
critique, c'est-à-dire la troisieme fievre est assez
considérable, la crise a lieu ou devient sensible,
& elle est insensible quand l'effort est lent & peu
vif. Nous remarquerons ici que le mot d'excrétion
est moins ambigu que celui de crise, qui grossit
trop l'idée figurée & systématique du combat que
la Nature livre à la maladie. Poursuivons. Comme
il se fait dans l'état de santé, des évacuations qui,
loin d'être utiles, sont préjudiciables, telles
qu'une sueur forcée, & pareille excrétion de
sémence ou de lait, il se fait aussi des crises imparfaites & nuisibles, dépendantes de la Nature
ou de l'Art. De plus comme certaines excrétions
naturelles, par exemple, celles de la sémence,
sont accompagnées de la convulsion du corps,
laquelle répond à l'étendue du domaine de l'organe excrétoire, tandis que d'autres se font peu
à peu, & presque imperceptiblement, comme la
séparation de la bile & celle du suc pancréatique.
Il y a également des crises qui sont précédées de

mouvemens très-apparens, & d'autres dont l'appareil est insensible. Toute crise encore, ainsi que toute excrétion, suppose une préparation des humeurs, laquelle est l'ouvrage de la vie dans les deux cas ; & comme tout organe excrétoire, dans l'état naturel, s'érige & est aidé de l'action des autres organes, avant & pendant l'évacuation ; de même dans les crises parfaites qui s'operent précisément dans les mêmes organes que les excrétions, toutes les parties du corps conspirent avec l'organe qui est en travail. La plupart des excrétions ou sécrétions s'achevent dans l'espace de vingt-quatre heures ; les crises ont aussi leurs temps, & peut-être leurs jours & leurs heures marqués : enfin comme il y a grand sujet de croire, que l'ordre des excrétions répond à celui de la digestion ; pareille conformité a lieu entre les progrès de la crise & les redoublemens de la fievre qui l'accompagne. C'est ainsi qu'en poussant plus loin la comparaison des crises avec les excrétions, on résoudroit bien des problêmes qu'on n'a pu expliquer jusqu'ici, & dont la solution répandroit un grand jour dans la Médecine.

XLV. Il faut noter que la crise se fait assez facilement dans certaines affections, & très-difficilement dans d'autres ; ce qui fournit une diftinction des maladies , très-importante , qui mérite d'être méditée fans ceffe. La crife , pour être entiere & parfaite , doit s'accomplir comme l'excrétion dans un temps déterminé , avec aifance & avec tous les autres caracteres louables qui lui appartiennent ; de maniere que le corps refte en état de bien faire fes fonctions : mais rien ne nuit tant au travail des excrétions , foit en fanté ou en maladie , que la trop grande fenfiblité des nerfs , ou leur agacement, qui eft fouvent caufé par les affections de l'ame. Les maladies , où cette redoutable difpofition du genre nerveux , fe rencontre , font nommées nervales ; & on nomme humorales celles où elle n'a pas lieu , & où la crife fe conduit bien. Cette confidération en général fur l'état des nerfs , ne doit jamais être perdue de vue dans la pratique ; elle fert à diftinguer les maladies bénignes des malignes , les longues des courtes , celles qu'on doit brufquer d'avec celles que le temps , la patience , le régime , & quelques autres légers fecours , guériffent.

XLVI. L'Art guérit les maladies, en préparant & en excitant la crife, foit qu'il procure l'augmentation de la fievre , ou d'autres fymptômes qui en tiennent lieu, comme quand on fait vomir, qu'on purge fortement, ou qu'on provoque la sueur, (augmentation qu'on pourroit nommer appareil critique artificiel,) soit qu'il détermine quelque excrétion lente, que les Anciens appelloient fluxion, fût-elle occasionnée par la Nature ou par l'Art. Le grand Art du Médecin est d'accélérer ou retarder les crises à propos, & par conséquent de bien connoître les cas où il doit employer l'un ou l'autre moyen. De plus l'Art peut & entreprend quelquefois de changer une maladie qui menace de prendre une mauvaise tournure; il peut, dis-je, par certaines évacuations, ou par d'autres moyens, la suspendre, l'étrangler, & écarter des crises qui feroient funestes, si la maladie étoit livrée à son cours. Il faut pourtant avouer que ces tentatives sont pleines de danger, & qu'il vaut souvent mieux, dans un cas douteux, se prêter aux mouvemens de la Nature, qui vient heureusement à bout, à la longue, de ce que l'Art sembleroit pouvoir faire en un seul coup. Un Médecin, par excellence, qui posséderoit véritablement les trésors de l'Art, & dont les Anciens auroient pu dire, à bon droit, qu'il est comparable à un Dieu, feroit celui qui pourroit bien prévoir les suites d’une maladie, que l’Art auroit changée de la maniere que je l’ai dit, & qui sauroit déterminer tous les cas où ce moyen seroit praticable.

XLVII. Ce qui a été dit, fait comprendre la ressemblance qu’il y a entre une maladie aiguë & une maladie chronique, puisque la différence de leur forme & de leur marche, ne change rien à leur essence, suivant laquelle elles font toutes un effort excrétoire, terminable par une évacuation, si le Malade ne meurt : elles ont aussi trois temps principaux. Toute affection qui se change difficilement en aiguë, ou dont la coction a peine à se faire, est une affection chronique. Celle qui est aiguë, devient chronique, quand on l’étouffe ou qu’on supprime le travail de la crise. On peut ainsi monter par dégrés de la maladie la plus simple à la plus compliquée. Il faut espérer qu’on sera un jour assez heureux pour connoître l’ordre & les révolutions des maladies chroniques, comme on connoît celles des aiguës, où il reste pourtant encore des recherches à faire. Chaque changement d’âge ne seroit-il point une crise, ou ne la favoriseroit-il pas ? Si la chose étoit ainsi, on pourroit regarder la puberté, dans les personnes des deux sexes, comme la crise de l’en-

fance & de fes infirmités. Hyppocrate remarque
que le *pachifme* duroit au moins fix ans ; qu'une
efpece fe guériffoit dans fix mois , & une autre
efpece dans deux ans. Baillou demande s'il n'y
auroit pas des maladies d'un an & de fept ans.
Notre Art fera bien plus beau & plus parfait ,
quand on connoîtra furement celles qui doivent
durer des jours , des mois & des années , & la
méthode de les traiter. Ce dernier point eft vraiment important , & d'autant plus defirable ,
qu'aujourd'hui , comme autrefois , on voit trop
fouvent des traitemens difcordans , confus &
tumultueux , fuivant les expreffions de Celius
Aurelianus , & de Baillou.

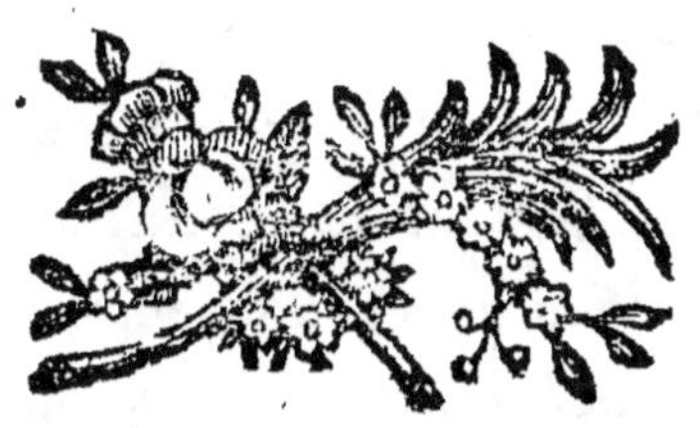

SECONDE PARTIE.

Les maladies ou fievres paſſageres de la région épigaſtrique. Celles de la maſſe des inteſtins ; quelques-unes du foie , de la rate ; quelques affections hémorrhoïdales ; quelques coliques & affections de matrice. Les pâles couleurs ; les accidens hyppocondriaques ; leurs changemens en maladie aiguë & fievreuſe lors de leurs terminaiſons. La colique de Poitou ou des Potiers, eſpece de fievre abdominale. Le hoquet ; les irritations de la poitrine dépendantes des entrailles ; leurs efforts contre le diaphragme ; les palpitations de cœur dûes aux mêmes cauſes. La toux de même eſpece ; l'aſthme non confirmé, & d'autres incommodités. & fievres pectorales. Effets des entrailles ſur le goſier ; l'organe de la voix ; les gencives ; la migraine, & autres douleurs de tête , produit des ſtrictures & du labeur des viſceres du bas-ventre. Les développemens critiques de ces infirmités ; les maladies ſympathiques des extrémités ; les douleurs ; les rhumatiſmes ; leurs criſes ; leurs efforts fievreux. La couënne du ſang dans ces maladies de la ſurface du corps ; leurs rap

ports

*ports avec les entrailles, avec le tissu cellulaire
en général. Les forces centripetes & centrifuges.
L'énergie & les efforts, ou les contre-coups
des visceres du bas-ventre sur toutes les autres
parties ; les efforts ou spasmes nerveux ; les
flatuosités ; les maladies plus on moins fixes,
radicalement dues à cette action & réaction de
l'intérieur & de l'extérieur. Accidens, incommodités, maladies sympathiques.*

Tachons d'éclaircir & de confirmer notre
théorie, par l'expérience, afin d'élever, s'il
se peut, un édifice solide, que le laps du
temps, ou le faux éclat des hypothèses, ne puisse
détruire ni pervertir.

Observation premiere. Un jeune homme
qui se portoit à merveille, tomba de sa hauteur
sur la partie inférieure du sternum, & se meurtrit
les parois de l'épigastre : tous les secours qu'on
lui donna furent inutiles : il y avoit trois mois
entiers que le vomissement, la fievre, & une
douleur considérable de la partie contuse, per-
sistoient, avec un dégoût absolu pour les alimens.
Les eaux chaudes de Bareges qui furent données
en boisson, procurerent le calme à l'estomac, &

dès le troisieme jour, l'appétit & la digestion allerent assez bien. Cependant les accidens ayant reparu le dixieme ou douzieme jour, avec plus de force, on suspendit l'usage des eaux qui fut repris au bout de quelque temps : on y joignit celui des bains tempérés ; & le Malade fut parfaitement bien rétabli, dans l'espace de trente jours.

Observ. IIe. Une femme du peuple fut attaquée, après ses couches, d'une foiblesse d'estomac, & d'un vomissement, avec fievre & perte d'appétit. Les eaux Bonnes ayant procuré une augmentation sensible de fievre, dès la premiere semaine, elles tirerent la Malade d'affaire en très-peu de temps, c'est-à-dire dans dix ou douze jours.

Observ. IIIe. Un Particulier ressentoit continuellement, près de la région de l'estomac, un poids, une stupeur, & une douleur qui le rendoient fort inquiet sur son état, se figurant toujours avoir ce viscere en suppuration : sa respiration étoit jour & nuit laborieuse, & elle le devenoit sur-tout quand les autres symptômes s'augmentoient. Il fut guéri dans l'espace d'environ vingt jours, par l'usage des eaux chaudes en boisson & en bain, qui rendirent la flexibilité à sa peau, auparavant rude & aride.

Observ. IVe. Une jeune femme, d'un tempérament affez robufte, & en proie aux affections de l'ame, tomba, trois mois après fes
couches, dans une forte d'engourdiffement, &
dans une foibleffe d'eftomac, provenans de fes
couches, qui la mirent dans l'impuiffance d'agir,
& la dégoûterent du foin de fes affaires domeftiques. Quand elle avoit mangé, tous fes maux
fe réveilloient ; les douleurs de l'eftomac étoient
véhémentes, & elle reftoit immobile & roide,
comme fi elle eût été frappée de quelqu'accident
funefte ; mais à peine l'avoit-on étendue fur fon
lit, qu'elle recouvroit fes efprits. De plus, elle
avoit les fleurs blanches qui couloient toujours,
& fes regles étoient arrêtées. On avoit tenté inutilement toutes fortes de moyens ; les eaux
chaudes de Bareges en boiffon, produifirent un
effet falutaire, qui fut marqué dès le quatrieme
jour : on y joignit les bains tempérés ; les regles
coulerent en abondance ; & vers le vingtieme
jour, la Malade recouvra fa brillante fanté &
toutes les graces de fon efprit : bientôt elle devint
groffe.

Observ. V^e. Un homme fec & vorace, qui
s'étoit livré aux plaifirs de la table & de Vénus,
éprouvoit, pendant le travail de la digeftion,

une douleur plus aiguë dans certains temps que dans d'autres. Après beaucoup de remedes employés envain , les eaux chaudes de Bareges , bues le matin, produifirent une augmentation de la maladie, qui dura dix jours , & elles exciterent une fievre affez forte. Le Malade ayant enfuite fait ufage de ces eaux en boiffon , à fes repas , & pris des bains tempérés , il fut parfaitement guéri vers le trentieme jour. Quand, pendant le traitement , il manquoit de boire les eaux au dîner ou au fouper , la douleur féviffoit prefque avec fa violence ordinaire, & elle ne difparut entierement qu'après le recouvrement parfait des forces de l'eftomac.

Observ. VIe. Un Efpagnol éprouvoit des digeftions très-laborieufes , accompagnées de naufées , fouvent même du hoquet, & des douleurs très-aiguës dans les parois de l'épigaftre. Il fut guéri en buvant les eaux chaudes de Bareges , qui procurerent d'abord des redoublemens de douleurs. Ces eaux guérirent auffi, dans le même temps , un homme bilieux , d'une douleur d'eftomac, & de rapports aigres , auxquels il étoit fort fujet : vers le feptieme jour, fon eftomac fit à merveille fes fonctions , & fans la moindre peine.

T. XLVIII. Toutes ces maladies font ſtomachales, ſimples. La premiere obſervation apprend qu'elles dépendent d'une échymoſe de l'eſtomac, ou de ſes parties environnantes, ou bien d'une diſtribution irréguliere des humeurs qui y circulent, ou d'un mouvement déréglé des mêmes parties & de leur irritation. La 2ᵉ. 5ᵉ. & 7ᵉ. obſervations, prouvent que quelquefois une affection chronique ſe guérit en ſe changeant en aiguë ; toutes démontrent & confirment l'influence de l'eſtomac ſur les autres parties.

Observ. VIIᵉ. Une femme féche & hiſtérique, fut, après une diſſenterie, attaquée de la lienterie ; elle vomiſſoit auſſi quelquefois les alimens qu'elle avoit pris l'avant-veille. Les eaux chaudes de Bareges, dont elle uſa, lui cauſerent des convulſions de tout le corps, l'inſomnie, le hoquet, & des rougeurs éréſypélateuſes ſur la peau : mais le traitement continuant toujours d'être le même, la Malade fut délivrée de tous les accidens au bout d'environ quarante jours, & l'uſage du lait acheva de la rétablir.

Observ. VIIIᵉ. Un homme de la meilleure conſtitution poſſible, gourmand & rempli d'embonpoint, étoit travaillé depuis ſix mois, d'une diarrhée, de laquelle il fut très-bien guéri, c'eſt-à-dire dans l'efpace de vingt jours ou environ, par les eaux de Cauterès , de la fource de *la Ràliere* , en boiffon. Ces eaux guérirent auffi plufieurs perfonnes du vomiffement , dans lequel elles font fort efficaces.

OBSERV. IXe. Un homme gros & charnu, grand mangeur, étoit fujet à des dérangemens d'entrailles , à une forte de diarrhée périodique , avec difficulté de refpirer , & changement dans les urines ; il but les eaux de Bagneres de la fontaine de Lane , qui lui firent rendre , dès les premiers jours , une quantité prodigieufe de matieres par les felles , & le mirent , vers le vingtieme jour , en état de reprendre fon ancien train de vie.

OBSERV. X^e. Un Gentilhomme , d'un tempérament bilieux & fort chaud, qui mangeoit beaucoup, éprouvoit fréquemment des attaques de coliques , que des évacuations abondantes du ventre terminoient. Depuis trois ans qu'il fait ufage des eaux de Bagneres , des fources Salut & Dupré , en boiffon & en bain , il fe porte bien , hormis qu'il eft fort maigre.

OBSERV. XIe. Un homme fec & bilieux, éprouvoit tous les jours , pendant la digeftion , une colique , qui fe terminoit par une diarrhée des alimens pris la veille. Il fut guéri, ainsi qu'un autre homme qui étoit atteint de la même maladie, souvent avec vomissement, par les eaux chaudes en boisson. Ces eaux guérirent aussi un homme de lettres sujet à des diarrhées, & à des maux de ventre, en lui causant d'abord une vive chaleur dans tout le corps.

OBSERV. XIIᵉ. Une jeune fille nubile éprouvoit, après avoir mangé, des secousses douloureuses vers l'épigastre & la région lombaire; mais quand elle s'abstenoit de toute nourriture, elle ne souffroit point de douleur, & faisoit bien d'ailleurs toutes ses fonctions. La boisson des eaux Bonnes la rétablit parfaitement.

OBSERV. XIIIᵉ. Un Gentilhomme exténué par une diarrhée dont il étoit travaillé depuis six mois, fut radicalement guéri dans l'espace d'environ quarante jours, par l'usage des eaux Bonnes en boisson. Pareil usage de celles de Bagneres, de la fontaine Dupré, rétablit un appétit perdu depuis deux ans, & acheva de guérir une débilité d'estomac, & deux lienteries.

T. XLIX. Ces maladies, qui proviennent des mouvemens désordonnés & tumultueux des intestins, peuvent facilement se ranger dans la classe des précédentes : elles font le fondement vrai de ce que nous avons avancé dans le 39ᵉ. Théorême. Il feroit bien à fouhaiter qu'on pût clairement reconnoître les mouvemens généraux & particuliers des inteftins , foit ceux de contraction ou de relâchement. Les Obfervations 2ᵉ. 5ᵉ. 7ᵉ. confirment l'aphorifme d'Hyppocrate , que la fievre emporte le fpafme , & elles appuyent beaucoup nos maximes du Théorême 44ᵉ. Les Obfervations 10ᵉ. & 12ᵉ. font voir quelle eft l'action de l'inteftin colon.

Observ. XIVᵉ. Un homme âgé d'environ 38 ans , maigre & fec , fain d'ailleurs , qui vivoit honnêtement , fut peu à peu attaqué d'une jauniffe , à laquelle les affections de l'ame , la débauche & le libertinage n'avoient point de part : pour toute incommodité , il n'éprouvoit qu'un certain dégoût, dont les progrès fe faifoient lentement. Les eaux de Bagneres , de la fontaine Salut , qu'il but le matin, & même affez fouvent, le refte de la journée , lui rendirent l'appétit au bout d'environ trente jours , en procurant une évacuation de bile par les urines & par les felles, & rétabliffant l'ordre dans les mouvemens du foie.

Observ. XVᵉ. Un homme mélancholique, robufte , étoit fujet à un flux hémorrhoïdal , dont la fuppreffion lui caufa l'ictere noir : il en fut délivré par la boiffon des eaux de Bagneres, de la fontaine Lafferre , qui débarrafferent les inteftins d'une grande quantité de matieres noires, non fans lui faire éprouver de l'abattement dans les forces, de la douleur & de la fievre.

OBSERV. XVI⁰. Un jeune homme qui éprouvoit des gonflemens & des mouvemens irréguliers de la rate , devint verd par tout le corps. Les eaux de Cauterès, de la fontaine la Raliere, lui procurerent un appétit exceffif, lequel donna lieu bientôt à des digeftions laborieufes , accompagnées d'une petite fievre : depuis , ces mouvemens de la rate fe calmerent , & le Malade recouvra la couleur de fa peau , & fes forces , au bout d'environ vingt jours.

OBSERV. XVII⁰. Un homme fain du corps, mais tourmenté par les affections de l'efprit , devenoit, dans le temps de la digeftion , jaune comme de la bile ; il étoit d'ailleurs prefque fans forces, affez décharné , & fans appétit , ayant conçu un certain dégoût pour les fonctions de la vie. Il fut guéri par les eaux chaudes & Bonnes , en boiffon & en bain, lefquelles réveillerent l'action de l'eftomac & du foie, & celle du pouls qui fe faifoit à peine fentir pendant la maladie.

OBSERV. XVIIIe. Un ictere qui avoit réfifté, à tous les traitemens ordinaires, & à l'ufage de plufieurs eaux minérales, fut guéri par les eaux de Bareges.

T. L. Les maladies qui viennent d'être rapportées, appartiennent au foie & à la rate : quand elles ne font fondées que fur une légere léfion, fur un léger dérangement de ces organes & de leurs fonctions, fans gonflement, on les guérit affez facilement. Je parlerai ailleurs d'autres maladies des mêmes organes, qui ne font que trop rébelles. L'Obfervation 17e. prouve parfaitement l'action du foie fur l'eftomac ; elle démontre auffi, de même que les 14e. & 16e. la fympathie de l'eftomac, avec le foie & la rate.

OBSERV. XIXe. Un homme de quarante ans, d'un tempérament fort fec & fort chaud, & fujet à un treffaillement continuel du genre nerveux, fut atteint d'hémorrhoïdes qui pourtant ne fluoient que rarement ; il étoit fans ceffe tourmenté d'un mal de tête violent, & fouffroit de prefque tout le corps, comme s'il eût été battu de verges, ou d'un bâton : fes digeftions fe faifoient mal ; il dormoit peu, & jafoit fans fin. Divers remedes qu'il avoit pris, fur-tout certains qu'on lui avoit donnés à Montpellier, dans la vue de lui procurer quelque foulagement, l'avoient jetté dans un abattement extrême, & les fymptômes alloient de mal en pis. Il fut parfaitement guéri, non la premiere année, mais la fuivante, par l'ufage des eaux tiédes de Bareges, en boiffon & en bain, qui lui cauferent une grande agitation dans tout le corps, des fueurs, & un flux d'urine abondant.

Observ. XXe. Un homme bilieux, qui étoit travaillé de coliques violentes, & de maux de tête & de reins, infupportables, fut guéri par les eaux de Bagneres, des fontaines Salut & Dupré, dont il ufa en boiffon & en bain; mais il fut fujet depuis à des hémorrhoïdes qui fluoient de temps en temps.

Observ. XXIe. Une femme quadragénaire, devint enflée de tout le corps, à la fuite d'une fuppreffion des regles, & elle perdit entierement l'appétit. Les eaux de Cauterès, de la fontaine de la Raliere, qu'elle prit en boiffon, lui rendirent la fanté, en lui procurant un flux hémorrhoïdal qui en fut le préfage.

Observ. XXIIe. Un homme d'une riche complexion, âgé de cinquante ans, & fujet au flux hémorrhoïdal, trouve une reffource prompte dans l'ufage des eaux Chaudes , chaque fois que fon flux vient à fe fupprimer , en conféquence des alimens dont il fe gorge. Cette alternative durera jufqu'à ce que les excès de la bouche rendent le défordre incurable pour une bonne fois.

Observ. XXIIIᵉ. Les eaux de Bagneres , de la fource Laferre , en boiffon & en bain, réta- blirent , dans un jeune homme fort fanguin , les hémorrhoïdes qui avoient difparu depuis deux ans. Celles de la fontaine Salut guérirent auffi un homme de lettres , d'une grande chaleur d'entrailles.

Observ. XXIVᵉ. Un Gentilhomme exténué par une vie débauchée , fut attaqué d'abord d'un dégoût abfolu pour les alimens , & enfuite d'hé- morrhoïdes borgnes ou feches fort douloureufes. La fievre s'étant enfuite déclarée , & le Malade étant regardé comme fans reffource , attendu l'inefficacité des remedes qu'il avoit pris , il fut guéri par les eaux chaudes de Bareges , mêlées avec le lait. La boiffon des eaux Bonnes guérit auffi , en quinze jours , l'époufe de Bernard II , Comte du Bigorre , d'un incube né d'hémor- rhoïdes fupprimées. Or qu'eft l'incube , finon un conflit entre le diaphragme & les vifceres de l'abdomen ?

OBSERV. XXVe. Un homme de 36 ans, mélancholique, étoit affligé d'un flux hémorrhoïdal fort abondant, & d'une lienterie qui l'avoit rendu si maigre & si foible, qu'il avoit défefpéré de la vie, & ne vouloit pas même qu'on lui en rappellât le fouvenir : les eaux chaudes de Bareges, bues feulement aux repas, & les bains tempérés qu'il prit enfuite, le guérirent dans l'efpace de trente jours. Je guéris également un Mélancholique hémorrhoïdaire, & qui vomiffoit le fang, par la boiffon des eaux Bonnes, & par des faignées.

T. LI. J'ai dit autrefois que les eaux de notre Pays produifoient toujours quelque bon effet ; mais ce langage figuré, fentiroit ici le fectaire. Mon pere, inftruit, par l'expérience, de bien des maux que caufent les hémorrhoïdes dans nos Provinces, a toujours peu compté fur fes eaux dans ces affections. L'Ecole de Stahl nous a donné de fort belles remarques fur les hémorrhoïdes ; mais ces remarques font trop génériques, & fondées fur un principe qui prête trop à la Nature. Les affections hémorrhoïdales ont, ainfi que toutes les autres affections, leurs temps & leurs périodes qu'elles parcourent ; elles fe guériffent, ou par réfolution, comme dans les Obfervations 24e. & 25e. ou en procurant un flux hémorrhoïdal habituel, qui prévienne les effets de la pléthore fanguine, comme dans les Obfervations 21e. & 22e. ou bien en fupprimant tout-à-fait ce flux, quand il eft exceffif & occafionné par le dérangement de quelque vifcere, comme dans l'Obfervation 25e. Il en eft de toute hémorrhagie, comme du faignement de nez, à l'égard duquel nous n'avons point de fignes certains qui indiquent s'il eft falutaire ou fymptomatique. Ces fignes font-ils même poffibles à connoître ? Et y a-t-il un Praticien qui puiffe les défigner ? Qu'on ne nous dife pas qu'ils doivent fe tirer du tempérament, de l'âge, & de l'idiofyncrafie, ou de la difpofition particuliere du corps ; ce font-là des moyens trop vagues, & trop incertains ; nous demandons des fignes bien démonftratifs. L'eftomac paroît toujours fouffrir quelque dérangement dans les maladies dont nous faifons l'hiftoire ; deforte qu'on pourroit affez bien mettre ces maladies au rang des ventrales.

OBSERV. XXVIe. Une jeune fille, âgée de quinze ans, en qui les regles n'avoient pas encore paru, étoit, depuis trois mois, atteinte d'une foibleffe & d'un dégoût extrêmes qui avoient déja beaucoup terni l'éclat de fon teint, & qui la maigriffoient à vue d'œil. La boiffon des eaux chaudes détermina, vers le huitieme jour, l'écoulement des regles, qui fût, peu après, fuivi du recouvrement entier de fa fanté.

Observ. XXVIIe. Une fille de l'âge de vingt-fix ans, qui n'avoit aucune incommodité, fe plaifoit à courir inconfidérément, dès le point du jour, au travers des prés, à la rofée, pour fe rafraîchir; elle perdit fes regles, & fut attaquée dès-lors de foibleffe & de perte d'appétit, de maux d'eftomac, & d'un mal-aife général. Les remedes d'ufage ordinaire ayant été employés inutilement, la Malade eut recours aux eaux de Bagneres, qu'elle prit en boiffon, & enfuite aux bains tempérés de la fontaine Laferre, qui ramenerent les regles le vingtieme jour, avec la fanté.

Observ. XXVIIIe. Une femme maigre, faine d'ailleurs, fut guérie, d'une hémorrhagie de la matrice, par les eaux chaudes de Bareges coupées avec du lait; car lorfqu'elle les buvoit pures, elles lui caufoient une chaleur & une fievre trop fortes.

Observ. XXIXe. Une autre perfonne, moins robufte que la précédente, & attaquée de la même maladie, fut réduite à une telle extrémité par l'ufage des eaux de Bagneres, qu'on avoit défefpéré de fa vie, lorfqu'on la tranfporta à Cauterès. Les eaux de la fontaine de la Raliere, en boiffon, ayant beaucoup diminué l'hémorrhagie, dès le commencement du troifieme jour, & augmenté les forces de la Malade, elle recouvra entierement fa fanté, dans l'efpace d'environ vingt jours.

OBSERV. XXXe. Une femme robufte eut, après fa quatrieme couche, une perte qui s'augmentoit de temps en temps; fa matrice fe gonfloit & étoit dure, mais non fquirrheufe. Les eaux Bonnes, en boiffon & en bain, diffiperent la maladie. C'eft ainfi, comme on le rapporte, que fut guérie autrefois l'époufe de Roger V, Comte de Foix. Nos eaux ont donc le double avantage de pouffer les mois, & d'en modérer le flux exceffif. Ce que j'ai dit dans mes Effais, fur les eaux Bonnes, doit s'entendre, avec quelques reftrictions dont je parlerai ailleurs, des autres eaux de nôtre Pays. Je puis, d'après l'expérience que j'en ai fait, affurer qu'elles ont toutes des propriétés fingulieres au fujet des menftrues : il y a pourtant des exceptions à faire.

T. LII. Quel eft le Médecin qui n'a pas été témoin des ravages caufés par la matrice ?

En

En effet son département qui est très-étendu, la rend la source de bien des maux : faute d'être développée dans l'enfance, elle reste sans action : dans la vieillesse, elle est flasque, & pour ainsi dire, à charge : dans l'âge moyen, comme le dit Wanhelmont, elle fait sans cesse entendre sa voix ; elle a son empire particulier qu'elle exerce ; elle donne des loix, se mutine, entre en fureur, & resserre & étrangle les autres parties, tout ainsi que le feroit un animal en colere : enfin il est rare qu'à cet âge la matrice n'ourdisse pas quelque maladie. Ceux donc qui ont cru qu'elle est purement passive, & que l'exercice de ses fonctions dépend de la plethore du sang, n'ont apperçu que des possibilités dénuées de tout fondement : la matrice est active ; elle sent à sa maniere : ainsi l'opinion de la plethore croule, la médecine méchanique perd ici ses droits, comme elle les perd dans bien d'autres cas ; car suivant les termes de Baillou, l'espece d'orgasme, & le grand nombre de symptômes qui précédent l'écoulement des regles, proviennent du mouvement ou de l'effort particulier que fait l'organe, qui par sa nature est destiné à produire cet écoulement.

T. LIII. Quand la matrice se développe

d'une maniere réguliere , elle opere la crife des maladies de l'enfance : étant parvenue à fon point de maturité, elle met depuis vingt jufqu'à trente jours environ , pour produire fes révolutions ordinaires. L'ordre de fon travail eft à-peu-près celui d'une fievre périodique , & l'évacuation qu'elle eft deftinée à produire , offre l'image de toutes les crifes ou évacuations critiques qui ont lieu dans le corps vivant. Il eft des maladies où la matrice n'a encore nulle part, comme dans l'Obfervation 26e. D'autres naiffent du dérangement de fon travail excrétoire , comme dans l'Obfervation 27e. Les 28e. & 29e. Obfervations démontrent que ce vifcere favorife quelquefois l'hémorrhagie, loin de s'oppofer à fon cours ; ce qui vient de certains changemens que fa ftruḋure éprouve , & dont nous donnerons l'hiftoire dans la fuite. Les maladies dépendantes de la menfruation , font plus ou moins du reffort de l'eftomac ; ce qu'on ne doit jamais perdre de vue , à caufe de l'étroite liaifon qui regne entre ces deux organes ; de maniere qu'on eft en droit de rapporter les maladies mentionnées , à la claffe des fievres ftomachales, comme le prouvera le parallele que nous allons faire ci-après, des unes & des autres. C'eft d'après les fondemens que nous venons d'établir , que Baillou a dit que les femmes en qui les regles font fupprimées , fe plaignent d'une douleur d'eftomac , & difent fentir un poids dans ce vifcere.

Observ. XXXIe. J'ai vu beaucoup de malheureux hyppocondriaques , qui s'ennuyoient d'une vie qu'ils paffoient dans mille traverfes , mille craintes , s'obfervant avec la derniere rigueur , depuis la tête jufqu'aux pieds , & fentant des douleurs plus ou moins aiguës dans tous-les membres ; quelques-uns fouffroient des douleurs dans le dos , des vertiges , & rendoient des vents par haut & par bas ; d'autres étoient tremblans de tout leur corps , & leur figure décharnée avoit l'air de celle d'un cadavre ; ils refpiroient avec peine , & éprouvoient dans leurs inteftins une grande agitation , accompagnée d'un fentiment d'une vive chaleur , qui changeoit à chaque inftant de place ; leur ventre fe gonfloit & s'applatiffoit irrégulierement , & ils fe plaignoient d'un poids vers l'épigaftre , comme s'ils y avoient eu un morceau de bois ; ils jafoient fans ceffe , affailloient les paffans , & confultoient , comme c'eft affez l'ordinaire , tous les Médecins indiftinctement : de ces Malades , dis-je , quelquesuns parurent être guéris par l'ufage des eaux chaudes, en boiſſon & en bain, & beaucoup d'autres en furent ſoulagés. J'ai parfaitement remarqué que ceux à qui ces eaux cauſoient une grande chaleur dans les entrailles, guériſſoient radicalement, s'ils perſévéroient dans leur uſage.

OBSERV. XXXIIᵉ. Un homme quadragénaire, chagrin de n'avoir pas réuſſi dans ſes études, dans leſquelles il avoit employé beaucoup de travail, devint mélancolique, la vie & le commerce des hommes lui étoient à charge, & il ne trouvoit de tranquillité d'eſprit que dans une continuelle & profonde ſolitude. Il fut guéri par les eaux de Bagneres, de la fontaine Salut.

OBSERV. XXXIIIᵉ. Une femme de qualité, âgée de 43 ans, étoit toujours, après ſes couches, travaillée d'envies de vomir, d'aigreurs, & d'un picotement dans l'eſtomac, pareil à celui qu'auroient cauſé des épines; elle fut radicalement guérie par les eaux de Bagneres, de la ſource Dupré.

OBSERV. XXXIVᵉ. Les eaux Bonnes, en boiſſon, guérirent une fille de 25 ans, qui, quand elle avoit l'eſtomac vuide, éprouvoit un ſerrement vers la foſſette du cœur, avec de fréquens bâillemens, & une grande agitation dans les inteſtins, accompagnée de borborygmes fort incommodes, & qui étoient aisément entendus des assistans.

OBSERV. XXXV°. Un homme bilieux, fort appliqué à l'étude, & sujet à de fréquentes & cruelles convulsions d'entrailles, but les eaux chaudes de Bareges, qui exciterent une fievre qui dura depuis le troisieme jusqu'au septieme jour : ayant enfin, après bien des souffrances des intestins, rendu des matieres albumineuses ou gelatineuses par haut & par bas, il parut être guéri après ces déjections.

OBSERV. XXXVI°. De deux femmes, l'une qui étoit d'un esprit vif & pénétrant, souffroit des convulsions cruelles dans le bas-ventre, avec des trémoussemens de tout le corps, qui duroient des semaines entieres, & qui la reprenoient en-suite avec plus ou moins de violence, des vomis-semens, & une oppression de poitrine suffocative : l'autre, d'un tempérament plus délicat, étoit atteinte à-peu-près des mêmes symptômes : toutes deux étoient assez bien reglées, & avoient épuisé les ressources de l'Art ; elles avoient fait usage d'adoucissans, d'apozèmes, & du lait à grandes doses, & enfin des eaux de Cauterès. Ayant été appellé, je jugeai à propos de leur faire quitter le lait, & de leur faire boire les eaux en plus grande quantité ; ce qui procura une chaleur beaucoup plus forte , & une fievre que terminoient des fueurs copieufes. Les bains tiedes qui furent enfuite mis en ufage , rappellerent leur appétit , qu'elles avoient perdu prefque tout-à-fait auparavant , & leurs forces & leur gaieté : la premiere fut trois mois fans éprouver la moindre convulfion , & la derniere fe porta encore mieux.

OBSERV. XXXVIIe. Les pâles couleurs de toute efpece , foit qu'elles attaquent les femmes mariées , ou les filles , foit qu'elles fe rencontrent avec le flux des regles , ou pendant leur fuppreffion , ou avec un flux menftruel exceffif , rouge ou blanc , foit qu'elles foient compliquées avec mille autres accidens , parmi lefquels la dépravation de l'eftomac & des inteftins tient le premier rang ; (car , remarque Baillou , dans les pâles couleurs , l'eftomac paroît relâché & avoir entierement perdu fes forces ;) ces affections , dis-je , font tous les jours guéries par nos eaux , & l'on peut fur cela y recueillir de nombreufes Obfervations.

T. LIV. Les maladies que nous avons rapportées depuis la 31e. Obfervation , jufqu'à la 37e. approchent , par leur caractere , de toutes

celles qui les précédent ; les dernieres dépendent
de la léfion des organes de l'épigaftre, mais fur-
tout de celle de l'eftomac, comme dans les cas
33, 34 & 37. A cette léfion des organes font
jointes les affections de l'ame, poifon fubtil auquel bien des mortels, principalement les gens
de lettres, font en proie, leur efprit s'égare &
femble rompre fon lien phyfique ; ils ne digerent
point ; & comme fi leur favoir s'étoit changé en
ftupidité, ils ne favent pas feulement refpirer,
ni maîtrifer l'impétuofité de leurs entrailles, qui
leur fuggere tant de folies. Il eft fort ordinaire
que les jeunes filles éprouvent de grands maux
qui ont leur fource dans la matrice, & portent
le ravage dans tout le corps. Les pâles couleurs,
fuivant Baillou, tiennent un peu du vice de la
rate : Hyppocrate joint à cette caufe l'eftomac &
les reins ; & Aretée l'inteftin colon. Les fureurs
de la matrice n'épargnent point les femmes mariées ; mais les pâles couleurs ne reconnoiffent
pas toujours chez elles, cet organe pour caufe.
Cette affection, qu'on a appellée fievre d'amour,
à caufe de fes fymptômes, & qui, dit Baillou,
a je ne fais quoi qui rend fa dénomination impoffible, eft une fievre abdominale, qui tient le
milieu entre les maladies aiguës & les chroniques ;

elle parcourt ſes trois temps , & ſe termine ſouvent d'elle-même , ſi elle n'en eſt empêchée par
des remedes mal adminiſtrés , qui l'irritent &
l'aggravent : quand elle eſt parvenue à ſon dernier temps , on peut , ſans craindre d'offenſer les
viſceres , tenter de la guérir par des évacuations.
Le ſuccès n'eſt pas auſſi certain dans le ſecond
temps ; & dans le premier , on courroit riſque
de l'aigrir en donnant des remedes. Cette fievre
demande donc , pour être bien gouvernée , un
Médecin très-prudent & très-éclairé , un Médecin
qui ſache la conduire au temps de l'excrétion ;
ce qui n'eſt pas toujours aiſé , ſur-tout dans les
femmes en qui les remedes operent difficilement ,
s'ils ne nuiſent pas. Au reſte , nos eaux adminiſ-
trées avec une ſage précaution dans cette maladie , y produiſent ſouvent de bons effets.

T. LV. Les Obſervations 31ᵉ. 36ᵉ. &c. démontrent que les pâles couleurs , comme toutes
les autres affections , connues ſous le nom d'hyppocondriaques , quand elles ſont invétérées &
enracinées , peuvent & doivent , pour être promptement guéries , être changées de chroniques en
aiguës. Ces mêmes Obſervations appuyent la
maxime , que la fievre fait ceſſer le ſpaſme , &
que de particuliere elle peut être rendue générale.

On pourroit peut-être aussi en inférer, que les remedes adoucissans, que plusieurs prescrivent avec excès dans l'hyppocondriasie, n'y conviennent pas, au moins dans tous les états de la maladie; qu'ils ne font que l'étouffer, l'assoupir & la défigurer, sans la conduire à sa fin; & qu'ils la font dégénérer souvent de simple & réguliere qu'elle est, en une source féconde d'autres maux. Pourquoi donc redoute-t-on si fort l'usage des remedes actifs? Pourquoi ne voit-on qu'avec indignation & effroi, des symptômes qui, quoique violens, font exempts de danger, & la marque d'un vigoureux effort de la Nature prête à achever son ouvrage, en procurant une évacuation complette? L'art de guérir une maladie aussi promptement & aussi furement qu'il est possible, c'est de la conduire par tous fes temps, sur-tout depuis celui de fa maturité, jusqu'à celui de l'excrétion, quand cette excrétion peut s'obtenir. L'aménité dans le traitement, est la derniere chose dont s'occupe un Médecin, qui veut efficacement triompher des maladies; il craint de les aggraver, en affoiblissant les forces, comme cela arrive quelquefois. Il est certain que quoique les remedes échauffans augmentent les forces, ils caufent quelquefois moins de chaleur, que les rafraîchissans même qu'on vante si fort. La médecine, dit mon pere, qu'on plie au goût des Malades, n'eft pas le dernier des jeux de l'enfance, & la maxime reçue, que ce qui plaît au goût, fait du bien à la poitrine, aux reins, à l'eftomac, eft mal fondée, pour ne pas dire abfurde. Rafraîchir, c'eft réfoudre : or la réfolution eft l'ouvrage de la fievre. De même des chofes très-contraires, ne le font point quelquefois, eu égard au tempérament. Cependant, pour ne pas autorifer à vexer les Malades par des remedes trop violens, ou trop dégoûtans, nous dirons que l'excès en tout eft un mal que l'homme fage fait éviter.

T. LVI. Les maladies de l'abdomen, dont nous parlons actuellement, fe terminent, pour l'ordinaire, par les hémorrhoïdes, par un flux menftruel, ou par des fueurs, ou bien par la fortie d'une matiere albumineufe, qui fe trouve logée dans les inteftins. Ces maladies font donc de vrais efforts excrétoires, qu'il eft befoin quelquefois de folliciter vivement. Parlons de la colique des Peintres. Quelques-uns (d'après l'expérience) combattent cette maladie par les forts purgatifs, & prétendent que les huileux & les adouciffans, y font nuifibles. D'autres, au con-

traire, n'employent que les adouciſſans , la ſaignée , & les huileux , & condamnent ou aban-
donnent l'uſage des purgatifs forts. L'obſervation
peut terminer ce différend. La colique des Peintres , ſuivant que je l'ai remarqué , a ſes trois
temps , ſes jours & ſes heures, qu'elle parcourt
régulierement. On peut, dans le commencement,
employer les remedes huileux , qui alors ne font
pas toujours reverdir la maladie , mais auſſi qui
ne la jugent pas. Il eſt d'ailleurs une maxime
favorable à l'uſage des adouciſſans ; ſavoir , que
l'Art guérit quelquefois une maladie par une ſage
inaction. Les forts purgatifs guériſſent la colique
dont il s'agit , étant donnés ſur la fin du ſecond
temps , & mieux encore dans le troiſieme : donnés
dans le premier , ils l'étranglent à leur maniere ,
tout comme les huileux, qui énervent auſſi, d'une
maniere particuliere , l'action des entrailles , &
reſtent ſouvent ſans effet. Le mieux eſt donc ,
pour ordonner ces ſortes de remedes , d'attendre
quelques jours ; cette attente au moins n'a point
d'inconvéniens. On a beau purger au commencement de la maladie , elle va ſon train pendant
les quatre ou ſix premiers jours ; elle s'augmente
enſuite ordinairement juſqu'au 9ᵉ. ou 12ᵉ. jour ,
& au-delà ; & enfin elle finit par ſes évacuations.

Les huileux qu’on donne dans le ſecond & le troiſieme temps , ſont nuiſibles, parce qu’ils s’oppoſent au travail de l’excrétion ; les purgatifs feroient moins mauvais, même au commencement de la maladie ; mais tout cela demande du jugement & de la ſagacité. Il ne faut pas omettre de dire qu’il y en a qui ſont guéris de la colique en queſtion , ailleurs que dans les endroits où l’on n’a de foi que dans les purgatifs. Il eſt vrai auſſi que les remedes de cette nature , violens , n’y cauſent pas peu de récidives. Il y a donc encore bien des choſes , & plus qu’on ne penſe communément, à éclaircir ſur cette matiere. Le point eſſentiel feroit de déterminer les vrais ſignes qui indiquent ou contr’indiquent , ſoit les purgatifs même très-actifs , ſoit l’opium , l’expectation , les véſicatoires , les ſudorifiques , ou la ſaignée. J’ai quelque lieu de croire qu’on pourra un jour , à l’aide de l’obſervation , reconnoître ces ſignes , quoique je n’oſaſſe pas répondre. qu’on y parviendra. Au reſte la colique des Peintres eſt une vive image de beaucoup de maladies , qui ont leur ſiege dans les hyppocondres : elle confirme ce que nous avons dit dans le texte précédent ; & on peut la ranger , ainſi que les autres affections de l’abdomen , dans

la claſſe des nervales , ou dans celle des hu‑
morales , ſelon le caractere qu’elle prend , &
auquel on doit faire attention dans le traitement.
C’en eſt aſſez ſur ces maladies de l’abdomen :
faiſons voir maintenant qu’elles ſont la ſource
d’autres affections.

OBSERV. XXXVIII°. Un homme d’un tem‑
pérament bilieux , qui étoit attaqué , depuis deux
ans , d’un hoquet ſi violent , qu’il ne pouvoit fort
ſouvent parler ni reſpirer , fut guéri par un long
uſage des eaux de Bagneres de la fontaine Dupré ,
en boiſſon.

OBSERV. XXXIX°. La boiſſon des eaux
Chaudes guérit radicalement une fille des pâles
couleurs & du hoquet , en rétabliſſant ſes regles.

T. LVII. Le hoquet , dont la cauſe appar‑
tient quelquefois , ſoit à l’éſophage , ſoit à l’eſ‑
tomac , eſt toujours un ſoubreſaut du diaphragme,
irrité ou immédiatement , ou par les viſceres
circonvoiſins. Cette irritation , cette compreſſion
qu’éprouve le diaphragme dans le hoquet , ne
dépendroit-elle point du déplacement des parties ?
Traitant autrefois , avec un autre Médecin , une
perſonne atteinte de cette maladie , nous mîmes
inutilement en uſage tous les moyens que l’ex‑
périence , la raiſon , & les livres purent nous

fournir : ce ne fut qu'au bout de quinze jours que nous la guérîmes fur le champ, en ferrant très-fortement les hyppocondres, l'épigaftre, & le dos du Malade, avec une ferviette. Ce fait, & quelques-autres femblables que je pourrois citer, ne donneroient-ils pas fujet de penfer, que la médecine méchanique, qui confifte dans les ligatures, les pincemens, les compreffions, & l'application des topiques, eft trop négligée par quelques Modernes ? Et ne pourroit-on pas accufer Freind d'avoir un peu trop légérement taxé ces remedes, de remedes vains ? Il conviendroit peut-être mieux de dire que leurs vertus, & la maniere de les appliquer, font encore prefque tout-à-fait ignorées.

OBSERV. XLe. Les eaux Bonnes guérirent une jeune fille qui éprouvoit des tremblemens du diaphragme, & des fecouffes violentes de toute la région épigaftrique, avec une rétraction des fauffes côtes en-dedans, & une grande difficulté de refpirer quand elle marchoit.

OESERV. XLIe. Parmi les maladies de l'Obfervation 37e. qui font fort fouvent accompagnées de convulfions de l'épigaftre & de difficulté de refpirer, une fur-tout qui affligeoit une jeune fille, mérite d'être rapportée : elle avoit tant de peine à refpirer, qu'elle ne pouvoit faire aucun pas fans craindre d'être fuffoquée ; & quand elle s'efforçoit de monter, elle pâliffoit, fuoit, & tomboit de foibleffe, tellement qu'on l'eut prife, dans cet état, pour morte : elle fut guérie par les eaux Chaudes, en boiffon.

T. LVIII. Voilà des exemples du combat qui s'éleve quelquefois entre les inteftins & le diaphragme. C'eft de ces diffentions que naiffent ces douleurs vives, qu'on fent bien fouvent vers la cloifon tranfverfale. J'ai vu une jeune fille robufte, dont le ventre s'applatit tellement peu d'heures après avoir été faignée du bras, aux approches de fes regles, que les mufcles de l'abdomen touchoient l'épine, & qu'on appercevoit l'aorte à l'endroit du nombril : le diaphragme s'étant en même-temps retiré vers les côtes fupérieures, il caufa l'étranglement du cœur & du poumon, & enfuite une apoplexie, de laquelle la Malade mourut le troifieme jour. Hyppocrate diftingue quelquefois les maladies par le fiege qu'elles occupent, foit au-deffus ou au-deffous du diaphragme. Cette diftinction mérite de grands égards ; car il y a bien des maladies que l'on croit exifter au-deffus du diaphragme, & qui réellement exiftent au-deffous, comme font la plupart des affections aiguës du poumon. Ne pourra-t-on jamais bien connoître les maladies, que produit le diaphragme, par fon refoulement vers le thorax, & trouver le moyen de le ramener à fa courbure naturelle? Les bons effets qui ré-fultent fi fouvent de l'ufage de l'émétique, ne proviendroient-ils pas de l'applatiffement qu'il caufe au diaphragme?

OBSERV. XLIIe. Une fille âgée de 28 ans, fut guérie d'une palpitation de cœur, habituelle, par les eaux de Bagneres de la fontaine Laferre, en boiffon & en bain. Parmi les Malades de l'Obfervation 31 & 37e. dont plufieurs étoient affligés de palpitations de cœur, une fille fur-tout qui n'étoit pas réglée, éprouvoit des fecouffes fi violentes de ce vifcere, que tout fon corps en étoit ébranlé, & qu'on eut dit, pour nous fervir des expreffions de Baillou, que fon cœur extra-vaguoit; ce qui arrive fouvent dans les pâles couleurs; ajoute le même Auteur : elle fut guérie par la boiffon des eaux Chaudes, qui donna lieu à l'écoulement des regles.

T. LIX. Il eft très-évident que ces palpitations tiroient uniquement leur fource de l'abdomen, & que par conféquent on doit les y rapporter. Les Médecins Cliniques n'ignorent pas la grande

fympathie

ſympathie qui regne entre l'eſtomac & le cœur. Il ſeroit fort à ſouhaiter que quelqu'un donnât la théorie du pouls , en l'étayant ſur ces obſervations & autres ſemblables. Certainement le cœur ſe reſſent des changemens qui ſe paſſent dans l'épigaſtre ; car outre que le pouls ſouffre différentes modifications pendant le travail de la digeſtion, le cœur lui-même bat ſouvent irrégulierement dans beaucoup de perſonnes , ſur-tout ſi la digeſtion eſt un peu laborieuſe : mais puiſque les organes de la digeſtion produiſent des changemens très-remarquables dans l'action du cœur , l'on peut tenir pour certain qu'ils en produiſent auſſi dans toutes les autres parties ; c'eſt-à-dire que toutes les parties du corps empruntent de ces organes plus ou moins de leurs forces & de leurs mouvemens, & qu'on doit eſtimer dans le même rapport leur état ſain & leurs léſions.

Observ. XLIIIᵉ. Une femmelette d'un tempérament phlegmatique , fut guérie d'une chaleur de poitrine inſupportable , par les eaux de Bagneres de la fontaine Dupré , qui lui procurerent d'abondantes excrétions du ventre. Pluſieurs de ceux dont il eſt parlé dans les Obſervations ; 1ᵉ. & 37ᵉ. qui éprouvoient de pareilles ardeurs de poitrine, des difficultés de reſpirer & des aſthmes

Tome I.   L

légers, furent également guéris par nos eaux souffrées, qui peuvent être regardées comme une ressource assurée & presque unique dans ces maladies.

OBSERV. XLIV°. Un sujet d’un tempérament bilieux, sec & ardent, qui souffroit une douleur & un serrement de poitrine continuels, fut parfaitement guéri en buvant abondamment des eaux de Cauterès de la fontaine la Raliere, qui exciterent vivement l’action de l’estomac, & procurerent un grand appétit au Malade, appétit qui étoit auparavant fort languissant.

T. LX. Les Malades imputent bien souvent à leur poitrine des maux qui dépendent de l’estomac, ou d’autres visceres de l’abdomen grippés contre le diaphragme. Je voudrois que les Médecins méditassent souvent ces paroles de Skenkius; que le foie, la rate ou l’estomac, quittant leur place, s’élevent quelquefois jusques dans la cavité de la poitrine, en surmontant l’effort du diaphragme, & qu’ils causent l’étranglement du cœur, du poumon, & de la trachée artere : on conçoit par-là pourquoi les lavemens causent souvent de bons effets dans ces sortes d’étranglemens : ils ramenent en bas le colon s’il est plein de matieres; car sans la présence de ces matieres, les lavemens pourroient nuire. Il arrive auffi quelquefois dans ces cas , que les Malades fentent fur un des côtés , ou par tout le corps, une preffion qui fe fait de bas en haut , comme fi on les enlevoit , ou comme s'ils devoient s'envoler, ainfi qu'ils le difent eux-mêmes. J'ai vu des Médecins être au comble de leur joie , quand ils rencontroient de ces fortes de cas , fut-ce même des maladies très-aiguës, dans lefquels les matieres contenues dans les inteftins paroiffoient l'être dans la poitrine. Ces faits qui déconcertent certains Praticiens , cadrent très-bien avec l'expérience , par exemple , avec les Obfervations qui atteftent la fréquente utilité de l'émétique & des purgatifs dans les maladies aiguës de la poitrine.

OBSERV. XLVe. Les eaux Bonnes font, pour ainfi dire, fpécifiques dans les affections catarrhales, vulgairement connues fous le nom de rhumes : leur maniere d'agir eft d'exciter une petite fievre qui mûrit promptement la maladie , & amene l'expectoration.

OBSERV. XLVIe. Un homme & une femme furent guéris d'un catarrhe chaud qui les fatiguoit depuis plufieurs années , par une longue boiffon des eaux de Bagneres de la fontaine du Prieur. Se feroit-il des amas de pituite dans la poitrine ?

OBSERV. XLVIIe. Une femme étoit attaquée, depuis sa derniere couche, d'une toux, avec une forte oppression de poitrine, & une grande cuisson à la gorge, & de plus son estomac faisoit difficilement ses fonctions : l'usage du lait l'ayant fait enfler par tout le corps, & rendue sujette à des sueurs nocturnes, elle but, (c'étoit alors le troisieme temps de la maladie,) les eaux Bonnes qui procurerent une expectoration abondante, & dissiperent tous les symptômes dans l'espace de quinze jours.

OBSERV. XLVIIIe. La renommée porte que Fagon, premier Médecin du Roi, guérit radicalement un asthme par les eaux de Bareges, qu'il fit prendre d'abord en boisson. Ce fait a été depuis consigné dans l'histoire. Quant à moi, voici ce que j'ai vu. 1°. Quatre Asthmatiques, deux vieux & deux jeunes, à qui les eaux de Bareges, en boisson, procurerent une expectoration abondante, & du soulagement. 2°. Deux autres Asthmatiques que les eaux de Bareges incommoderent d'abord, & en qui elles ne produisirent depuis aucun effet sensible. 3°. Un vieillard sujet autrefois à un flux hémorrhoïdal, & à un asthme avec une grande oppression, lequel fut beaucoup soulagé par une abondante expectoration, excitée par les mêmes eaux. 4°. Un Gentilhomme bilieux, lequel étoit atteint depuis douze ans, pendant l'été, d'un afthme qui difparoiffoit aux approches de l'automne : la boiffon des eaux chaudes de Bareges, fans lui caufer ni excrétion, ni commotion fenfible dans la poitrine, le préferva cette année de fon attaque. 5°. Une jeune fille affligée de violentes convulfions de la poitrine, du diaphragme & du cœur, laquelle fe trouvoit bien de l'ufage des eaux de Cauterès, où elle avoit été envoyée de celles de Bareges, dont la boiffon avoit fait craindre la fuffocation de matrice.

Observ. XLIXe. Une Dame de qualité devint rauque après fes couches, & elle reffentoit une telle oppreffion de poitrine, que le mouvement feul de la promenade la fuffoquoit ; fes regles avoient auffi manqué de paroître dans le temps. N'ayant retiré aucun foulagement des remedes ordinaires, elle but les eaux Bonnes qui dégagerent la poitrine, & rétablirent l'écoulement menftruel.

Observ. L^e. Une forte toux périodique, accompagnée de difficulté de refpirer, & fouvent d'un vomiffement de matiere pituiteufe, fut guérie radicalement par la boiſſon des eaux de Cauterès de la fontaine la Raliere.

T. LXI. La toux , la difficulté de reſpirer , certains accès d'aſthme qui ſont autant de ſymptômes ou de phénomenes d'une fievre pectorale , ſe guériſſent ſouvent par les crachats ; ſouvent même le catarrhe le plus léger , quoi que l'on faſſe , n'élude pas cette voie de terminaiſon , & les adouciſſans n'en procurent pas toujours une guériſon parfaite. D'ailleurs les perſonnes affectées de ces maladies , éprouvent quelquefois dans les entrailles des changemens ou un bien être , dont un Médecin attentif peut s'appercevoir , & qui eſt très-favorable à la criſe qui doit ſe faire. Les toux ſtomacales, comme étoit celle de l'Obſervation 50ᵉ. attaquent fort ſouvent les enfans , & les adultes n'en ſont pas tout-à-fait exempts. J'ai oüi parler , dit Baillou , de douleurs d'eſtomac ſi vives , occaſionnées par la toux , & principalement par les toux ſeches , qu'on avoit été contraint de rémédier promptement aux déſordres de ce viſcere lui-même. On a vu même , ſuivant le rapport de Baſſius , l'inteſtin duodenum produire un aſthme périodique par ſa grande expanſion.

OBSERV. LIe. Une jeune fille qui avoit, depuis un mois entier, tout-à-fait perdu l'usage de la voix & de la parole, à la suite d'une fievre putride, étoit languissante & fort triste. Elle faisoit assez bien ses autres fonctions, mais elle n'étoit occupée jour & nuit que du recouvrement de sa voix, ainsi qu'elle le faisoit entendre par des signes bouffons. On ne voyoit dans la cavité de sa bouche, ni dans sa gorge, rien qui dénotât la maladie. Vers le 7e. ou 8e. jour de l'usage des eaux de Bagneres de la fontaine la Reine, en boisson, & de celles de Salies, en gargarisme, la Malade prononçoit distinctement quelques mots par hazard, parmi le grand nombre qu'elle essayoit de dire à voix basse. Enfin ayant parfaitement recouvré la parole, en continuant le même traitement, elle se dédommagea abondamment du silence qu'elle avoit été obligée de garder. Une autre Malade fut également guérie en buvant les eaux de Bagneres de la fontaine Dupré.

OBSERV. LIIe. Une femme desséchée par le marasme, & dont la voix étoit presque éteinte, fut guérie par les eaux & les bains tempérés de Bareges. C'est ainsi que les Malades des Observations 31 & 37e. dont plusieurs étoient attaqués d'aphonie, d'enrouement, mais fur-tout de ferrement & de tumeurs dans la gorge, étoient tous guéris par nos eaux, dès qu'elles avoient emporté la maladie principale.

T. LXII. Les maladies du larinx & du pharinx, dont il s'agit, doivent donc être rangées dans la claffe des fymptomatiques, & rapportées à une léfion de la matrice, ou de quelqu'autre vifcere. C'eft ce que l'on fait affez, quoiqu'on ne connoiffe pas encore parfaitement le méchanifme de la voix & de la parole, ni bien des maladies de la gorge dépendantes des organes de l'abdomen. Il eft au moins certain, ainfi que l'obferve Baillou, que dans ces affections, on doit toujours faire attention à l'état des hypocondres. Au refte on ignore trop communément que les membranes de l'abdomen, de la poitrine & de la tête, fe réuniffent au col, où elles forment un merveilleux entrelacement, qui le rend fujet à un grand nombre de maux. Certains Médecins regarderent l'aphonie de l'Obfervation 5e. comme le produit de la pefanteur de l'eftomac. Ainfi l'on voit des convalefcens, après des maladies aiguës, à qui la faim, accompagnée d'une démangeaifon dans les organes de l'épigaftre, ôte la voix. Ne pourroit-on pas attribuer à de ſemblables ſources , le changement de la voix qui ſe fait à l'âge de puberté , ſouvent preſque ſubitement ? Les Médecins Praticiens ſavent que la langue eſt l'interprete fidele de l'état des entrailles ; ce qui s'explique, ſi je ne me trompe , par la réunion des membranes entr'elles : du moins l'Obſervation prouve-t-elle que cette réunion favoriſe le tranſport des oſcillations de l'eſtomac & de l'éſophage aux parties ſupérieures : cette même ſympathie des membranes explique auſſi pourquoi dans une forte angine , le relâchement ſubit du ventre eſt mortel. J'ai vu ſe faire , dans un cas de cette eſpece , un affaiſſement de la région épigaſtrique , ſi prompt , qu'on ne pouvoit pas douter de ſa correſpondance avec le col.

OBSERV. LIIIe. Un jeune homme d'un tempérament bilieux , qui avoit une horrible puanteur de bouche , fut guéri , ainſi qu'un autre qui avoit une amertume de bouche habituelle , par la boiſſon des eaux de Bagneres de la ſource Dupré.

OBSERV. LIVe. Une jeune fille , dont les gencives étoient fort gonflées , & qui ſalivoit beaucoup, fut guérie par la boiſſon des eaux de Bagneres de la fontaine Dupré. Ces eaux remédient aux douleurs des dents , & en préviennent

les retours, en ranimant les fonctions de l'eftomac, que l'on fait être bien fouvent la caufe
de ces douleurs périodiques, fans parler de la
matrice qui y a auffi, fans contredit, fa part, fuivant le témoignage même des femmes, qui
difent que dans leur groffeffe, ou dans les maux
qu'elle entraîne, leurs gencives fe gâtent, & leurs
dents s'affectent de carie. Comme je traitois un
jour un flux de bouche prefque féreux, avec
les topiques ordinaires, vint un vieux Routier,
qui ayant fait prendre un purgatif, pour abattre,
difoit-il, les fumées de l'eftomac, & prefcrit
les eaux Chaudes en boiffon ordinaire, vint à
bout, dans quatre jours, de nétoyer la bouche
parfaitement. Cette méthode, que j'ai employée
depuis, me réuffit. Des exemples femblables qui
reviennent dans la pratique, peuvent fervir beaucoup à ceux qui favent tirer parti des plus petites
chofes. Ceux, dit Hyppocrate, dont le nez flue,
font foulagés par le vomiffement & la diarrhée;
par conféquent ces flux du nez, de la bouche, &
du gofier, tirent ordinairement leur fource de
l'eftomac & des inteftins. Vous donc, perfonnes du
beau fexe, pour avoir moins befoin de recourir
aux topiques pour les dents, foyez plus réfervées
fur l'ufage & l'apprêt des viandes ! Outre que ces

remedes ne guériſſent pas les maux que votre eſtomac énervé produit ſur vos gencives, vous courriez riſque de vous attirer, par votre indiſ-crétion, quelque maladie funeſte de la part de ce viſcere. J'ai vu une femme qui prévoyoit les attaques d'un mal de dents auquel elle étoit ſujette, par un ſentiment d'aigreur qu'elle éprou-voit du côté de l'épine du dos, vis-à-vis de la foſſette du cœur, à l'endroit où ſe termine l'éſo-phage. Il y a auſſi des affections des gencives qui déſignent le côté affecté d'un viſcere.

Observ. LVᶜ. Un Eccléſiaſtique âgé de 33 ans, ſec & bilieux, fut atteint d'une cruelle migraine, dont les accès, aſſez rares d'abord, devinrent enſuite journaliers, & le prenoient régulierement tous les ſoirs. Après mille remedes tentés inutilement, les eaux de Chaudes em-ployées en boiſſon & en bain pendant trente jours, l'ont garanti depuis un an de tous les aſſauts de cette maladie rébelle.

Observ. LVIᶜ. Une femme, quoique bien réglée, devint ſujette à une migraine, dont les retours étoient conſtamment précédés d'une conſ-tipation du ventre, abſolue. Les eaux de Bagneres de la fontaine Salut, bues pendant le jour, & celles de la fontaine la Reine, le matin, ouvrirent le ventre, & firent difparoître la migraine.

T. LXIII. Perfonne n'ignore que la migraine naît très-fouvent de l'eſtomac : ceux qui y font fujets difent eux-mêmes qu'une diarrhée ou un vomiſſement, accompagnés ordinairement d'une fievre critique bien marquée, les délivrent entierement : mais je ne penfe pas qu'il foit poſſible de prouver que cette maladie doit fon exiſtence à des matieres vifqueufes & âcres, introduites des premieres voies dans le fang, par les vaiſſeaux lactés, & portées enfuite au cerveau, où, en caufant des irritations & des obſtructions, elles déterminent les accès de différente durée, d'un, de quatre, ou de fept jours. N'y a-t-il pas plus de probabilité à attribuer la migraine à l'irritation qu'éprouvent les nerfs gaſtriques, dont quelques rameaux fe diſtribuent à la membrane pituitaire, ou bien aux fecouſſes des membranes qui font communes au cerveau & à l'eſtomac ? Ainfi la migraine dépendra, fans parler des caufes particulieres à la membrane pituitaire, d'un vice de l'eſtomac produit par une matiere faburreufe ou bilieufe, qui fufcite la fievre, & irrite la portion de ce vifcere correfpondante à la tête. Ce que remarque Hyppocrate, que la maladie réfide dans la partie fouffrante ou en travail, n'eſt donc pas vrai ſans exception ; car, dit Baillou, ce n'eſt pas toujours à l'endroit où l'affection a fondé ſon ſiege, qu'on ſent la douleur, comme ce n'eſt pas toujours dans la partie douloureuſe que la maladie ou ſa cauſe premiere réſident. Hyppocrate n'ignoroit pas, ſans doute, ces vérités, puiſqu'il dit qu'on doit remonter à la cauſe premiere, au principe des maladies, maxime qui a paſſé en axiome parmi les dogmatiques.

T. LXIV. Il eſt bien important de remarquer que la migraine, ou ſes accès ne ſont bien ſouvent qu'un ſymptôme du redoublement de quelque maladie chronique, qui a ſa marche particuliere, ſes périodes & ſes temps qu'elle parcourt, & qu'il ſeroit difficile & même dangereux de vouloir changer. Bien ſouvent auſſi la migraine eſt le fruit des révolutions de l'âge. De ce qu'elle eſt entée ſur quelque maladie chronique, il n'eſt pas ſurprenant qu'elle ſoit très-familiere aux hémorrhoïdaires, aux femmes qui ſont privées de leurs regles, ou qui ſont affectées de quelque maladie lente de l'abdomen, ainſi qu'il arrive ſouvent ; quelquefois elle ſe change d'elle-même en une autre affection, ou bien elle lui ſuccede, & alors quoiqu'elle ne montre pas d'abord un caractere bien décidé, elle n’eſt pas moins une maladie de la claſſe de celles qui ſont énoncées dans le texte 43. Il eſt maintenant facile de dire pourquoi la véſicule du fiel a été trouvée gorgée de bile, & fort diſtendue dans des perſonnes mortes de la migraine. La douleur de tête qu’on nomme le clou, à cauſe de ſa reſſemblance avec celle que pourroit cauſer un clou qui ſeroit enfoncé dans les chairs ; la céphalalgie, les tintemens d’oreilles, les vertiges, & les autres affections de cette eſpece, reconnoiſſent toutes la même ſource que la migraine.

OBSERV. LVIIe. Les regles s’étant ſupprimées dans une fille, elle fut attaquée de la fievre & d’une cruelle douleur de tête, au côté droit : les remedes ordinaires ſemblerent d’abord lui faire quelque bien ; mais bientôt la douleur ſe réveilla avec plus de violence. L’uſage des eaux de Cauterès, en boiſſon & en bain, ne tarda pas à procurer un bon appétit, une tranſpiration abondante, & le rétabliſſement des regles ; de maniere que la Malade diſoit qu’on lui rendoit ſa tête, & qu’elle même étoit rendue à la ſanté.

OBSERV. LVIIIe. Une femme de 35 ans, aſſez bien réglée, étoit depuis long-temps en proie à une migraine : malgré les remedes qu’elle prenoit, ou peut-être pour raifon de leur mauvaife administration, la douleur s'empara de toute la tête ; cette douleur étoit périodique : elle fut parfaitement guérie par les bains tempérés de Bareges, & fes eaux chaudes en boiffon, qui vers le 15e. jour, procurerent des déjections critiques purulentes par les narines.

OBSERV. LIXe. Un Hypocondriaque & une jeune fille, tous deux attaqués du vertige, burent les eaux Chaudes, qui, par leur effet énergique, leur ôterent d'abord le fommeil, mais qui leur rendirent la fanté, en diffipant la pareffe de leur ventre.

OBSERV. LXe. Les eaux Chaudes & les autres, prifes en boiffon & en injection, guériffent fouvent certaines duretés d'oreilles, & certaines efpeces de furdités. Suivant la tradition, on regardoit anciennement les eaux de Bagneres de la fontaine Saint Roch, comme fpécifiques dans ces affections. J'ai vu une fille tout-à-fait fourde depuis deux ans, être guérie par les eaux de Bareges : le retour des regles rendit cette guériffon radicale, en achevant la crife de la maladie.

OBSERV. LXIe. Une femme mal reglée, étoit attaquée d'une ophtalmie, & d'une fievre irréguliere , avec des maux d'estomac presque continuels : les véficatoires, les fudorifiques , les adouciffans , le laitage , les mercuriaux & les anti-fcorbutiques , n'ayant produit aucun foulagement , la boiffon & les bains des eaux de Cauterès de la fontaine la Raliere , emporterent dans dix-huit ou vingt jours , la fievre & l'ophtalmie, & rappellerent l'appétit que la Malade avoit entierement perdu.

OBSERV. LXIIe. Un homme âgé de 34 ans , d'un tempérament fort chaud & fort fec, fut guéri d'une vive chaleur d'entrailles , & d'une rougeur aux yeux par les eaux de Bagneres de la fontaine Salut.

T. LXV. D'après les faits que j'ai rapportés , & que tout Médecin a vus , ou peut voir dans fa pratique , je ne penfe pas qu'on puiffe douter de l'influence des léfions des vifceres de l'abdomen, fur la tête & la poitrine. En effet les organes de ces parties doivent être confidérés , comme une maffe qui a le diaphragme pour bafe , bafe dont le propre eft d'être mobile , & d'exercer des mouvemens doux & réguliers dans l'état de fanté : par conféquent les différens défordres des vifceres du ventre ne manqueront pas d'en produire fur le diaphragme, qui à fon tour , foit en irritant

les

les membranes du cerveau & de la poitrine, soit en les distendant ou en les relâchant, doit nécessairement porter le trouble dans ces parties: ce qui appuye nos maximes du T. 40e.

T. LXVI. Hyppocrate a remarqué que les affections des parties inférieures sont difficiles à guérir, & dangereuses; mais l'expérience fait voir que celles des parties supérieures, tant aiguës que chroniques, le sont encore davantage; car quoiqu'elles ne paroissent d'abord intéresser qu'une seule partie, l'œil, la bouche ou le gosier, il arrive souvent que toute la masse cellulaire, située au-dessus du diaphragme, & qui appartient à ces différens organes, est plus ou moins affectée, serrée ou comprimée. C'est par le moyen de cette masse cellulaire, que les rhumes se jettent sur la poitrine; que les érésypeles du visage se guérissent par les crachats, & que l'angine se change en péripneumonie: ce changement, quand il arrive subitement, est mortel; il indique la ruine totale du diaphragme, celle du tissu cellulaire, & de tous les organes auxquels il sert d'appui, organes qui manquent dès-lors d'un ressort suffisant pour opérer une bonne crise.

T. LXVII. Je ne dis ni ne puis penser que dans

ces métaſtaſes la matiere de l’excrétion coule toujours & ſans interruption, d’un lieu dans un autre ;
elle ſe gonfle & mûrit par dégrés , & de couche
en couche , de lame en lame , elle parvient juſqu’à l’endroit où ſe forme le noyau de la maladie.
Une femme enceinte , dit Braſſevole , qui mangeoit ſouvent de la glace , fut attaquée d’une
violente toux & d’une douleur d’eſtomac , & elle
digéroit avec beaucoup de peine : ſa guériſon
s’opéra dans l’ordre qui ſuit ; la toux ceſſa la
premiere , la douleur diſparut enſuite , & enfin
l’eſtomac recouvra ſes forces. Ainſi voilà trois
maladies , la toux , la douleur d’eſtomac , & la
difficulté de digérer , qui ſe guériſſent l’une après
l’autre ; la poitrine , comme la plus éloignée ,
fut la premiere délivrée , enſuite ceſſa la douleur
qui étoit occaſionnée par la difficulté de digérer.
Je ne citerai pas mes propres obſervations à cet
égard , qui pourroient être ſuſpectées ; mais je
dirai qu’on peut appercevoir un ordre ſemblable
dans la guériſon de la plupart des maladies ,
pourvu qu’on ſache en démêler les phénomenes.
Ainſi dans les maladies aiguës , le bout de la langue rougit & ſe nétoye le premier ; ce qui peut
indiquer autre choſe , que ce qui eſt indiqué lorſque la ſuperficie ſe pele par parcelles , ou que ſa

pointe fe féche à diverfes reprifes. Ainfi dans l'éréfypele , & la petite vérole , la deffication fe fait
d'abord au vifage , enfuite au col , & fucceffive-
ment à la poitrine & aux extrémités inférieures.
De même des narines humides annoncent quelquefois l'expectoration dans les maladies aiguës :
les yeux & le vifage annoncent auffi au Médecin
intelligent l'état des entrailles , & fur-tout les
révolutions heureufes qui s'y paffent. Il femble
encore, dans certaines affections du cerveau, à en
juger par l'abattement extrême du vifage , que
la mort commence par les parties fupérieures ,
le front , les yeux , & qu'elle defcende enfuite.
Telle eft donc , quelle qu'en foit enfin la caufe ,
la marche ordinaire des révolutions morbifiques ,
de commencer par les extrémités de la maffe
cellulaire fituée au-deffus du diaphragme , & de
s'étendre par dégrés jufqu'à lui : on peut , d'après
ces principes , expliquer un fait de pratique inté-
reffant , favoir pourquoi une partie eft la premiere , & enfuite la derniere affectée , ainfi
qu'il arrive fouvent , dans les maladies aiguës.
C'eft une remarque de Mercurial. L'explication
de tous ces phénomenes eft encore à trouver , fi
je ne me trompe , dans la théorie ordinaire.

T. LXVIII. Nous voici arrivés aux maladies

fympatiques & fymptomatiques des extrémités du corps ou de fa circonférence. Toutes ces maladies compofent une claffe particuliere, ou même un genre de maladie connue fous le nom de rhumatifme , ou de fievre des jointures , ou des extrémités. On pourroit, avec raifon , appeller cette fievre , dont le caractere & la marche he font pas faciles à décrire , maladie vague & errabonde. Il convient de fe rappeller ici ce que nous avons dit ailleurs du tiffu cellulaire , qu'il eft la vraie enveloppe de toutes les parties du corps , enveloppe perméable en tout fens , & par conféquent propre à favorifer le tranfport des humeurs , fur-tout de la matiere de la tranfpiration , quelque direction qu'elles veuillent prendre dans les métaftafes. D'ailleurs l'organe cellulaire forme , par le moyen de fes productions , une liaifon intime avec les organes de toutes les cavités ; il lie les mufcles aux vifceres & à la peau , & détermine enfin l'étendue du département de chaque organe. Ces notions peuvent répandre un plus grand jour fur l'hiftoire du rhumatifme , & le ramener à la claffe des maladies du Théorême 43.

Observ. LXIII. Un Mélancolique éprouvoit, pendant le travail de la digeftion , de vives fecouffes dans les entrailles, les jambes, les pieds & les mains; celles-ci étoient auffi fort fouvent enflées & douloureufes. Dans toutes les parties mufculaires de fon corps que je palpois, j'y fentois un trémouffement pareil à celui d'un animal qui vient d'être affommé. Les remedes de toute efpece n'ayant produit aucun effet, le Malade eut recours aux bains tempérés, & à la boiffon des eaux de Bareges, & il parut en peu de temps être guéri.

OBSERV. LXIVᵉ. Un jeune homme fec & bilieux, fut atteint, à la fuite d'un grand effort, d'une douleur au milieu de la feffe gauche, qui, dans le temps du travail de la digeftion, s'étendoit jufqu'à l'eftomac, & occafionnoit fouvent le vomiffement. La boiffon des eaux chaudes de Bareges, fes bains tempérés & fes douches tiédes augmenterent d'abord la douleur, & il s'en éleva une nouvelle dans l'oreille du même côté, la fuppuration s'étant depuis établie dans cet organe; & un flux hémorrhoïdal étant furvenu, le Malade parut être guéri.

OBSERV. LXVᵉ. Un homme affligé d'une douleur d'eftomac, ou du fer chaud, & d'un rhumatifme aux bras qui s'augmentoit dans les changemens du temps, fut guéri par les eaux chaudes & les bains tempérés de Bareges.

T. LXIX. Il résulte évidemment de ce qui a été dit, que l'estomac, dont les sympathies sont assez assurées par l'observation, souffre un dérangement plus ou moins notable dans les affections mêlées de douleur ; car puisque la matiere de la transpiration de la peau est diminuée en proportion de l'augmentation des évacuations du ventre, ainsi que l'a remarqué Hyppocrate, & *vice versâ*, il est certain qu'il y a une voie ouverte à la matiere de la transpiration, de la peau au ventre, & du ventre à la peau. D'ailleurs on a vu des personnes tomber en défaillance, quand elles se baignoient à jeun. Galien cite l'exemple d'un homme qui éprouvoit une sensation vive dans l'estomac, s'il se baignoit avant d'avoir mangé un morceau de pain : tout cela démontre que l'estomac & l'extérieur du corps ont des correspondances d'action réciproques : cette action, qui est double de part & d'autre, consiste dans un flux alternatif d'oscillations, ou dans un exercice constant des forces centripetes & centrifuges, accompagné de l'émission d'une espece de rosée. Le dérangement qui survient dans l'ordre des oscillations, ou des forces susdites, est la cause du rhumatisme, dans lequel l'estomac doit nécessairement avoir sa part.

T. LXX. Voici des faits qui éclairciront davantage la matiere dont il s'agit. Il y a des personnes sujettes aux vents, qui sentent un frémissement, lequel part du pied, s'avance jusqu'à l'estomac, & produit des rots : d'autres qui sont attaquées de douleurs vagues, éprouvent un trémoussement dans les membres douloureux, à mesure qu'elles toussent ou que leurs intestins se remuent : enfin une partie souffrante communique ses maux, la rougeur, le froid, les convulsions, l'œdématie, à ses parties correspondantes ; ou bien qui sont placées dans son département ; ces vices se communiquent tout ainsi que dans un os carié : par exemple, les chairs qui le recouvrent, se gonflent, deviennent douloureuses, & se mortifient en conséquence des altérations que le tissu cellulaire souffre de proche en proche. C'est de cette maniere que le mauvais état des visceres produit le rhumatisme.

Observ. LXVIᵉ. Une femme qui depuis un mois, époque de ses couches, étoit sujette à des sueurs copieuses, & à une fievre lente, ayant eu l'imprudence de se baigner les jambes dans de l'eau froide, elle fut bientôt attaquée par tout le corps, mais sur-tout à la région lombaire, d'un rhumatisme violent, avec fievre, & une espece de fuffocation. Les eaux de Cauterès de la fontaine la Raliere , en boiffon & en bain , rétablirent fon appétit , fes regles & fa fanté , dans l'efpace de quinze jours.

OBSERV. LXVIIᵉ. Un Payfan attaqué depuis deux mois d'un rhumatifme , avec engourdiffement du côté droit du corps , fut guéri par les bains de Cauterès de la fource Dubois , qui exciterent des fueurs copieufes. Des douches faites avec les eaux de la même fource , fur les parties affligées , délivrerent un autre Payfan d'un rhumatifme qui occupoit la partie antérieure de la poitrine , & la région épigaftrique.

OBSERV. LXVIIIᵉ. Une femme quinquagénaire , fut , après la fuppreffion de fes regles , atteinte de douleurs très-vives à l'épaule , au coude , & au carpe , gauches , dont les accès étoient fréquens & fe terminoient par une diarrhée bilieufe ; les bains de Cauterès de la fontaine Dubois , & la boiffon de celles de la Raliere , lui ayant procuré des fueurs fort copieufes , elle en reprit , la faifon fuivante , l'ufage qui produifit les mêmes effets , & la guérit radicalement.

OBSERV. LXIXᵉ. Un Militaire , homme fort robufte , avoit gagné dans les campagnes de Boheme , une cruelle fciatique , qui le rendoit maigre & languiſſant ; les douleurs étoient preſque continuelles, & s'étendoient depuis le haut de la feſſe gauche juſqu'au genou du même côté, qui étoit œdémateux. Il n'avoit pas pu être guéri par les remedes ordinaires. Les eaux de Cauterès de la fontaine la Raliere, en boiſſon, & les bains de la fontaine du Petit-Bain lui procurerent des ſueurs abondantes, & la guériſon.

OBSERV. LXXe. Un homme bilieux, de l'âge de 43 ans, fut guéri d'un rhumatiſme au bras, par les eaux de Bagnieres de la fontaine du mont Cazaux. Un autre fut délivré d'une ſciatique, par les bains du roc de Lane ; & un troiſieme qui traînoit la même maladie depuis pluſieurs années, fut guéri par les bains de la fontaine Darqué.

T. LXXI. La fievre rhumatiſmale a donc ſes temps d'excrétion, & ſon appareil critique qui ſe termine, tantôt par une ſueur abondante, comme dans l'Obſervation 69e. tantôt par un flux menſtruel, ou par d'autres évacuations, ſelon la nature & l'uſage de l'organe affecté : ce mouvement excrétoire dont nous parlons, ou cette troiſieme fievre, ainſi que nous l'avons appellée ailleurs, & que nos eaux procurent, ne doit pas être troublée, puiſqu'elle eſt l'inſtrument de la gué rifon. Selon ce qui vient d'être dit, la fievre de rhumatifme doit fe ranger de droit dans la claffe des maladies du Théorême 43.

OBSERV. LXXIe Plus la fievre de rhumatifme eft aiguë, plus elle demande d'être traitée avec précaution. Un Moine, confumé par le marafme, à la fuite d'une fievre putride, fut attaqué, dès fa convalefcence, d'une douleur aux bras & aux articulations, avec enflure & fievre lente ; la boiffon des eaux de Bareges procura le quatrieme jour, une diarrhée qui dura jufqu'au feptieme ; les bains qu'on n'avoit pu mettre en ufage, à caufe de l'extrême foibleffe du Malade, que vers le vingtieme jour, calmerent un peu les douleurs, mais elles fe réveillerent au printemps fuivant. Le traitement précédent ayant été continué pendant trois ans, ce ne fut qu'au bout de ce temps que la fanté du Malade fut bien rétablie, parce que l'ouvrage excrétoire fe faifoit chez lui lentement.

OBSERV. LXXIIe Une femme âgée de 28 ans, d'un tempérament affez délicat, fut attaquée, long-temps après fes couches, d'un rhumatifme qui occupoit la partie antérieure de la poitrine, le derriere du col, la tête & les épaules ; ces parties étoient enflées & éréfypélateufes. A ces

accidens étoit jointe la fievre que l'ufage des
eaux Bonnes , en boiffon , augmenta , & que
termina une excrétion abondante de crachats
purulens & de mucofité par le nez , dont la Malade
reçut un très-grand foulagement.

T. LXXII. L'expérience nous apprend que la
fievre dont il s'agit , a fouvent fon fiege principal
dans les entrailles ; fréquemment , fur-tout fon
noyau , réfide dans la poitrine , d'où il eft emporté
par l'excrétion. Il faut donc , dans le rhumatifme
des parties fupérieures , avoir une grande attention
à l'état des poumons. J'ai même remarqué que fi
dans le troifieme temps de la maladie , qui eft
ordinairement fort orageux , il ne fe fait pas une
évacuation critique par les excrétoires des organes
fufdits , il y a beaucoup à craindre pour la récidive , laquelle n'épargne pas toujours ceux
même qui crachent beaucoup , parce que le rhumatifme devient bientôt idiopatique , ayant fes
accès dans le changement des faifons , & felon
que l'eftomac & l'ame fe trouvent difpofés. J'ai de
plus obfervé , ou du moins j'ai cru obferver fouvent
que le rhumatifme tient une marche affez réguliere , quelques remedes que l'on y employe. Je
penfe auffi que quand les douleurs occupent les
parties inférieures , la caufe eft dans les vifceres

de l'abdomen, plutôt que dans la poitrine, & que c'eſt entre ces deux cavités, dans la région de l'eſtomac, qu'il faut chercher le foyer du rhumatiſme, comme celui de bien d'autres maladies; car les douleurs qui ſéviſſent à l'extérieur du corps, ne ſont que des effets de la cauſe principale, qui les produit de la maniere que nous l'avons expliqué dans les Théorêmes 66 & 68.

T. LXXIII. Comme dans le rhumatiſme & dans preſque toutes les maladies, le travail de la nutrition, ouvrage des ſolides, ne ſe fait qu'imparfaitement, il arrive ce que nous avons dit plus haut, que le ſuc nourricier ſurabonde dans le ſang, où il eſt mêlé avec la matiere de la tranſpiration, laquelle eſt, ainſi que lui, retenue par le ſerrement ſpaſmodique des organes excrétoires, & évacuée à la fin de la maladie, par celui de ces organes qui entre le premier en action. Si la marche de la maladie eſt trop lente, ce qui retarde le travail de la criſe, on doit l'exciter, & on doit la réprimer, ſi elle eſt trop précipitée : par conſéquent il n'eſt pas poſſible de décrire une méthode de traitement invariable. Ainſi celle des Anciens, qui ſuivoient conſtamment la Nature, ne pouvoit être qu'erronée & ſuperſtitieuſe. Celle des Modernes qui veulent qu'on n'attende pas

nonchalamment les crifes , croyant pouvoir maîtrifer la Nature, n'eft ni nouvelle, ni mieux fondée,
ni moins dangereufe que la premiere. Il y a dans
cela , comme nous l'avons fait obferver ailleurs ,
un milieu à tenir. Quoi qu'il en foit dans toutes
les maladies , & principalement dans les fymptomatiques , defquelles nous avons parlé jufqu'à
préfent, il a été reconnu par une obfervation
exacte , que les mouvemens du corps , ou de fes
vaiffeaux , & de fes plus petites fibres , fe portent du centre à la circonférence , d'où ils reviennent au centre par une infinité de détours,
& qu'enfin ils s'élancent de nouveau du centre à
la circonférence , avec un furcroit de force. Cette
alternative des mouvemens a également lieu dans
la fanté.

TROISIEME PARTIE.

Maladies idiopathiques. Le striclum & le laxum. Flux variqueux ; varices, dilatations du genre veineux. Les hémorrhoïdes. Les hémorrhagies. Flux aqueux & pituiteux. Effets des strictures internes. Flux muqueux. Fleurs blanches ; leurs voies. La douleur. L'amaigrissement des parties. L'obstruction. Les ulceres. Les cicatrices. La résolution des tumeurs. Expulsion des corps étrangers. Les fistules. Les maladies des os ; leur ramolissement. Les calus ; les anchyloses commençantes. Ulceres des intestins. Embarras & ulceres de la matrice, de la rate, du foie. Fistules au poumon ; ulceres dans cette partie ; abcès dans son tissu. Espece de consomption dorsale. La consomption Angloise. Convulsions & paralysies légeres. Les maladies idiopatiques ont quelque chose de sympathique, & qui tient plus où moins aux entrailles, aux forces épigastriques.

L'ANCIENNE doctrine du *strictum* & du *laxum*, dont Themison fut l'Auteur, doctrine que les facultés de Galien, & ses qualités humorales tant célébrées, ne purent abolir, & que les efforts des Chymistes qui vinrent long-temps après Galien, ni les Fauteurs de la circulation du sang, ne purent ébranler, se montre de nouveau avec éclat dans les écrits de quelques Modernes d'un mérite recommandable. On ne peut pas douter que cette doctrine ne soit une source féconde de vérités. C'est par elle que la sage Ecole de Staahl, qui se guida sur-tout par l'observation, aima d'être nommée & distinguée, & il n'est point de Défenseur du système des solides, contre celui des Humoristes, qui pût rougir de l'avoir adoptée : elle embrasse assez bien tout ce qui regarde la pathologie ; elle semble remplir l'objet des vœux de Descartes, qui ne demandoit que de la matiere & du mouvement pour l'explication de tous les phénomenes de la physique. Enfin il n'y a pas de Médecin à qui la doctrine du serrement & de la laxité, ne serve souvent de flambeau dans le traitement des maladies.

T. LXXIV. Il y a fort peu de maladies qui soient produites par le serrement seul, ou par le seul relâchement. Ces deux vices se rencontrent ordinairement ensemble, soit qu'ils occupent des parties antagonistes, ou qu'ils s'emparent des fibres du même organe ; dans ce cas le combat qui s’éleve , eſt très-dangereux ; s’il ne ceſſe promptement. Quand les vices dont nous parlons ſe déplacent d’eux-mêmes , ou autrement , & qu’ils vont affecter des organes qui ont de la correſpondance avec les parties où ils ſiégeoient d’abord , ils donnent lieu à des maladies ſym-pathiques , qui ſont celles dont nous avons traité dans la Partie précédente de cet Ouvrage. Si ces vices reſtent long-temps fixés dans la partie où ils ont pris leur exiſtence , & qu’ils en pervertiſſent le ton , la conſtitution , ou la force naturelle , il en réſulte des maladies idiopathiques, qui ſont celles dont nous allons maintenant nous occuper. Les unes & les autres ſont quelquefois tellement confondues enſemble, qu’il eſt bien difficile de les pouvoir diſtinguer. Pour procéder avec mé-thode , nous allons d’abord voir l’effet que pro-duiſent le ferrement & la laxité dans les groſſes veines.

OBSERV. LXXIIIᵉ. Un homme bilieux étoit affligé d’un violent rhumatiſme à la cuiſſe droite , lequel ſe termina par une groſſe tumeur qui oc-cupoit toute la jambe du même côté , & qui étoit ſur-tout remarquable par un grand nombre de varices qu’on y appercevoit : les eaux de Bareges en douches , en bain , & en boiſſon ,

rétablirent

rétablirent la jambe aſſez bien, dans l'eſpace de deux ans; il n'y reſta qu'une eſpece de groſſeur qui ne nuiſoit en rien.

OBSERV. LXXIVe. Une femme fut attaquée, peu de temps après la ſuppreſſion de ſes regles, d'un rhumatiſme à l'aine gauche, lequel ſe ter-mina par dès varices à la cuiſſe & à la jambe du même côté, qui l'empêchoient entierement de marcher. Elle fut guérie par les eaux de Bareges, preſcrites comme dans le cas précédent.

T. LXXV. La laxité des veines qui a lieu dans les varices, & qui provient principalement de la deſtruction du ton de leur tiſſu cellulaire propre, annonce le ſerrement dans quelque viſcere. Cette léſion du reſſort des veines qui fait que le ſang s'y arrête, & qui eſt la ſource de beaucoup de maux, eſt connue parmi les Pra-ticiens, ſous le nom de flux variqueux : on lui donneroit plus à propos celui d'orgaſme des veines. Ce vice ne paroît entretenu par la préſence d'aucun miaſme ni d'aucun virus ; il ſemble dû ſeulement à la mauvaiſe diſpoſition des organes. Le flux dont il s'agit, ou l'effort qui le produit, affecte quelquefois tout le ſyſtême veineux ; ſou-vent auſſi il ſe porte de l'intérieur à l'extérieur, où il cauſe un gonflement des veines, général &

Tome I.   N

permanent. On voit arriver de ces fortes de gonflemens, en telles ou telles parties, chez bien des femmes, aux approches de leurs regles ; & quand ils fubfiftent trop long-temps, comme lorfque la matrice manque d'agir dans le temps marqué pour fon action, ou qu'elle a tout-à-fait ceffé d'agir, ils donnent fouvent lieu à des affections chroniques de la poitrine ou de l'abdomen. Cependant le flux variqueux extérieur fe borne ordinairement à une feule partie, & le plus fouvent il fe place aux jambes, fur-tout chez les perfonnes adultes.

T. LXXVI. Les hémorrhoïdes font abfolument du reffort du flux variqueux ; elles dépendent d'un ferrement du foie, ou de la veineporte. Cette veine étant foumife à l'action des nerfs gaftriques, on ne doit pas toujours attribuer, comme Stahl l'a fait, la caufe du flux hémorrhoïdal, à la fimple pléthore, ni regarder toujours ce flux comme critique. Ce fentiment des Stahliens, fe détruit à-peu-près par les mêmes raifons qui renverfent l'opinion de Freind, fur les caufes de la menftruation.

OBSERV. LXXVe. Un homme bilieux étoit réduit à un trifte état, par une affection hémorrhoïdale qui revenoit fouvent, & qui étoit accompagnée, autour de l'anus, de tubercules plus ou moins durs : il recouvra fon appétit & fes forces, & la partie affeĉtée, fon état naturel, par l'ufage des bains tempérés de Bareges, des mêmes douches, & des mêmes eaux en boiffon.

OBSERV. LXXVIe. Dans une femme qui avoit eu plufieurs couches, le ventre fe couvrit de tumeurs variqueufes, & devint tellement enflé & douloureux, qu'on craignoit qu'il n'y eut déja un commencement d'inflammation. Les bains des eaux & des douches de Bareges firent difparoître les varices & l'enflûre du ventre.

OBSERV. LXXVIIe. Plufieurs gonflemens va-riqueux des vaiffeaux fpermatiques qui venoient d'efforts violens, ou d'un commerce impur, & qui groffiffoient confidérablement & comme par redoublemens, un entr'autres dans un Mélan-cholique, à qui le chagrin avoit caufé cette maladie, furent guéris par les eaux Chaudes.

OBSERV. LXXVIIIe. Une femme chargée de graiffe, & cacheĉtique, âgée de 40 ans, ayant ceffé d'être reglée, fon vagin fe relâcha, & pendoit à l'orifice extérieur de la vulve, en maniere de boule, fans aucune douleur, elle fut guérie par les eaux de Bagneres de la fon-taine Dupré en boiffon, & par les demi bains

& les douches de la fource Saint Roch , dans l’efpace d’environ vingt jours.

OBSERV. LXXIXe. Un vieillard fujet à une ftrangurie , qui étoit fuivie d’un piffement de fang , & à des varices au fondement , trouvoit fon foulagement dans les bains tempérés de Bareges , & dans l’ufage de ces eaux en boiffon , coupées avec le lait.

T. LXXVII. Il fuffira ici aux Médecins Cliniques , de leur rappeller que toutes les maladies des cas précédens , appartiennent au flux variqueux ; d’ailleurs il y a tant d’affections de ce genre, foit critiques ou fymptomatiques, qui dépendent fi clairement de l’abdomen , qu’il n’eft pas poffible de former le moindre doute fur cette vérité , qui a auffi été reconnue par des Auteurs de poids , tels qu’Alberti , & d’autres , fur-tout les Stahliens.

OBSERV. LXXXe. Parlons maintenant d’autres maladies , qui font de même nature, mais qui ont un autre fiége. Une fille étoit fujette à un faignement de nez , qui revenoit régulierement chaque mois , précifément avant & après l’apparition de fes regles ; elle fut guérie par les eaux de la fontaine Salut , en boiffon & en bain. Pareil ufage des eaux Bonnes eut à-peu-près le même fuccès dans une fille qui crachoit le fang.

Observ. LXXXIe. Un jeune homme fort charnu, & adonné au libertinage, devint fujet à des douleurs de tête très-vives, & à de fréquens faignemens du nez. L'intérieur de cette partie étoit rempli d'efpeces de croutes polypeufes, pour lefquelles le Malade vint aux eaux de Bareges ; leur ufage procura en partie la chute des croutes, & diminua les douleurs de tête.

Observ. LXXXIIe. Un jeune homme bilieux, fujet à un crachement de fang, prefque fans fievre apparente, & une femme atteinte de la même maladie, avec fuppreffion des regles, étoient fort foulagés par la boiffon des eaux Bonnes.

T. LXXVIII. Les varices de l'Obfervation 74e. font voir l'étendue du département de la matrice, qui les produifoit par fon ferrement. Le crache-ment de l'Obfervation 80e. étoit dû à un violent effort qu'avoit fait la Malade en levant un far-deau, pendant lequel elle difoit avoir fenti dans l'intérieur de l'épigaftre, de la douleur & un bruit particulier. Quelquefois le flux variqueux qui dépend de la matrice, fe jette fur les poumons. J'ai vu une fille dont les regles couloient par un ulcere qu'elle avoit au pied ; lorfqu'elles vouloient paroître , le pied se couvroit d'une grande quantité de varices. Voilà , pour le dire en passant , un phénomene qui acheve de renverser l'opinion de Freind sur les causes de la menstruation. Dans un jeune homme qui crachoit le sang , dit Baillou, l'on sentoit des pulsations se porter des hyppocondres vers les parties supérieures , comme si la colonne de sang (ou la force qui la poussoit) y eût été dirigée avec la main , & elles causoient un frémissement plus ou moins vif.

T. LXXIX. Les veines paroissent être plus sujettes au flux variqueux que les arteres ; on sait qu'elles sont toujours gonflées , quand le flux se porte à l'extérieur : mais pourquoi les veines de l'intérieur n'éprouveroient-elles pas de semblables engorgemens ? Les phénomenes des maladies, prouvent que le reflux du sang dans les veines , a lieu : ainsi on voit assez souvent les veines jugulaires être gonflées , lorsque les entrailles sont dans un état de serrement : dans l'agonie le sang reflue des troncs des veines dans leurs branches ; celles qui manquent de valvules ne peuvent pas s'opposer à ce reflux , que favorisent la situation des veines pulmonaires, leur structure , & même la disposition des vulves qui sont à la base de cœur ; & de plus les diverses anastomoses , telles que celle de la veine-cave avec la veine-porte dans le foie & dans l'hypogastre , & celles des sinus veineux de l'épine. Il faut donc distinguer, autant qu'il se peut, l'hémorrhagie artérielle de la veineuse. Au reste il y a , selon la remarque d'Hyppocrate, des hémorrhagies propres à chaque âge. Dans l'enfance & la jeunesse , elles arrivent ordinairement par les parties supérieures , & par les inférieures , dans la vieillesse & l'âge viril. Ce passage d'Hyppocrate fournit une nouvelle preuve en faveur de la sympathie des organes & de la marche réglée qui s'observe dans les maladies , & leurs phénomenes. Les plus petits vaisseaux , tant les artériels que les veineux, sont aussi sujets à devenir variqueux : ce qui dépend de la force avec laquelle le sang peut indifféremment y couler en fluant ou refluant.

OBSERV. LXXXIIIe. Les flux aqueux & pituiteux , dont nous allons parler maintenant, sont un amas d'eau, de mucus, de sérosité , ou de lymphe, qui se forme entre les lames de l'organe cellulaire. Un homme d'une constitution mollasse, âgé de 47 ans, dont les jambes & les cuisses étoient enflées, fut guéri par les eaux de Bagneres de la fontaine de Salut : celles de la source de Lane guérirent aussi un sujet cachectique.

OBSERV. LXXXIVe. Parmi les Malades de l'Observation 30e. dont plusieurs avoient le visage, les jambes & tout le corps enflé, nous remarquerons une femme qui, après une suppression des regles, fut bientôt atteinte d'un gonflement à la cuisse ; elle recouvra sa santé par la boisson des eaux Chaudes.

OBSERV. LXXXVe. Un homme d'une complexion assez robuste, devint enflé de tout le corps, après des accès de fievre. Il fut guéri par les eaux de Bagneres de la source Theas, qui lui procurerent des sueurs copieuses, & par les eaux de la fontaine la Reine, qui entraînerent beaucoup de matieres par les selles.

T. LXXX. Il est très-important de savoir si les flux sont le produit du relâchement du tissu cellulaire de la partie affectée, ou si au contraire ils dépendent d'un serrement des vaisseaux de cette même partie, ainsi que cela arrive dans certaines inflammations. Comme il est d'ailleurs très-certain que l'édématie est presque toujours produite par la pléthore, & par l'effort spasmodique de quelque viscere qui fait couler les humeurs au travers des cellules du tissu muqueux, il eſt vrai auſſi que cet effort procede ordinairement de l'épigaſtre. C'eſt du vice de reſſerrement que naiſſent les leucophlegmaties actives qui attaquent les jeunes filles , & qui ſont accompagnées d'une fievre aſſz forte : la leuco-phlegmatie qui ſe joint quelquefois à la fievre maligne ; l'enflure de la face , & celle des mains, qui ſurviennent dans la péripneumonie , les fievres vermineuſes , & dans certaines ſup-preſſions des regles , dépendent de la même cauſe, ainſi que les métaſtaſes & les flux édé-mateux, qu'on voit ſouvent ſuccéder à de mau-vaiſes criſes. Dans tous ces flux , la partie vers laquelle les oſcillations ſe dirigent, s'enfle preſque tout-à-coup , & ſon tiſſu cellulaire eſt baigné d'humeurs ; tandis que le reſte de la peau eſt ſerré & aride : enfin preſque tous les édémes dé-notent l'affection de quelque viſcere , & d'un viſcere qui eſt ordinairement ſitué dans le côté qu'ils occupent. Tout cela paroît trop connu pour que nous nous y arrêtions plus long-temps. Mais ne pourroit-on pas , d'après ce qui vient d'être dit , établir une théorie de l'hydropiſie plus lumi-neuſe que ce qu'on dit ordinairement ?

T. LXXXI. Les flux que nous avons rapportés juſqu'ici , ne ſont gueres que ſéreux ; les organes ſpongieux qu’ils affectent, dit Hyppocrate, tels que les poumons, la rate, les mammelles, &c. s’amolliſſent, ſe gonflent & ſe diſtendent. Quand c’eſt la mucoſité qui aborde & s’amaſſe dans une partie, le flux s’appelle alors muqueux ou pituiteux, du mot de pituite imaginé par les Anciens, & reſpectable pour les Modernes. Le propre de la matiere muqueuſe, quand les parties où elle s’eſt épanchée, n’ont pas la force de s’en débarraſſer, eſt de les coller entr’elles, & de les convertir, ainſi que leur tiſſu cellulaire, en une ſubſtance dure & cartilagineuſe; elle eſt aſſez ſemblable au blanc d’œuf cuit, ou à une cicatrice. Ces parties collées, conſervent quelquefois leur volume ordinaire; mais d’autres fois elles en acquierent un plus grand. J’ai vu un pied ainſi durci & tuméfié, ſans douleur, à la ſuite d’une petite vérole. Pareil accident arriva à une jambe, après une ſaignée du pied. La matiere de ces gonflemens eſt le ſuc nourricier qui a ſouffert peu de changement. Sa congeſtion & ſa détention dans une partie, eſt dûe à la fauſſe direction que prennent les mouvemens des organes, & qui eſt connue communément ſous le nom d’erreur de lieu.

Observ. LXXXVIᵉ. Au flux pituiteux ap-

partiennent inconteſtablement certaines tumeurs
des articulations. Dans un homme âgé de 36 ans,
& affligé d'une douleur rhumatiſmale au bras,
il ſe forma à l'articulation du coude, une congeſtion abondante de pituite, qui le délivra de ſa
douleur, en lui ôtant l'uſage du bras; l'articulation
étoit dure & tendue, ſans douleur ni bouffiſſure.
Après l'uſage de beaucoup de remedes qui n'a-
voient fait qu'aigrir le mal, celui des douches
de Bareges, précédées des bains tempérés, procura la réſolution entiere de la tumeur, & rendit
au bras ſon mouvement.

OBSERV. LXXXVIIe. Un autre ſujet fut
atteint de la même maladie, après une douleur
de ſciatique ; la cuiſſe & la jambe paroiſſoient
flotter dans l'humeur : les douches de Bareges
firent reprendre à cette humeur ſon cours ordinaire.

T. LXXXII. L'obſervation m'a démontré que
ces congeſtions étoient muqueuſes ; car ayant
vu ouvrir une articulation du genou, qui n'auroit pas dû l'être, il en ſortit une matiere glutineuſe ſemblable au blanc d'œuf. Telle eſt l'o-
rigine de l'anchyloſe ; la matiere qui la produit
eſt le vrai ſuc nourricier qui, en s'épaiſſiſſant peu
à peu, occaſionne la ſoudure des os. L'hiſtoire de

ces flux, fournit l'explication de bien des maladies : quand ils se dirigent vers des parties qui sont pourvues d'excrétoires, il se fait des évacuations critiques ou symptomatiques, d'une matiere, soit séreuse, soit pituiteuse, ou de l'une & l'autre tout ensemble. C'est-là la cause des écoulemens sans nombre qui se font par les yeux, la bouche, le nez & les oreilles : c'est celle des sueurs des aisselles & des pieds, des catarrhes intérieurs, & des vomissemens, & des diarrhées qu'éprouvent les Asthmatiques, à raison de la foiblesse de leurs poumons, qui les rend sujets à des congestions pituiteuses : le flux hémorrhoïdal muqueux, les fleurs blanches, &c. viennent de la même source. Dans toutes les maladies, le suc nourricier qui se trouve mêlé avec plus ou moins de sérosité, se porte vers les endroits libres, non pas de lui-même, ou par une faculté qui lui soit propre, mais parce qu'il y est déterminé par le mouvement oscillatoire, dont l'ordre naturel est dérangé. Quand quelque cause vient à supprimer tout-à-coup ces flux, il en naît souvent des accidens très-graves. Il y a donc en eux une espece d'ordre établi, que reglent l'âge, le tempérament, & plus encore la premiere maladie, dont les flux doivent être regardés comme un effort critique ou symptomatique.

Obser v. LXXXVIIIe. Un homme éprouvoit tous les jours un vomiſſement de matiere glutineuſe : il fut guéri par les eaux Chaudes en boiſſon. Celles de Bagneres , de la fontaine Dupré , guérirent un crachement abondant , cauſé par une affection catarrhale , ou flux de gorge pituiteux. Une femme qui éprouvoit un ſerrement extraordinaire , avec des douleurs très-vives dans la région de l'eſtomac , fut guérie par des ſelles copieuſes que procura la boiſſon des eaux de Bareges. J'ai ſouvent vu ces eaux produire le même effet ; elles ont ſur-tout la propriété , données en lavement , de débarraſſer le ventre des glaires qui s'y amaſſent. J'ai guéri avec ces mêmes eaux , une diarrhée glutineuſe , qui avoit plus de vingt jours de date , & qu'un vomiſſement pituiteux accompagnoit quelquefois. Cette eſpece de vomiſſement pituiteux n'eſt pas rare dans les pâles couleurs ; il eſt quelquefois très-abondant , & arrive même après le repas ; la matiere qui le produit ſort de l'éſophage ou de la gorge ; l'eſtomac n'y a aucune part. Je l'ai ſouvent vu céder à l'uſage de nos eaux.

Obser v. LXXXIXe. Les eaux de Bagneres

de la fontaine de Salies , guérirent un flux de bouche opiniâtre ; & celles de la source la Reine un diabetes. Un homme sujet à des sueurs fréquentes qui l'affoiblissoient beaucoup , quoique d'ailleurs ses fonctions se fissent bien , fut guéri par les eaux Chaudes en bain & en boisson. Ces mêmes eaux firent disparoître dans une fille âgée de 14 ans , exténuée & fort foible , des fleurs blanches , & des douleurs dans le dos & dans l'épigastre , en excitant l'écoulement de ses regles. Une femme de 44 ans, fort affligée par les fleurs blanches , reçut un grand soulagement des eaux de Cauterès , qui guérirent aussi de la même maladie plusieurs autres personnes de l'Observation 38ᵉ. Les eaux chaudes de Bareges en boisson , & les bains & demi-bains de ses eaux tempérées , guérirent , dans une femme d'un tempérament fort chaud , des fleurs blanches qui couloient depuis six mois sans relâche , avec une suppression entiere du flux menstruel. A ces symptômes , se joignoient la fievre, la maigreur , la foiblesse , & un grand dérangement dans les fonctions de l'estomac. Dès les premiers jours du traitement , les fleurs blanches furent beaucoup plus abondantes, qu'elles ne l'étoient auparavant : ce qui me donna lieu d'attendre une fievre critique, laquelle parut effectivement avec une légere fueur. Cette fievre fut de courte durée, & l'eftomac ne tarda pas à recouvrer fes fonctions. Enfin les regles coulerent vers le 40ᵉ. jour, & la Malade fe retira bien guérie. Une autre femme qui étoit fujette à des fleurs blanches depuis deux ans, fut guérie par les eaux de Bagneres de la fontaine Lafferre.

T. LXXXIII. L'on pourroit douter fi les fleurs blanches opiniâtres émanent de petits ulceres de la matrice ; car il eft fouvent fort difficile de diftinguer les excrétions pituiteufes d'avec le pus, quant à leur couleur, & quant aux phénomenes qui les accompagnent. Mais je ne vois pas pourquoi certains Auteurs confondent les fleurs blanches avec la gonnorrhée virulente : la matiere des fleurs blanches paroît être un mêlange de fucs aqueux & pituiteux, & le produit du travail de tout le corps, comme on peut le juger par les douleurs, les laffitudes fpontanées, la foibleffe, la maigreur, & les grands dérangemens de l'eftomac qui accompagnent ce flux, dont Baillou rapporte la qualité gélatineufe à la diffolution des parties.

Obſerv. XCᵉ. La veffie eft fujette à de fréquens flux pituiteux. Un vieillard affligé d'une ftrangurie , fruit de la débàuche de fes jeunes ans , & dont les accès fe terminoient par l'évacuation d'une matiere albumineufe , trouvoit fon foulagement dans la boiffon & dans les bains tempérés des eaux de Bareges. Il y a long-temps que les eaux de Bagneres de la fontaine Salut , ont été employées avec fuccès dans la ftrangurie & la dyfurie. Aujourd'hui l'on eft affuté par l'expérience , que toutes nos eaux guériffent fouvent les diverfes affections de la veffie , & des parties environnantes , ou que du moins elles les diminuent beaucoup.

T. LXXXIV. Il n'eft pas rare dans les maladies aiguës & chroniques , de voir fortir dans le temps dè la crife , une grande quantité de fuc muqueux avec les urines. Si on le fépare de l'urine , il reffemble à du blanc d'œuf , & par fa confiftance , & par la propriété qu'il a de s'épaiffir au feu. J'ai eu occafion d'en donner à un chien ; il le mangea avidement , comme fi fon inftinct y eut reconnu la matiere d'une vraie nourriture. Cette matiere eft donc le fuc nourricier qui a fubi peu de changement. Je l'ai vue abonder chez certains Valétudinaires , & reparoître dans toutes leurs excrétions. Quoique dans ces perfonnes l'eftomac faffe affez bien fes fonctions , cependant

l'état

l'état de ferrement & de fécherefse dans lequel
fe trouve leur tiffu cellulaire , rend la circulation
& l'application de la fubftance nourriciere impoffibles. De-là vient qu'ils tombent fi vîte dans
une maigreur extrême, & que le fang qu'on leur
tire dans l'accès de la fievre , ne laifse prefque
point voir de couëne , ou pellicule muqueufe ,
attendu que la pléthore de fuc nourricier , refluant dans le fang , manque.

T. LXXXV. C'eft une chofe très-connue &
de conviction certaine, que les humeurs de toute
efpece , peuvent, en croupiffant, s'épaiffir &
s'altérer dans le corps vivant. Il n'eft pas également certain que celles qui s'évacuent des diverfes
parties, y fuffent tenues en dépôt ; car en accor-
dant que les humeurs contenues dans les glandes
de la veffie , des narines , des poumons , &c.
peuvent, par leur féjour, fe dépouiller de leur
férofité, cette caufe ne fuffiroit pas pour opérer
les excrétions fubites qui fe font de ces parties ,
& pour les rendre auffi abondantes qu'elles font.
En un mot , il eft difficile de croire qu'une
grande quantité de matiere muqueufe , qui fort
pendant plufieurs jours , de la veffie , de la
matrice, ou de l'anus , fût contenue dans ces
organes; il faut donc qu'elle y foit amenée par

une caufe particuliere , & il n’eſt pas vrai que le féjour l’ait produite. Elle arrive dans les parties par maniere de fluxion.

T. LXXXVI. Comme les parotides & les autres organes excrétoires , ont chacun leur faculté éreĉtoire , en vertu de laquelle ils exécutent leurs fonĉtions & attirent à eux le courant des humeurs , de même chaque partie devient apte & fujette au flux pituiteux , de quelle maniere que la chofe arrive. Cette aptitude des parties naît fur-tout du penchant qu’affeĉtent vers elles les ofcillations de tout le corps : c’eſt pourquoi les flux pituiteux de l’anus , de la veſſie, de la matrice , des poumons , des narines dépendent fouvent d’une maladie qui affeĉte fourdement tous les organes : de plus les perfonnes fujettes à ces flux , font maigres , & elles éprouvent prefque toujours quelque indifpofition , à raifon du vice qui eſt conſtitué dans quelque organe principal; car plus certaines parties font abreuvées de mucus , dit Baillou , plus on eſt maigre & languiſſant. De-là vient qu’une affeĉtion chronique du foie , eſt fouvent accompagnée de flux muqueux qui prennent leur cours par le gofier ou par les hémorrhoïdes. C’eſt auſſi pour la même raifon , que ceux qui ont des tubercules au

poumon , éprouvent fréquemment des écoulemens du nez féreux ou pituiteux ; l'eſtomac ſur-
tout eſt affecté dans toutes ces maladies, à cauſe
du vice de reſſerrement qui regne intérieurement ,
& qui produit ou entretient toujours le relâchement dans quelque organe excrétoire.

T. LXXXVII. Quant aux voies de tranſport
de ces flux, ceux qui ſont purement féreux peuvent
prendre leur cours au travers des lames du tiſſu
cellulaire. C'eſt ce que prouve, entr'autres choſes,
la manœuvre des Bouchers , qui , par le moyen
d'un ſoufflet , répandent l'air dans toutes les parties des animaux qu'ils tuent. Il y a quelque temps
qu'à Montpellier , des libertins ayant trouvé un
ſoldat ivre , qui dormoit profondément , lui
firent une ouverture à la jambe , par laquelle ils le
ſoufflerent à la maniere d'un animal mort , & le
firent enfler prodigieuſement. Le ſoldat s'étant
bientôt éveillé , il eut aſſez d'aviſement & de
courage , pour ſe faire lui-même avec un cou-
teau , pluſieurs inciſions qui diſſiperent promptement ſon emphyſême , & lui rendirent la ſanté.
Mais puiſque l'air pénetre ainſi le tiſſu muqueux ,
à plus forte raiſon la féroſité , la matiere de la
tranſpiration , &c, doivent-elles le pénétrer. On
ne diſconviendra pas que le ſuc pituiteux ne

puisse parcourir les cellules du tissu muqueux, si l'on fait bien attention à la ténuité de ce suc, à celle qu'il doit avoir, par exemple, pour produire les croutes qu'on trouve sur la surface extérieure des poumons, ou des autres organes, dans des personnes mortes d'inflammation. La tendance que prennent les humeurs dans ces divers cas, dépend de la fievre ou de quelque maladie particuliere, qui en dirige les mouvemens. Consultez sur ces flux, l'ouvrage de Charles Pison, qui est un livre d'or pour la pratique.

OBSERV. XCI^e. J'ai vu souvent les bains des eaux Chaudes, ceux de Bareges & Cauterès, appaiser sur le champ, des douleurs cruelles des lombes, des épaules, des dents, &c. les bains & les douches dissipent presque toujours ces maux sans retour. J'en ai vu aussi beaucoup céder promptement à l'usage d'une tuile, ou d'un sachet, composé de millet, d'avoine, appliqués chaudement sur les parties souffrantes.

T. LXXXVIII. Le vrai caractere de la douleur, paroît si difficile à saisir, & avoir été si mal défini, que rien n'est moins bien connu. En la considérant du côté matériel, n'étant pas de notre ressort de l'examiner dans les rapports

qu'elle a avec notre ame, il faut bien prendre
garde de trop inculper le déchirement des fibres,
qui peut, à la vérité, quelquefois avoir lieu. La
vie des organes confiste dans la fenfibilité de leurs
fibres, à laquelle fe trouve néceffairement jointe
la mobilité. Il y a ceci de remarquable, que la
fenfibilité femble pouvoir, ainfi que la mobilité,
fe diriger toute vers une feule partie, & s'y ac-
cumuler : ce qui feroit penfer que la douleur eft
une fenfation vive & prompte, dépendante de
la fenfibilité concentrée dans une partie, fans
mefure, & aux dépens des autres parties ; car il eft
certain qu'on n'éprouve jamais deux fenfations
à la fois, fur-tout deux fenfations vives : au contraire, certain accord régnant dans l'action des
parties, ou dans leur fenfibilité concentrée, fon-
deroit le fentiment du plaifir, lequel fe chan-
geroit en douleur, en proportion du dérangement de ce concert déterminé. Quelquefois la
force fenfitive diminue & s'engourdit, ou refte
enfevelie, pour reparoître enfuite ; elle a des
retours périodiques & une marche réglée, comme
on le voit dans l'enfantement, les rhumatifmes,
la goutte, la colique & la néphrétique. On obferve auffi que ces affections finiffent par une
attaque de douleur plus forte, comme par une

crife de douleur. Il refte encore à expliquer
pourquoi la douleur n'accompagne pas conftamment fa caufe , par exemple , la préfence du
calcul dans les reins. Cependant les nerfs dont
font pourvus ces organes , doivent les rendre fujets à telle ou telle impreffion de la part des corps
irritans : par conféquent il n'eft pas raifonnable
de vouloir juger de la fenfibilité des parties ,
feulement par l'effet qu'y produifent des irritations méchaniques; car il y en a de fenfibles fur
lefquelles une piqûure ne produit ni irritation ,
ni douleur. Comme chaque partie fent à fa
maniere, elle doit avoir un genre de plaifir &
de douleur particulier , qu'on ne parviendra
jamais à connoître ou évaluer par des irritations
méchaniques. Il y a plus , tout le monde fait
qu'après l'amputation d'un membre affecté de
douleur, on éprouve , ou l'on croit éprouver
cette douleur au même endroit. Il exifte donc
dans le cerveau, à l'origine commune des nerfs ,
ou ailleurs , un principe de ces affections fpé-
cieufes. J'ai vu , entr'autres exemples d'amputation , celui d'un homme atteint de douleurs
rhumatifmales à un pied ; l'amputation du pied
étant devenue néceffaire, cet homme fe plaignit
des mêmes douleurs qu'auparavant Il réfulte de

ces fortes de faits, que le principe de la douleur peut exister ailleurs que dans la partie qui souffre. Au reste, tout ainsi que la chaleur artificielle & l'application des ventoufes, calment fouvent les douleurs fubitement, nos eaux y produifent auffi des changemens falutaires, fur lefquels nous ne nous étendrons pas davantage, quant à préfent.

O b s e r v. XCII^e. Occupons - nous actuellement de l'amaigriffement des parties, du marafme, qui eft la quatrieme efpece de maladie fimple. Dans une femme dont l'articulation fupérieure de l'humerus s'étoit luxée, le bras s'amaigrit confidérablement, les tendons fe deffécherent & fe raccourcirent, & les doigts devinrent crochus : les douches de Bareges, quelques-uns de fes bains tempérés, & fes eaux en boiffon, rendirent à la partie fon mouvement & fon premier état. Un homme mélancolique & atteint du marafme à la cuiffe, à la fuite d'un rhumatifme opiniâtre, fut guéri par les eaux de Bareges, qui furent employées fuivant la méthode ordinaire, pendant trois ans. Un fort long ufage des mêmes eaux, en douches & en bains, guérit deux femmes, dont l'une avoit les extrémités inférieures exténuées, & les jambes retirées jufqu'aux feffes : l'autre étoit attaquée d'un pareil amaigriffement à la jambe droite, & d'une tumeur lymphatique au haut de la cuiffe. Les eaux Bonnes & les autres, ont fouvent guéri des marafmes des pieds, des mains & des doigts, provenans, foit de l'efprit-de-vin dans le traitement des luxations, foit de la piqûure des tendons, ou de caufe interne, après la deftruction de la maladie premiere.

T. LXXXIX. Il eft plus que probable que la mauvaife difpofition des nerfs d'une partie, contribue beaucoup à fon amaigriffement. On ne peut pas douter que ces nerfs ne foient en quelque forte paralyfés, attendu que les membres affectés s'affoibliffent par dégrés, & diminuent de volume en même proportion. A quelle autre caufe pourroit-on rapporter ces accidens qui arrivent dans le marafme, fur-tout quand il vient de caufe interne ? Il faut fe rappeller ici ce que j'ai dit fur les caufes des flux & de la douleur. Quand ces caufes agiffent dans une partie avec un certain dégré d'intenfité, le tiffu cellulaire fe déprave au point qu'il ne peut plus fe prêter à aucun effort critique ; il bride le mouvement des nerfs & des arteres, & empêche ainfi la partie léfée de prendre nourriture. Il y a par conféquent dans

le marafme un ferrement particulier qui gêne le
mouvement des fibres & des organes, puifque
ces parties, au lieu de s’étendre & de fe développer, fe rapetiffent & fe defféchent. Ce ferrement eft quelquefois le produit d’une fauffe
crife; & dans ce cas, il s’établit promptement :
mais ordinairement il eft lent à fe former, foit
qu’il vienne de caufe interne, foit de caufe externe,
comme j’ai eu occafion de l’obferver dans fix fujets.
Le defféchement dont la caufe étoit la piqûure des
tendons, commençoit par l’extrémité des doigts,
d’où il s’étendoit à leur racine.

T. XC. Le defféchement, la douleur, & les
flux œdémateux, pituiteux ou variqueux, plus
ou moins compliqués entr’eux, ou avec le fpafme,
& accompagnés d’inflammation ou des accidens
de l’inflammation, fourniffent la fource de toutes
les maladies idiopatiques. On peut rapporter à
ce genre de maladies, tout ce qu’on a écrit fur
les obftructions & les tumeurs. Il paroît que ces
mots d’obftruction & de tumeurs, font encore
vagues & indéterminés. Toute tumeur eft vari-
queufe, œdémateufe, ou calleufe. Quel caractere
pourra donc avoir en particulier l’obftruction?
L’obftruction qu’on doit bien diftinguer de la
pléthore des vaiffeaux, préfente l’idée d’un con-

duit bouché par un corps folide, ou par un liquide endurci. Telle eft l'obftruction calculeufe des ureteres, du canal choledoque, &c. mais on ne fauroit légitimement mettre dans cette claffe, les œdemes, l'inflammation, ni les flux pituiteux. Il n'eft pas croyable non plus, que les humeurs puiffent, par le feul changement de leur figure fphérique, occafionner une obftruction; il faut qu'elles fe pétrifient pour la produire; & cet accident qui arrive quelquefois, eft trop rare, pour en faire, comme on fait, un cas de pratique ordinaire, qui peut fort fouvent induire en erreur.

OBSERV. XCIIIᵉ. L'ordre veut que nous parlions maintenant des principaux accidens par lefquels les maladies idiopatiques fe terminent. Commençons par les ulceres. Les eaux Bonnes, & celles de Bareges, ont de tout temps, été regardées comme fpécifiques pour la guérifon de ces affections. J'en ai vu de toute efpece, & dans toutes les parties, invétérées ou récentes, céder à leur ufage. Quand donc les ulceres ne font pas entretenus par une caufe interne indeftructible, la maniere ordinaire d'y appliquer nos eaux, eft en lotion, en douches, en bain, & en boiffon.

OBSERV. XCIVᵉ. Un Payfan qui éprouvoit

uiï grand dérangement dans les entrailles, en fut délivré par une abondante éruption de varices à la jambe, où il se forma depuis un ulcere qui résistoit à tous les remedes ordinaires ; la jambe grossissoit de plus en plus, & étoit par fois douloureuse : l'usage des eaux Bonnes, tant intérieur qu'extérieur, guérit radicalement l'ulcere dans l'espace de deux étés, & remit la jambe dans son état naturel.

OBSERV. XCV^e. Un Espagnol qui avoit les jambes fort enflées, & couvertes de vieux ulceres, dont on comptoit vingt-quatre à une seule jambe, fut guéri dans soixante jours par les eaux de Bareges, auxquelles il eut recours, après avoir fait inutilement usage de beaucoup d'autres remedes.

T. XCI. Mais comment nos eaux procurent-elles la formation des cicatrices ? Une cicatrice ressemble parfaitement aux callosités que laissent après elles les tumeurs mal résoutes, & qui ressemblent elles - mêmes à la couëne qu'on apperçoit dans le sang des pleurétiques, quand il est reposé. La cicatrice diminue chaque jour de volume, jusqu'à ce qu'elle ait acquis la dureté d'un ligament ; lorsqu'elle est de bonne espece, on voit paroître, quand elle se forme, de petits grains charnus qui groffiffent à la maniere des ftalactites ; le fuc nourricier qui en eft la matiere, s'épand dans les interftices de la partie affectée, & s'étend affez fouvent jufqu'aux os. On peut nommer force cicatrifante, l'action qui fait aborder le fuc nourricier dans cette partie, & qui l'y fait s'agglutiner. Or nos eaux Bonnes & de Bareges, fufcitent merveilleufement cette action, attendu qu'elles augmentent le ton du tiffu cellulaire, ainfi qu'il eft démontré par la maigreur qu'elles occafionnent dans ceux qui en font ufage. Elles empêchent donc le fuc nourricier de fe diftribuer comme à l'ordinaire ; & il y a affez fujet de croire qu'elles le font refluer du tiffu cellulaire dans le lit des humeurs : car j'ai remarqué que le fang de quelqu'un qui avoit employé les douches tiédes pendant deux cents jours, reffembloit entierement à celui des pleurétiques, c'eft-à-dire qu'il abondoit en fuc nourricier. Mais comme l'irritation & l'inflammation qui accompagnent la bleffure d'une partie, y déterminent l'effort d'action, & le courant des humeurs, la lymphe nourriciere doit y aborder en plus grande quantité que de coutume. Or les eaux de Bareges & Bonnes, dont nous parlons, excitent une petite fievre, & favorifent la crife qui doit la terminer. L'effet de cette crife, c'eft la congeftion du fuc nourricier dans la partie affectée, c'eft la formation de la cicatrice : d'ailleurs il eft évident que cette congeftion doit fe rapporter au flux pituiteux. Le travail d'une cicatrice préfente trois temps diftincts. Dans le premier, le tiffu cellulaire reçoit l'action capable de faire refluer le fuc nourricier dans la maffe du fang. Dans le fecond, il s'établit une louable fuppuration qui détruit les callofités vicieufes, ou qui les fait tomber en maniere d'efcarres. Le troifieme temps enfin, eft celui où fe forme la cicatrice, en vertu, tant de la préparation & de l'influx du fuc nourricier, que de fon application. On apperçoit maintenant la raifon de la maigreur qui accompagne la formation des grandes cicatrices, comme elle eft celle d'un membre amputé. Au refte, qu'eft-ce qui rend fouvent funefte la plus petite quantité d'alimens folides qu'on prend pendant la fievre de cicatrifation, au point qu'elle caufe quelquefois une mort affez prompte ? c'eft le défordre que met dans le méchanifme excrétoire, le travail de la digeftion. Quiconque a une notion exacte de la fievre en général, voit la folution de bien d'autres phénomenes qui appartiennent à la fievre de cicatrifation ; il faut fe garder de l'exciter à contre-temps `, de la croifer lorfqu'elle eft établie.

Observ. XCVIe. Un Ouvrier qui avoit avalé une pointe de fer , crut l'avoir rendue par les felles ; mais deux ans après , le bord de l'anus s'enfla & devint calleux. Par l'ufage des eaux Bonnes en boiffon , en injection & en bains , la fuppuration s'établit vers le quatrieme jour, enfuite le corps étranger fortit , & il fe fit une bonne cicatrice. Un Particulier fut bien guéri d'une fiftule à l'anus , fort compliquée , par les douches & la boiffon des eaux de Bareges. Voyez à ce fujet les Obfervations publiées par mon pere, (*Differt. fur les eaux Bonnes ;*) elles prouvent manifeftement que nos eaux peuvent difpenfer de l'opération , dans certains cas de fiftules à l'anus ; mais ces cas reftent encore à déterminer.

Observ. XCVIIe. Il y a des callofités dont nos eaux procurent la réfolution ; mais un grand nombre réfiftent à leur action. Une tumeur au col , dans un enfant, venue à la fuite de la petite vérole , fut guérie par les eaux de Bareges. Ces eaux diminuerent une autre tumeur à la feffe , que la fuppreffion des regles avoit occafionnée ; l'écorce de la tumeur fe réfolvoit , mais le noyau reſtoit toujours le même. J'ai fort ſouvent guéri avec ces mêmes eaux , employées de diverſes manieres , des engorgemens lymphatiques , dans les glandes du col , les parotides , les glandes des aiſſelles , & de celles des mammelles.

T. XCII. Décrivons les caracteres de la réſolution , afin de diſtinguer , autant qu'il ſe peut , les tumeurs qui peuvent ſe réſoudre , de celles qui ſont *irréſolubles* , & qui ne ſont pas en petit nombre. Une tumeur qui eſt ſur le point de ſe réſoudre , acquiert ordinairement plus de volume ; elle ſe gonfle , & ſe durcit au point d'effrayer les perſonnes peu expérimentées. Il s'éleve toujours une fievre (au moins) locale qui ſert à remettre en mouvement les humeurs que la tumeur retient en dépôt , & à redonner aux fibres leur ton & leur action. C'eſt ce qui arrive ſurtout dans un œdéme , & dans tout empâtement léger. Cependant il ſeroit difficile de dire comment les ſolides peuvent ; dans tous les cas poſſibles , recouvrer leur ton , à moins d'admettre que la fibre a abſolument , dans tous les âges , la force intrinſeque , & une diſpoſition égale au mouvement , & que les différences reſpectives qu'on y remarque , dépendent entierement du tiſſu cellulaire. Ainſi , dans les enfans , ce tiſſu étant encore gelatineux & gluant, embarrasse & amollit leurs fibres ; il les roidit au contraire chez les vieillards, à cause de sa sécheresse ; & enfin dans le moyen âge, où le tissu cellulaire offre moins d'obstacles, les fibres jouissent de toute la vigueur dont elles sont capables. Or l'œdéme produit sur les organes le même effet que la mollesse produit chez les enfans, & les callosités présentent les mêmes difficultés, que la sécheresse dans les vieillards. La résolution doit donc se faire plus aisément chez les premiers, dans un œdéme, & plus encore dans une pléthore des vaisseaux, qui les distend au-delà de leur ton naturel. La premiere attention doit être d'évacuer le superflu des humeurs, & ensuite de faire aborder le suc nourricier dans la partie, pour la réparer & la fortifier. Il ne s'opere jamais de résolution la plus parfaite possible, qui ne soit précédée d'une forte d'inflammation de la partie affectée, & il n'est gueres de tumeur résoute qui ne laisse après elle quelque callosité ; de maniere qu'une partie qui a été enflammée, ne reprend jamais parfaitement son état sain. C'est-là la cause de la récidive de beaucoup de maladies. Quand une tumeur est pituiteuse ou calleuse, il est très-difficile, pour ne pas dire

impossible,

impoſſible , de la réſoudre ; mais ellé ſuppure bien ou mal : or il n’eſt pas rare que les eaux de Bareges favoriſènt cette ſuppuration. Enfin la ré-ſolution & la ſuppuration peuvent quelquefois ſe ſuppléer l’une par l’autre. Je ne dois pas oublier de dire , que nos eaux diminuent pourtant un peu certaines calloſités , & que certaines cica-trices s’exténuent & ſe deſſéchent par leur uſage. C’eſt ainſi qu’on voit des cicatrices qui, par leur volume , cauſoient des compreſſions ſur les nerfs , diminuer par les eaux de Bareges. Peut-être que la réſolution eſt dûe en partie à l’abord du nou-veau ſuc nourricier, qui , (comme un métal fondu, en fond un autre qui eſt ſolide ,) rend fluide celui qui eſt concret , & le met en état d’obéir au mouvement des organes , pour être enſuite évacué par tels ou tels excrétoires. C’eſt donc à favoriſer la ſéparation de la matiere des calloſités, & ſon évacuation , que conſiſte la vertu réſolutive d’un remede. Or les eaux de Bareges & les Bonnes produiſent ſouvent ces effets.

OBSERV. XCVIII^e. Nos eaux procurent ſou-vent l’expulſion des corps étrangers cachés dans le tiſſu des chairs : le méchaniſme de leur action eſt ici le même, que dans la réſolution & dans la ſuppuration. L’Obſervation 96e. démontre cette propriété dans les eaux Bonnes ; & une infinité de faits se réunissent pour la constater dans celles de Bareges. On a vu effectivement à Bareges quantité de balles de plomb & de morceaux de vêtemens que des Militaires, blessés en combattant pour leur patrie, y ont laissés, & qui sont autant de monumens de leur valeur, & de la vertu des eaux. Un de ces Braves fut atteint à la joue par une balle de plomb ; la plaie fut fermée, sans qu'on fit attention au corps étranger. Le Malade ayant depuis essuyé des saignemens de nez considérables, vint à Bareges pour y remédier. Les eaux procurerent d'abord une grande évacuation de sang par le nez, & ensuite la sortie de la balle qui s'étoit vraisemblablement logée dans quelque sinus ; & le blessé fut ainsi parfaitement guéri. Un autre reçut au côté droit de la poitrine, une balle qui atteignit seulement les muscles, sans endommager la cavité de la poitrine, ni les côtes. On voyoit deux plaies, l'une antérieurement, & l'autre postérieurement ; l'une & l'autre étoient tout-à-fait cicatrisées, lorsqu'il survint des especes de douleurs rhumatismales dans tout le côté blessé. Les douches & les bains de Bareges r'ouvrirent l'une des cicatrices, & en firent sortir la balle : ce qui rendit la santé au

Malade. Une jeune fille vint à Bareges pour s'y faire guérir d'un ulcere placé au côté droit de la poitrine, & que l'on croyoit avoir carié les côtes : les eaux tirerent de l'ulcere une aiguille de fer, & rendirent ainsi la santé à cette fille. Un homme tomba par terre, & se fit, près des levres, une plaie qu'aucun remede ne pouvoit cicatriser. Il fut guéri par les eaux de Bareges, qui firent sortir un morceau de bois de la plaie. Il y a une foule d'autres exemples de cette espece, qui sont très-connus sur les lieux.

T. XCIII. Les eaux de Bareges & les Bonnes excitent un mouvement fébrile ; elles font en outre, couler les humeurs en abondance, vers la partie affectée. Peut-être que ces humeurs ont la faculté de fondre les cicatrices, comme on l'a dit ci-dessus. Une vieille cicatrice sera donc forcée de se r'ouvrir, pour faire place à la nouvelle qui remplira tout le vuide que la premiere aura laissé. Cependant toute fievre n'est pas propre à r'ouvrir les cicatrices : j'en ai vu qui avoient résisté à l'action du mercure, & que nos eaux ont r'ouvertes. Nos eaux ont donc quelque chose de particulier, qui manque à la fievre spontanée, & à celle que donne l'usage du mercure ; c'est-à-dire qu'elles font aborder le suc nourricier dans la partie affectée , pour former la cicatrice à l'aide de ce flux muqueux ou pituiteux. Certaines callofités , des fquilles d'os , des tumeurs même font détruites & emportées, ou difpofées à l'être par la vertu de nos eaux. Malgré tous ces bons effets qu'elles produifent , elles ne laiffent pas d'être quelquefois pernicieufes , par exemple , dans le cancer.

OBSERV. XCIXᵉ. Les eaux de Bareges ont guéri : 1°. trois fiftules placées à la partie fupérieure de l'épaule ; elles avoient été caufées par une balle d'arquebufe , qui avoit traverfé la clavicule , & brifé l'omoplate : 2°. quatre autres fiftules au genou , provenantes d'un abcès formé à la fuite d'un rhumatifme : 3°. deux trous, l'un à la partie du bas-ventre , l'autre à la feffe , qui pénétroit jufqu'à l'os. J'ai vu également un ulcere fiftuleux aux tefticules , guéri par les eaux Bonnes. Celles de Bareges en guérirent deux autres femblables , ainfi que des fiftules du pied , venues à la fuite d'une luxation. J'ai encore vu des tumeurs à l'articulation de l'épaule , fuppurer & guérir par les eaux Bonnes.

OBSERV. Cᵉ. Párlons à préfent des maladies des os. Un homme du commun qui avoit vécu fagement , fut , vers l'âge de 30 ans , attaqué de douleurs cruelles dans fes bras & dans fes jambes ; il s'éleva fur celles-ci une tumeur qui s'enflamma , & fuppura par l'ufage des eaux de Bareges : il en fortit une fquille d'os ; & le Malade fut guéri dans l'efpace de foixante jours. Plufieurs perfonnes affectées de carie , à la fuite de quelque maladie ; un genou caffé par une balle ; une cuiffe cariée après une petite vérole , furent guéris par les eaux de Bareges ; & une carie des os innominés , le fut par les eaux Bonnes. Les premieres guérirent auffi une carie des vertebres des lombes , & plufieurs qui occupoient les côtes. Une carie du fternum fut emportée par les eaux Bonnes : d'autres caries de la clavicule de l'omoplate & de l'humerus , qui étoient les fuites de la petite vérole, ou de quelque fracture , céderent à l'ufage des eaux de Bareges : les Bonnes guérirent la même affection , dans une phalange du pied & de la main ; & l'une & l'autre diffiperent une carie de l'os ethmoïde , & plufieurs autres caries du menton, des orbites, des oreilles, & de tous les autres os, fans en excepter les cartilages du larynx, ceux de la trachée artere, & le coccix : car nous avons vu tous ces cas.

Observ. CI[e]. Ici viennent fe ranger les fiftules lacrimales : le succès que j'y ai obtenu par les eaux de Bareges , employées en injections & en douches , ne confirme pas peu la méthode des Modernes dans le traitement de ces sortes d'affections. J'ai vu guérir par les eaux Bonnes , une de ces fistules où le sac nazal étoit dilaté , & où le pus sortoit par le grand angle de l'angle. Le seul usage des eaux en douches , procura l'ouverture du canal nazal.

T. XCIV. Il est certain que la matiere des divers flux aqueux , pituiteux , œdémateux , & autres , peut pénétrer la substance même des os : plusieurs Praticiens veulent attribuer à des sels acides , leur ramollissement & leur dissolution. Ces accidens peuvent s'expliquer par ce que nous avons dit ailleurs sur les divers flux dont les os sont susceptibles, comme les chairs. La réparation des os est due à un courant de matiere nourriciere , ainsi que leur soudure , qui n'est qu'un amas de ce suc nourricier. La sérosité qui abonde chez les enfans , & qui les rend les plus sujets aux maladies des os , pourroit faire regarder leur âge , comme le printemps des os , & la vieillesse , comme leur hiver. Dans un os qu'on a amputé , la suppuration qui survient aux chairs , y produit des changemens ; le suc nourricier le ramollit &

en procure la cicatrifation. Ces effets ne dépendent donc pas néceffairement de la préfence d'un
acide. L'on pourroit peut-être , d'après ces fondemens , expliquer certains phénomenes rares
qui appartiennent aux affections des os. Il eft du
moins vrai que le périofte, qui eft une membrane
particuliere & comme mufculeufe , peut , à
raifon des altérations qu'il éprouve , empêcher
leur nutrition , ou la troubler. N'en pourroit-on
pas également déduire une méthode de traiter
le ramolliffement des os, qui ne feroit compliqué
ni avec carie, ni avec plaie ?

Observ. CIIᵉ. Nous pouvons maintenant parcourir fans peine les maladies idiopatiques des
différens vifceres , dépendantes des caufes précédentes. Une hémorrhagie de la matrice , des
douleurs & des mouvemens convulfifs, caufés par
une tumeur dure & indolente de cet organe ,
furent calmés par les bains & les injections des
eaux de Bareges. Les eaux Bonnes guérirent un
ulcere du même organe , qui étoit un accident
de l'enfantement. Les premieres guérirent auffi
un ulcere qui s'étoit fait jour au travers des
mufcles du bas-ventre ; de maniere que l'eau
qu'on injectoit dans le vagin , fortoit par cette
ouverture, & *vice verfâ*.

P 4

OBSERV. CIII^e. Une plaie fiſtuleuſe du pubis, occaſionnée par une balle de plomb, plaie qui pénétroit dans la veſſie, & par laquelle l'urine s'écouloit, fut guérie par les eaux de Bareges. Un homme attaqué d'une affection des reins, rendit, après que les ſignes de la ſuppuration eurent paru, des urines mêlées de pus ; il recouvra ſa ſanté par le moyen des eaux Bonnes.

OBSERV. CIV^e. Une femme affligée d'une dyſſenterie, & d'un ulcere dans les inteſtins, ſouffroit des douleurs ſi vives chaque fois qu'elle alloit à la ſelle, qu'elle pouſſoit des cris affreux ; les matieres qu'elle rendoit étoient ſanguinolentes, purulentes ; la Malade étoit conſumée par le maraſme & par la fievre, & elle étoit regardée comme ſans reſſource, attendu l'inefficacité de tous les remedes qu'elle avoit pris. Quatre jours d'uſage des eaux Bonnes, en boiſſon & en lave-mens, calmerent la diarrhée & les douleurs, & la Malade ne tarda pas à ſe rétablir. Un homme atteint de la même maladie, contre laquelle il avoit inutilement employé, pendant huit mois, divers remedes ; & une femme qui, peu de temps après ſes couches, rendoit le pus par le fondement, furent guéris par les eaux Bonnes. Nombre d'exemples démontrent la même efficacité dans les eaux de Bareges, contre les ulceres des inteftins.

Observ. CVe. J'ai vu des jeunes gens attaqués de gonflemens glanduleux au méfentere, être fort foulagés par les eaux de Cauterès. Pareils effets ont été opérés par celles de Bagneres de la fontaine Salut. Un enfant exténué par le marafme, & fujet à une fievre quotidienne, qui fouvent commençoit par des friffons, & à un flux cœliaque, fut guéri par les eaux Bonnes. On rapporte que celles de Bagneres, de la fource nommée le Petit-Bain, furent falutaires dans un pareil flux. Au refte les tumeurs du méfentere approchent de bien près des affections fcrophuleufes, & rappellent cette maladie pour laquelle nous avons fait connoître l'efficacité de nos eaux, lorfqu'elle n'eft pas à un certain dégré. (*Differt. fur les écrouelles.*)

Observ. CVIe. Un enfant & un adulte furent guéris d'un gonflement de la rate, par les eaux Chaudes, & les bains tempérés de Bareges. J'ai vu de pareilles tumeurs, dures & indolentes, être confidérablement diminuées par l'ufage des mêmes eaux en boiffon & en bain ; elles diminuerent auffi un gonflement du foie dans un hypocondriaque. La plénitude ou pléthore des vaiffeaux, fe guérit bien fouvent par nos différentes fources. J’ai vu réfoute par les eaux de Cauterès, une tumeur des hypocondres, qui paroiffoit gêner les mouvemens du foie & de la rate. Ces tumeurs dépendoient-elles du colon ? Il eft certain que les gonflemens de cet inteftin, imitent ceux du foie & de la rate, & qu’ils peuvent en impofer à ceux qui n’y prennent pas garde. Enfin j’ai vu une tumeur de la véficule du fiel, portée en dehors, être emportée par les eaux de Bagneres.

OBSERV. CVII^e. Un homme qui étoit très-robufte, tomba, après des exercices immodérés du corps & de l’efprit, dans une maigreur & une foibleffe fort grandes, avec fievre ; fa jambe droite s’enfla, & il y furvint un éréfypele qui difparoiffoit de temps en temps. L’on voyoit encore une tumeur qui, du foie, s’étendoit fur toute la région du ventre inférieur, & que d’habiles gens eftimerent être commune au foie & à l’épi-ploon ; les forces & l’appétit diminuoient chaque jour, & aucun remede d’ufage ordinaire n’avoit foulagé : les eaux de Cauterès que le Malade but d’abord chez lui, & qu’il alla enfuite boire fur les lieux, diffiperent l’enflure de la jambe & celle de l’abdomen, & elles rétablirent parfaite-ment fon appétit, fes forces & fa fanté.

OBSERV. CVIII^e. Une femme d’une conftitution mollasse, fut attaquée d’une jaunisse périodique, & d’une fievre avec des redoublemens ; la suppuration du foie étant survenue, avec des frissons & une douleur dans l’hypocondre droit ; les eaux Bonnes qui furent mises en usage, augmenterent la fievre, & procurerent une abondante évacuation de pus par les urines ; elle dura pendant trois jours. Les accidens s’étant réveillés vers le douzieme jour, on continua le même traitement, qui procura une nouvelle excrétion de pus par les selles, après laquelle la Malade recouvra parfaitement sa vigueur & sa santé.

OBSERV. CIX^e. Un Gentilhomme d’un tempérament sec, & fort vif, qui avoit été percé d’un coup d’épée au poumon, crachoit le sang & le pus. L’usage des eaux de Cauterès aggrava l’ulcere ; les Bonnes débarrasserent la poitrine, & firent prendre un bon caractere aux crachats qui exhaloient une odeur fétide ; de sorte que le Malade se portoit beaucoup mieux lorsqu’il se retira de ces dernieres eaux.

OBSERV. CX^e. Un Gentilhomme, dont le frere étoit mort d’un ulcere au poumon, cracha le pus vers l’âge de 40 ans, (il avoit aussi quelquefois craché le sang) ; il avoit la fievre, & son appétit étoit presqu’éteint. Des sueurs nocturnes, la diarrhée, & la purulence dans les crachats, paroiſſoient déja ; enfin tous les accidens alloient chaque jour en empirant. Les eaux Bonnes réveillerent les forces & l'appétit, dégagerent la poitrine, & tarirent, dans l'eſpace de ſoixante jours, la ſource des crachats, que leur uſage avoit d'abord rendus plus abondans.

Obſerv. CXI.^e. Une femme qui, depuis trois mois, étoit affligée d'une violente toux, avec crachement de ſang, rendit en crachant, une pierre de la groſſeur d'un poix, & bientôt après, le pus ; les eaux Bonnes guérirent l'ulcere, & ramenerent l'embonpoint de la Malade. J'ai connu un homme qui rendit auſſi en touſſant, un morceau de clou de fer, par quoi ſa poitrine & ſa gorge furent très-ſoulagées. L'uſage des mêmes eaux mit fin à l'excrétion.

Obſerv. CXII.^e. Un homme crachoit le pus, à la ſuite d'une péripneumonie ; il étoit exténué, foible & travaillé de la fievre. Les eaux Bonnes en boiſſon, rendirent d'abord l'excrétion du pus plus abondante, enſuite elles entraînerent avec la matiere des crachats, des pellicules qui n'étoient que des lambeaux de la vomique ; elles nétoyerent la poitrine, & rétablirent les forces & l'embonpoint.

Observ. CXIIIe. Un jeune homme de 36 ans, d'un tempérament délicat, fec & bilieux, étoit attaqué d'un catarrhe violent, & crachoit peu ; depuis long-temps il fentoit une chaleur brûlante dans la trachée artere, & il refpiroit difficilement, & avec douleur. L'ufage des eaux de Cauterès de la fontaine la Raliere, procura la liberté de la poitrine, & une meilleure fanté.

Observ. CXIVe. Un homme d'une conftitution humide & fpongieufe, avoit eu dans fon enfance les yeux infirmes, & une efpece de bouffiffure de tout le corps. Ces accidens ayant difparu par les progrès de l'âge, il fut attaqué d'un afthme humide, dont les accès revenoient deux ou trois fois par jour ; les eaux de Cauterès de la fontaine la Raliere, ne procurant prefque pas d'expectoration, on eut recours à celles du Petit-Bain, qui diminuerent la fréquence des accès, & exciterent une quantité énorme de crachats : leur ufage ayant été continué pendant un mois & plus, le Malade fut long-temps fans éprouver aucune atteinte de maladie. Cette guérifon étoit-elle radicale & parfaite ? Cette Obfervation ne démontre-t-elle pas clairement, & le travail des organes qui préparent infenfiblement le germe de l'afthme, & l'action des parties externes fur les internes ?

Observ. CXV^e. Un jeune homme bilieux, & sujet à éprouver de temps en temps dès fievres intermittentes, fut attaqué d'une fievre maligne, sur la fin de laquelle sa langue se paralysa. La maladie habituelle ayant reparu, la langue se dénoua, & la poitrine contracta un embarras, qui fut dissipé par une évacuation copieuse de matiere purulente par les crachats : dès-lors survinrent la fievre lente, la diarrhée, le marasme & l'enflure des pieds ; d'ailleurs le Malade ne pouvoit, depuis trois mois, se· tenir couché sur le dos, & le moindre mouvement le mettoit hors d'haleine. Les eaux de Cauterès de la fontaine la Raliere, ne produisirent presque point d'effet, presque point d'évacuation : celles de la source Mauhourat exciterent les crachats, & diminuerent par-là la suffocation : l'estomac fit aussi ses fonctions un peu mieux, & les forces du corps s'augmenterent. Au printemps suivant, le Malade cracha de nouveau le sang & le pus ; la fievre & la suffocation se réveillerent. L'usage des mêmes eaux de Cauterès de la fontaine Mauhourat, eut alors un succès si heureux, que le Malade jouit depuis d'une santé robuste, excepté que sa langue est restée sujette à des attaques de paralysie qui reviennent de temps en temps. Le noyau de la maladie , encore exiſtant dans la poitrine , feroit - il chaque jour des progrès ?

OBSERV. CXVI^e. Un jeune homme fut attaqué d'une pleuréſie à laquelle ſuccéderent la fievre lente , des ſueurs, la difficulté de reſpirer , la toux , la foibleſſe , & une grande maigreur. Tous les remedes adouciſſans & pectoraux , furent ſans effet. Le Malade , ſans prendre avis de perſonne, vint à Bareges , & but les eaux de la fontaine la Chapelle , qui réduiſirent bientôt ſon eſtomac à une langueur extrême. Outré d'un ſi mauvais ſuccès , il but pendant trois jours celles de la fontaine chaude ; la quatrieme nuit de l'uſage en boiſſon de ces eaux , & la ſixieme de celui de la ſource tiéde , peu s'en fallut que le Malade ne fut ſuffoqué ; il cracha une très-grande quantité de pus , & dans peu ſa ſanté devint meilleure, & elle fut très-brillante au bout de trois mois. Cet exemple eſt le ſeul que j'aie vu à Bareges. Il y a trente ans qu'un ſujet qui étoit attaqué d'un ulcere au poumon , & à qui mon pere avoit preſcrit les eaux Bonnes , fut guéri par les Chaudes , priſes dans le troiſieme temps de la maladie. C'eſt ainſi que le courage des Malades, leurs fautes , & les dangers auxquels ils s’expofent , peuvent quelquefois fervir à étendre les connoiffances de l’Art.

OBSERV. CXVII^e. Je ne dois pas omettre de dire ce que la renommée rapporte , qu’une cataracte fut réfoute par les eaux de Bagneres. J’ai vu cette maladie réfifter opiniâtrément aux eaux de Bareges , & à toutes les autres eaux de notre Pays. Pour les petites cicatrices ou callofités de la cornée qui proviennent d’une inflammation , j’ai obfervé que les eaux de Bareges & les Bonnes, les diminuent un peu. Lomnius parle d’après Hoffman , de la cataracte commençante qui provient de l’eftomac , & affure que cette efpece de cataracte revient plus ou moins fouvent , felon qu’on néglige les coctions de l’eftomac, ou qu’on prend foin de les rétablir ; ce qu’il étoit expédient de noter en paffant.

OBSERV. CXVIII^e. Un jeune homme devint, après une fievre intermittente , dont le quinquina l’avoit délivré , trifte , maigre & languiffant , fes joues fe creufoient , fes yeux étoient préminens , fa peau rude , & les vifceres de l’abdomen entierement retirés en-dedans ; les eaux de Cauterès de la fontaine la Raliere , lui rendirent la fanté , en rétabliffant les forces de fon eftomac , qui étoient fort affoiblies.

OBSERV.

Observ. CXIX^e. Un jeune débauché fut attaqué d'une foiblesse des reins, ou des lombes, qui s'accrut de plus en plus ; il étoit si maigre, qu'il ressembloit à un squelette recouvert de sa peau ; il n'avoit plus ni forces ni appétit, & ne pouvoit s'aider d'aucun de ses membres ; il sentoit une douleur continuelle près de l'épine du dos ; ses paupieres étoient enflées, & ses yeux saillans en-dehors, ce qui le rendoit hideux à voir ; sa peau étoit séche, écailleuse, sale & parsemée de taches furfuracées ; il y avoit six mois qu'il étoit dans cet état, sans qu'aucun remede eut pu le soulager. La boisson des eaux chaudes de Bareges, & ses bains tempérés, rappellerent l'appétit & les forces, la fievre·commençoit à paroître, & il se forma sur la peau une éruption semblable à celle de l'*herpés* miliaire : enfin au bout d'environ soixante jours, après des sueurs & un écoulement d'urines troubles, le Malade se trouva assez bien dispos ; il s'écrioit qu'il étoit guéri, quoique je craignisse qu'il ne s'en vantât trop tôt. Cette maladie seroit-elle une espece de consomption dorsale hyppocratique ?

T. XCV. Il y a long-temps que considérant des faits semblables aux précédens, je me suis flatté que les eaux Bonnes pourroient bien être falutaires dans la confomption Angloife. J’ai vu un jeune Anglois à Bareges , étique , fort agile & fort vif, s’occupant de mille penfées, courant toujours , & rempli d’efprit & de connoiffances ; il fe plaignoit d’un ferrement de poitrine, d’un dérangement d’entrailles , & que fon cerveau étoit obfcurci , & fon appétit diminué ; tandis qu’il parloit & crioit continuellement, qu’il méditoit des chofes profondes & fublimes , & mangeoit de tout avec avidité : cependant fa maigreur s’augmentoit chaque jour , ce que j’attribuois à une petite fievre qu’avoit le Malade , & à la grande agitation de fon efprit , qu’on pouvoit d’ailleurs reconnoître à chaque inftant par celle de fon pouls. Je ne faurois dire combien , après trois jours de l’ufage des eaux tiédes & des bains tempérés de Bareges , il témoigna à haute voix en être foulagé : mais dominé par une inconftance extrême , il difparut bientôt , en difant qu’il partoit pour les eaux Chaudes, d’où il iroit vifiter les Bonnes , & qu’enfuite il pafferoit en Efpagne & en Italie. L’étrange maladie ? A quoi peuvent réduire l’étude des chofes abftraites , la pénétration de l’efprit, la gourmandife , & l’intempérance de toute efpece ! La confomption qu’elles produifent , pourroit faire comparer ceux qu’elle attaque, à des perfonnes mortes de faim, ou dont les glandes du méfentere feroient obftruées, & fermeroient les routes du chyle : en effet leur fang manque de fuc nourricier, de cette rofée falutaire qui répare les parties, & les empêche de fe flétrir. Je me fuis convaincu de cette vérité, en examinant un jour le fang d'un fujet atteint du marafme ; je le trouvai diffous & entierement dépourvu de fuc nourricier. Tel eft auffi l'état du fang, fur la fin des fievres malignes ; il reffemble à celui des pleurétiques dont on auroit enlevé la pellicule couënneufe.

OBSERV. CXX^e. Nous pouvons rappeller ici les convulfions & paralyfies des divers membres, dépendantes d'une affection idiopatique ou fym-pathique du cerveau, fans égard à ce que nous en avons déja dit ailleurs. La convulfion, fur-tout celle qui naît de l'eftomac, eft fouvent guérie par nos eaux. J'ai vu à Bareges, en l'année 1751, fept perfonnes affligées de paralyfie. 1°. Un jeune homme qui, après une légere attaque d'apo-pléxie, étoit devenu paralytique des jambes ; l'ufage des eaux en bain, en douches & en boiffon, parut l'avoir guéri. 2°. Un jeune homme qui, pour avoir traverfé une riviere à la nage, immédiatement après avoir mangé, & pendant qu'il fuoit , fut attaqué d'abord d'une légere apoplexie , & enfuite d'une hémiplégie ; l'ufage des eaux pendant deux faifons , le guérit prefque tout-à-fait. 3°. Une hémiplégie , avec abolition de la mémoire, qui fut auffi prefqu'entierement guérie. 4°. Un autre fujet paralytique d'une jambe & d'un bras , qui ne put , ainfi que cela fe voit fouvent, recouvrer que le mouvement de la jambe. Les trois autres obfervations font femblables aux précédentes , c'eft-à-dire que les Malades , fans avoir été entierement guéris par les eaux , en furent affez foulagés. J'ai vu auffi les deux jambes paralyfées après une chute ; deforte que le Malade , encore jeune , étoit contraint de marcher fur fes genoux : elles furent parfaitement guéries , ainfi qu'une paralyfie du bras , dans un homme , qui avoit été caufée par un coup à la tête.

OBSERV. CXXI^e. Un gros mangeur fut attaqué fur l'un des deux côtés du corps, d'une paralyfie , qui s'étendoit jufqu'au milieu de la langue & du palais , ou de la luette elle-même : les eaux Chaudes le guérirent dans quinze jours. Un autre fujet, atteint de la même maladie , en fut guéri , (après avoir inutilement employé plufieurs fortes de remedes) par les eaux Chaudes de la fontaine du Roi , en bain. Les eaux de Cauterès en fauverent & foulagerent un grand nombre d'autres.

OBSERV. CXXIIᵉ. Un vieillard hémiplégique reçut du foulagement à la jambe , & non au bras , de l'ufage des eaux de Bagneres de la fontaine Saint-Roch. Trois paralytiques , dont deux étoient d'un tempérament pituiteux , & l'autre , (c'étoit une femme) d'un tempérament fanguin , furent guéris par les eaux de Bagneres de la fontaine Théas. Le témoin de ces guérifons ne dit pas fi elles furent complettes.

T. XCVI. Il y a un rapport fi marqué entre certaines paralyfies , les mouvemens convulfifs & le rhumatifme , qu'il n'eft gueres poffible d'en faire des claffes féparées , d'autant que l'expérience fait voir qu'elles attaquent fort fouvent la même partie en même-temps. Le rhumatifme , comme nous l'avons dit plus haut , vient fouvent de l'eftomac : des poifons ou des vers logés dans ce vifcere , caufent également une foule de convulfions & de paralyfies ; de maniere qu'on ne fauroit douter qu'il exifte une efpece de paralyfie purement ftomacale. J'ai vu encore le côté gauche du corps , affecté de paralyfie & de rhumatifme , par une tumeur de la rate. Ainfi remarque-t-on des femmes , dont le cerveau eſt ſain , devenir paralytiques des extrémités inférieures , par l'effet d'une cauſe placée dans l'abdomen. Il y a donc deux eſpeces de paralyſies , l'une convulſible & guériſſable, qui naît de l'eſtomac & des inteſtins ; & l'autre, plus dangereuſe , qui provient de la gêne du cerveau , & de ſes moëlles. Le judicieux Arétée penſoit que les parties atteintes de paralyſie , ne font qu'imparfaitement & à demi leurs fonctions , & que l'eſtomac , la veſſie , & tout le canal inteſtinal , juſqu'à l'anus , font ſujets à être ainſi affectés ſeulement dans une de leurs moitiés. Il eſt très-important de ſe ſouvenir que les maladies idiopatiques ont quelque choſe de ſympathique , & qu'il n'y en a preſqu'aucune qui ne porte le trouble dans les fonctions de l'eſtomac : qu'auſſi le travail de l'eſtomac influe ſingulierement ſur toutes les parties , & par conſéquent ſur celle qui eſt devenue le ſiége d'une affection. Ces changemens produits par l'eſtomac , ſur une partie idiopatiquement affectée , ne doivent jamais être perdus de vue , afin d'y pourvoir préalablement , ou en même-temps qu'on remédie à la maladie principale.

QUATRIEME PARTIE.

Les maladies incurables, ou qui résistent à nos eaux minérales. Les douteuses dans lesquelles les effets des eaux ne font pas assez constatés. Les paralysies complettes & parfaites, par embarras dans le cerveau. L'épilepsie par cette cause des dépôts au cerveau. Les palpitations de cœur par des dérangemens organiques. Les ulceres de mauvaise espece au poumon. Les asthmes anciens & habituels. La fonte des tumeurs squirrheuses, calleuses & autres, dans les divers visceres & glandes. Les vieux ulceres. Les caries profondes. Le marasme des parties. Les anchyloses décidées. Les déplacemens des articulations. La goutte. La colique néphrétique. La gravelle. Les dartres. Les cancers ouverts, ou autrement. Les écrouelles. Le rachitis. Les gonorrhées virulentes, & autres symptômes de vérole. Le scorbut.

Les Savans s'éclairent par tous les moyens possibles : les maladies non guéries, les incurables, & celles qui peuvent se guérir, les morts même, font pour eux autant de moyens de soulager les

vivans. Je vais rapporter ici les maladies incu‑
rables, ou qui réfiftent aux eaux de notre Pays :
& les maladies douteufes, c’eft-à-dire celles où
la vertu de ces eaux n’eft pas bien certaine : je
déclarerai mes fautes comme celles d’autrui : je
fuis homme, & je parle à des hommes ; fi je
ne fuis pas à l’abri de l’erreur, je cherche à
avoir l’avantage de ne favoir tromper perfonne.

OBSERV. CXXIII^e. J’ai vu un vieillard cruel‑
lement tourmenté par un rhumatifme, fur un
côté du corps, rhumatifme qui fut fuivi d’une
paralyfie, dans laquelle l’œil, l’oreille & la
langue étoient très-engourdis & prefqu’infenfibles.
Les eaux de Bagneres de la fontaine S. Roch,
n’ayant produit aucun effet, & celles de Bareges
n’en produifant qu’un mauvais, le Malade en
abandonna l’ufage par mon confeil. J’ai vu plu‑
fieurs autres Paralytiques qui n’ont retiré aucun
avantage de nos eaux, ou qui en ont été fenfible‑
ment incommodés.

T. XCVII. Je donne ici comme imparfaites,
partielles & manquées, les guérifons de l’Ob‑
fervation 120e. : je me défie auffi de celles de
l’Obfervation 122e. C’eft une vérité conftante,
que nos eaux guériffent très-rarement les para‑
lyfies par caufe au cerveau, bien décidées, ou

parfaites. Ainsi Willis fait mention de certains Paralytiques, que des eaux thermales, non-seulement ne soulagerent point, mais qu'elles incommoderent beaucoup. Mon pere en a vu aussi plusieurs, que les eaux de Bagneres ont réduit à un état tout-à-fait extrême. Personne n'ignore que la paralysie vraie a souvent sa source dans le cerveau, & dans les divers replis de ses moëlles, où elle est profondément enracinée; desorte qu'il ne paroît gueres possible de détruire sa cause, ou de la résoudre, attendu que presque toute résolution, pour qu'elle se fasse, suppose un gonflement de la partie affectée, & l'évacuation de la matiere critique, par les excrétoires voisins. Or ce gonflement, ou effort de résolution, ne peut gueres être que mortel dans le cerveau, qui manque d'ailleurs de voies d'excrétion commodes. Ce n'est donc que les paralysies symptomatiques, ou stomacales, que nos eaux guérissent ou diminuent : peut-être pourtant pourroient-elles, par leur qualité purgative, produire quelque soulagement dans un œdeme du cerveau, en évacuant les sérosités superflues ; mais on auroit toujours la récidive à craindre. Il est par conséquent prudent, dans la paralysie cerebrale, de prendre l'avis d'un Médecin, avant de faire

uſage des eaux thermales , & je ne ſuis pas ſurpris qu'un Paralytique dont parle Helvigius ,
qui étoit guéri (ou plutôt ſoulagé) par des eaux ,
& qui dans la crainte de la rechute , fit uſage
des mêmes eaux , fut atteint de nouveau de ſa
paralyſie , & tomba dans un état pire qu'auparavant. Encore une fois , le mieux eſt , dans
preſque toute paralyſie cérébrale , confirmée , de
s'abſtenir des eaux minérales : on peut même
l'avancer avec de bons Médecins. Quoique les
purgatifs y produiſent aſſez ſouvent quelque bon
effet , néanmoins les forts , les vomitifs , par la
commotion qu'ils excitent dans les humeurs , les
font ſe porter en plus grande quantité au cerveau ,
& y augmenter l'embarras. La moindre concrétion
ſuffit pour former le noyau de cette maladie ,
noyau qui s'accroît enſuite inſenſiblement , en
conſéquence de l'inertie des organes excrétoires , & des mouvemens difficiles du cerveau.
Souvent ce germe malheureux naît d'une diſpoſition naturelle dans ce viſcere : on connoît des
races d'apopleƈtiques. Quand l'apoplexie ou la
paralyſie attaquent tout-à-coup , c'eſt ordinairement une marque qu'elles ont jetté leurs racines
depuis long-temps ; l'attaque eſt le dernier effort
ou la derniere fievre qui ſuccede à une autre

qui avoit été infenfible. Il n'eft donc pas bien certain, qu'une faignée faite avant l'attaque, pût toujours la prévenir, comme quelques-uns le croyent : la derniere fecouffe qui la détermine, arrive fort fouvent pendant le travail de la digeftion. Comme ce même travail caufe dans une playe, pendant que la cicatrice fe fait, un bouleverfement général, il le produit auffi dans une apoplexie, dont le noyau s'eft mûri dans le cerveau, & y a acquis un gros volume, au point d'être devenu le centre principal de l'irritation. On ne peut, fans étonnement, apprendre ce que difent ou méditent quelquefois les Malades, aux approches d'une attaque d'apoplexie. Tous leurs fens, dit Aretée, font fains & entiers, & leur efprit femble avoir acquis un caractere prophétique. Le premier objet de leurs penfées, eft qu'ils vont fortir de ce monde ; enfuite ils annoncent l'avenir par le préfent ; & l'événement juftifiant leur prédiction, on les admire, & on les regarde comme de vrais Prophetes. J'en ai vu un qui prédit fa mort pendant fix jours.

Observ. CXXIV^e. Aux approches d'une attaque d'épilepfie, l'effort de toutes les parties fe dirige fenfiblement vers la tête, & s'y recueille, d'où vient que les Malades prévoyent ces attaques. Un homme âgé d’environ 35 ans , fujet à l’épilepſie , vint à Bareges , & y fit uſage des eaux & des bains , ſans prendre avis d’aucun Médecin. Au ſixieme jour de cet' uſage , les accès qui avoient été rares juſqu’alors , revinrent trois fois , & furent plus violens que de coutume. Ayant été appellé , je jugeai qu’un tel déſordre , occaſionné par l’énergie des eaux , pourroit bien avoir quelque choſe de critique ; mais n’oſant pas expoſer le Malade à l’événement de ma prédiction , je preſcrivis une ſaignée que je fis réitérer , & je lui conſeillai de renoncer à nos eaux , du moins à celles de Bareges. Convenoit-il qu’il perſiſtât dans leur uſage ? Je ne le penſe pas. Le ſixieme jour , que Galien avoit coutume d’appeller le tyran , dans les maladies aiguës , mérite d’être ici ſoigneuſement remarqué. Je me ſuis apperçu clairement , dans beaucoup de cas , quand même je me ſerois trompé dans le précédent , que ce jour , à compter du premier de l’uſage des eaux , lorſqu’on en prenoit une certaine quantité , avoit quelque choſe de particulier , que les autres jours n’avoient pas , c’eſt-à-dire que la fievre que les eaux procurent , eſt de la nature des maladies aiguës. Seroit-ce là la raiſon pourquoi les Anciens fixoient l’uſage des eaux à neuf ou quinze jours, comme cela se pratique encore parmi le peuple ? Quoi qu'il en soit, je ne crois pas que les eaux de Bareges conviennent dans l'épilepsie ; elles engorgent considérablement le cerveau, & elles demandent trop de précautions employées dans l'accès. Si l'épilepsie, au lieu d'être idiopatique, étoit seulement sympathique, & dépendante, par exemple, des premieres voies, assurément il y auroit plus à attendre de l'usage de nos eaux. Mais qui pourra assigner un moyen de distinguer ces deux cas ?

Observ. CXXVe. Un homme d'un tempérament bilieux, sujet à un vertige habituel, se plaisoit beaucoup à boire les eaux de Bareges ; sa table étoit somptueuse à l'excès, & il mangeoit beaucoup, pour apaiser certaine inquiétude d'estomac, qu'il nommoit chaleur. Après s'être d'abord bien trouvé de leur usage, il mourut, au bout de trois mois, d'une attaque d'apoplexie. Un Militaire fut blessé au sommet de la tête, par une balle lancée perpendiculairement, qui n'offensa pas l'os. La guérison de la plaie s'obtint fort facilement, & on fit peu de cas de cet accident. Cependant la stupeur, la douleur, & la pesanteur de tête, survinrent, ainsi que l'obscurcissement de la vue, l'enflure de tout le corps, & la fievre. Le Malade étant venu à Bareges, il y fit ufage à fon gré des eaux en boiffon, des douches & des bains ; mais le vingtieme jour, il fut attaqué d'une fievre maligne cérébrale, dont il mourut le feptieme. A l'ouverture du cadavre, le cerveau fut trouvé fain : une petite poche ou véficule, qui s'étoit formée dans l'os fphénoïde, portoit en haut le cerveau : cette véficule ayant été ouverte, il en fortit beaucoup de matiere fanieufe, & l'os fphénoïde, & l'ethmoïde étoient entierement cariés. Dans ces deux cas, les eaux avoient très-évidemment agi, en déterminant le flux des humeurs vers la tête : ce qui auroit dû être évité, parce que dans ces fortes de maladies, l'excrétion critique ne peut pas fe faire.

OBSERV. CXXVI^e. Senac annonce & prouve que les affections de la poitrine, dépendantes d'un vice inhérent dans le cœur, font incurables ; & je ne doute pas que l'ufage de nos eaux ne les rendît bientôt mortelles. Deux hommes éprouvoient des palpitations de cœur violentes. Dans l'un, elles étoient l'effet de grandes follicitudes de l'efprit : l'autre les tenoit de l'enfance, fans caufe apparente. L'un & l'autre tomboient en défaillance, dès qu'ils prenoient quelque remede ou aliment , qui augmentoit tant soit peu la chaleur & le mouvement vitaux. Enfin leur maladie s'étant accrue , ils moururent d'un engorgement de poitrine , malgré le secours des saignées qu'on employa. Le cœur du premier fut trouvé prodigieusement gros , autant , ou même plus que ne l'est celui d'un bœuf ; il étoit d'ailleurs très-sain. Dans le second , les valvules de l'aorte , près du cœur , étoient presque ossifiées , & des excroissances polypeuses , qui leur étoient adhérentes , les empêchoient de se fermer. J'ai vu un Soldat attaqué d'un ulcere scorbutique à la jambe , qui loin de tirer du soulagement des eaux de Bareges , mourut le troisieme mois de leur usage : l'on trouva plusieurs petits ulceres sur la surface du cœur , & dans l'intérieur du péricarde. Le Malade s'étoit plaint aussi de palpitations de cœur : il finit par une espèce d'attaque d'apoplexie. Ces faits combattent très-certainement l'usage de nos eaux dans les affections idiopatiques du cœur. Nous pouvons donc assurer que ces affections , comme celles du cerveau , quand leur noyau est un peu considérable , ne se guérissent pas par nos eaux , du moins par celles de Bareges. Celles de Bagneres seroient plus supportables , par des raisons tirées de leur nature.

OBSERV. CXXVII^e. J'ai vu fix fujets attaqués d'ulceres au poumon, que les eaux Bonnes
ne purent garantir de la mort. Dans les uns,
elles augmenterent les crachats, & elles les
diminuerent dans les autres. Certains éprouverent, les premiers jours du traitement, un
foulagement funefte : un mieux marqué fuivi
enfuite d'accidens plus graves.

OBSERV. CXXVIII^e. Un Pulmonique, qui
avoit auffi une tumeur au foie, but les eaux de
Cauterès, qui rétablirent fon appétit, & lui procurerent de l'embonpoint, & une fanté brillante
en apparence. L'hiver fuivant, il eut des douleurs rhumatifmales aux bras & aux cuiffes,
(accident fréquent & d'affez mauvais augure,
dans la pulmonie), & il mourut à l'entrée du
printemps, qui n'eft pas moins fouvent perni-
cieufe que falutaire.

OBSERV. CXXIX^e. Un homme fec & mélancolique, dont le foie étoit tuméfié, étoit
fujet à éprouver tous les ans une fievre, accompagnée d'une douleur dans l'hypocondre droit,
de toux, de difficulté de refpirer, & d'extinction
de voix. La boiffon des eaux de Cauterès tint
fa poitrine libre pendant trois ans : mais le foie
s'engorgea de plus en plus, & la douleur s'y

borna

borna entierement. Enfin , en 1751 , les eaux occasionnerent un crachement de sang considérable , la fievre devint lente & plus marquée : le Malade mourut dans l'hiver.

OBSERV. CXXX^e. Un jeune homme qui avoit fatigué sa poitrine en chantant, fut attaqué à un des doigts de la main gauche , d'un abcès qui provenoit de cause interne. Dès que le doigt commença à suppurer, le Malade fit usage des eaux Bonnes , en lotion & en boisson, & il devint pulmonique ; sa joue gauche s'enfla , & il y a grande apparence que le germe de la maladie existoit dans le côté de la poitrine , qui correspondoit aux parties affectées.

OBSERV. CXXXI^e. Un homme d'un tempérament bilieux , déja avancé en âge , qui habitoit un lieu froid & marécageux , & buvoit de l'eau de puits , fut attaqué , sans cause évidente , de deux abcès , dont l'un occupoit le doigt du milieu du pied gauche, & l'autre pareil doigt de la main du même côté. A ces abcès , étoient joints un crachement de sang abondant , une petite fievre , la toux, & la sécheresse de la peau. Après une saignée & un purgatif, j'ordonnai le lait, les anti-scorbutiques, & les eaux Bonnes , avec un régime convenable. Le Malade

Tome I. R

s’appercevant lui-même que ses ulceres & sa poitrine alloient beaucoup mieux , par le seul usage des eaux , il rejetta tous mes autres remedes pour boire toujours , disoit-il , ces eaux merveilleuses. M’ayant abordé , quelques jours après , d’un air gai , il me montra ses doigts , & me dit qu’il avoit la poitrine en très-bon état : les ulceres étoient bien cicatrisés , la respiration entierement dégagée , & le pouls ne marquoit presque pas de fievre. Surpris de tout cela , je gardai le silence. Qu’arriva-t-il ? Environ quinze jours après , il s’éleva une tumeur au mésentere , indolente & qui s’augmentoit chaque jour. J’essayai envain de m’opposer à ses progrès , & de rétablir la suppuration des doigts ; le Malade mourut environ un mois après la naissance de cette tumeur , lorsque le mésentere fut entré en suppuration.

Observ. CXXXII^e. Il y a long-temps que j’ai publié que les eaux de Bagneres nuisoient souvent dans les affections idiopatiques du poumon. Une femme , en qui les regles s’étoient supprimées après une couche , fut attaquée d’un ulcere à la poitrine , qui s’accrut par l’usage des eaux de Bagneres de la fontaine Salut , & tua la Malade. Une jeune fille qui étoit affectée d’un ulcere léger au poumon, fut réduite à la derniere extrémité par les eaux de Bagneres de la fontaine Salut ; les Bonnes la foulagerent un peu. Une autre jeune fille maigre, féche, & fans appétit, fut, à la fuite d'une pleuréfie, atteinte d'un ulcere au poumon : les eaux de Bagneres la conduifirent au tombeau. Une femme, âgée d'environ 50 ans, éprouvoit des efpeces d'accès d'afthme, avec des douleurs de colique : les eaux de Bagneres de la fontaine Salut & Dupré, augmenterent la difficulté de refpirer ; il furvint enfuite une toux, & une rougeur à l'œil droit ; les paupieres & la joue du même côté s'enflerent, & la Malade ne pouvoit fe coucher que fur ce côté : enfin fon pied droit s'enfla, un crachement de fang, & la fievre fe déclarerent, & elle mourut environ deux mois après. Un jeune homme écrouelleux, but les eaux de la fontaine Salut. L'année fuivante, il cracha le pus, & mourut. Je tais plufieurs autres faits de cette efpece, parce que l'ancien préjugé conçu en faveur des eaux de Bagneres, & qui étoit fingulierement en vigueur lorfque je fis mes premiers effais fur les eaux, eft maintenant fort diminué, autant que je puis en juger.

OBSERV. CXXXIII[e]. J'ai vu parmi les afthmatiques, une femme qui fut attaquée d'une hémophtyſie, le cinquieme jour de l'uſage des eaux de Bagneres de la fontaine la Reine. Tout le monde ſait qu'un grand nombre d'aſthmatiques ont uſé des eaux Bonnes, de celles de Bareges, des Chaudes, & de celles de Cauterès, ſans en reſſentir ſenſiblement aucun effet, ni bon, ni mauvais. Je n'en ai vu qu'un, qui après avoir été preſque ſuffoqué par les eaux de Bareges, reçut un peu de ſoulagement de celles de Cauterès. Enfin on compteroit à peine deux ou trois ſujets, j'entends parmi les adultes, attaqués d'un aſthme confirmé, qui aient été bien guéris par nos eaux ; car il faut diſtinguer le ſoulagement, de la guériſon parfaite. Au reſte l'aſthme n'eſt-il pas ſouvent incurable ?

T. XCXVIII. Ces déſordres cauſés par nos thermales, apprennent beaucoup de choſes, & en laiſſent entrevoir davantage, qu'on pourra connoître un jour. 1°. Suivant l'Obſervation 127ᵉ. leur uſage ſupprime quelquefois les crachats, & il les provoque d'autres fois : on doit donc tâcher, autant qu'on le peut, de bien diſtinguer ces divers cas, par leurs ſignes propres. 2°. Le ſoulagement qui ſurvient dans une maladie pectorale, comme dans le cas 129ᵉ. demande ſou-

vent beaucoup de circonfpection , avant d'être
prôné , afin qu'on n'ait pas le regret de voir qu'on
s'eft abufé , ou qu'on en a abufé d'autres. 3°.
L'Obfervation 130ᵉ. fait voir clairement , que
nos eaux réveillent les maladies , & qu'elles peuvent en conféquence être nuifibles , en fufcitant
des crifes ou des excrétions , qui ne fauroient fe
terminer heureufement. Il faudroit , pour les
bien adminiftrer , & ne pas mettre la vie des
Malades en danger , bien évaluer d'abord le
degré de force que peut comporter la fievre
qu'on veut mouvoir , & enfuite déterminer les
voies les plus convenables pour l'évacuation.

T. XCXIX. Je n'ai jamais entendu rien louer
davantage , que la vertu apéritive & fondante
des eaux de notre Pays , qu'on éleve jufqu'au
Ciel. Je pourrois , fi je voulois , rapporter fur
cela , une infinité d'hiftoires que l'on fait , &
qui ne font pas peu gravées dans l'efprit de
bien des gens. Je ne fais donc par quelle fatalité ,
je n'ai vu que rarement des tumeurs ou des
glandes , que nos eaux aient parfaitement &
complettement fondues ou réfoutes : j'ai feulement vu qu'elles en ont diminué un grand nombre,
& fait fuppurer beaucoup d'autres : c'eft-là tout
ce qu'une Obfervation exacte m'a pu faire dé-

couvrir. Nos eaux procurent la résolution parfaite de la pléthore simple des vaisseaux, comme il a été dit dans le Théorême 93, & ailleurs : il a été prouvé aussi qu'elles ne peuvent tout au plus que diminuer les callosités & les carnosités. Or beaucoup de tumeurs ont à leur surface, une telle pléthore simple, qui leur sert comme d'enveloppe, au centre de laquelle est le noyau calleux ; les eaux, dis-je, détruisent bien l'enveloppe, mais le noyau, qui est la chose principale, leur résiste souvent. En un mot, sur douze tumeurs vraies, ou bien formées, il n'y en pas seulement deux qu'on puisse se flatter de résoudre parfaitement avec nos eaux. Quant aux tumeurs squirrheuses, terreuses, ou autres, je n'oserois les déclarer absolument indestructibles : mais je desire qu'on mette des bornes aux éloges pompeux, que le bavardage n'a que trop multipliés, & par lesquels je m'étois laissé entraîner moi-même, avant de m'être instruit par l'expérience & par le temps. On nous raconte, dit Hyppocrate, une infinité de choses merveilleuses, telles que je n'en ai jamais vu, & que je ne puis ni rapporter, ni croire. Je crains que de pareils récits ne soient exagérés.

OBSERV. CXXXIVe. Il ne faut pas non plus

espérer de guérir toujours avec nos eaux , les ulceres , la carie , & le marasme extérieur. Dans un homme, dont le bras droit étoit flétri par le marasme , ses tendons calleux , & les doigts crochus , les douches & les bains de Bareges , qui furent employés pendant deux mois , ne produisirent aucun effet. Un Américain d'un tempérament bilieux , qui , dans sa jeunesse , avoit beaucoup chassé , & souvent couru les marais pendant qu'il étoit en sueur , & qui avoit été autrefois sujet à des hémorrhoïdes , étoit affecté d'un vertige, dont les accès revenoient de temps en temps ; de flatuosités , de marasme & de convulsions aux extrémités inférieures ; les convulsions s'étendoient quelquefois jusqu'aux muscles de l'abdomen , & rendoient par-là son état plus fâcheux. Après avoir inutilement employé pendant long-temps , à S. Domingue , différens remedes , & les eaux de *Banic* , il vint enfin à Bareges. Les eaux dont il usa de toute maniere , ne lui procurerent pas le plus petit soulagement. J'ai vu nombre d'autres marasmes des pieds & des mains, dans lesquels nos eaux ont été également infructueuses.

OBSERV. CXXXV^e. Dans une fille âgée de 24 ans , dont le pied étoit couvert d'ulceres , avec carie des os : les eaux de Bareges ne produifirent aucun effet. Cette maladie provenoit d’un coup, & la Malade avoit été, pendant la fuppuration, privée de fes regles. Un Payfan étoit atteint au genou, & à la jambe, d’ulceres, avec carie des os; il fortoit des vers des ulceres, qui rempliffoient toute l’articulation. Les eaux de Bareges ne procurerent point de foulagement. J’ai vu auffi dans une fille fujette à un afthme depuis fa petite vérole, un ulcere au pied, qui réfifta à l’ufage des mêmes eaux. Cet ulcere provenoit d’un flux pituiteux, qui avoit été déterminé par l’effort de la fievre. La fuppuration de la tumeur, lorfqu’elle fe fût établie, avoit fait difparoître l’afthme.

Observ. CXXXVI^e. Un Soldat avoit été griévement bleffé au pied, par un éclat de bombe; les os du tarfe & du métatarfe étoient collés enfemble, l’aftragal l’étoit avec le tibia, & l’épanchement de la fynovie qui s’étoit fait en-dehors de l’articulation, formoit une éminence circulaire : les douches & les bains de Bareges furent employés fans aucun fuccès. Dans ce même ttemps, deux anchylofes, l’une au genou, & l’autre au coude, réfifterent à l’ufage des mêmes eaux.

Observ. CXXXVII^e. Un Militaire fut atteint d'une balle d'arquebuse, qui lui perça le genou, en passant du condyle externe du femur, au condyle interne du tibia. Pendant le traitement qu'on lui fit, sa jambe se plia vers la fesse, & garda depuis cette situation, qu'un usage de trois ans des eaux de Bareges, corrigea un peu. Un homme d'une illustre naissance, fut blessé par une balle à l'articulation d'un genou ; son autre genou étoit immobile depuis dix ans, & sa jambe renversée sur la cuisse : il fut guéri de son ancienne maladie, par les eaux de Bareges, tandis que la plus récente résista. Ce fait a été transmis par la tradition des vieillards, & l'ancienneté n'a rien diminué de sa valeur.

Observ. CXXXVIII^e. A l'égard des luxations qu'on n'a pu réduire par les moyens ordinaires, je pense qu'il est fort inutile de les soumettre à l'épreuve de nos eaux, parce qu'elles ne font pas capables de relâcher les muscles de l'os déplacé, ni les autres muscles qui font en contraction. J'en ai vu quatre exemples, l'un au carpe, & les autres au coude, dans lesquels les eaux de Bareges & de Cauterès furent fans effet.

Observ. CXXXIX^e. Un Américain d'un

tempérament bilieux , fec & fort vif , & qui avoit les cheveux rougeâtres , étoit , depuis quatre ans , fujet à avoir par intervalles , de légeres efflorefcences , prefque fur tout le corps , entourées d'une croute noire , avec démangeaifon. Des frictions qu'on lui fit à une main , je ne fais avec quel onguent , ayant fait difparoitre les boutons de cette partie , il s'en éleva bientôt un vers l'angle externe de l'œil , qui fut fuivi d'un autre au fternum. L'un & l'autre s'étant convertis en ulceres , le Malade , après avoir employé envain toutes fortes de remedes , arriva à Bareges plein de vigueur ; fes ulceres étoient alors d'un rouge pâle & molaffes , fans callofité apparente , & fans douleur ; l'on y voyoit autour , & dans l'intérieur , de petites veines affez gonflées , & ils verfoient une fanie blanchâtre & gluante. Les eaux de Bareges qui furent employées pendant deux mois , n'eurent aucun fuccès.

OBSERV. CXL^e. Nous avons maintenant à parler des maladies dans lefquelles l'action des eaux de notre Pays, n'eft pas encore affez connue, & que nous avons nommées maladies douteufes. Il eft conftant que nos eaux , fur-tout celles de Bareges & de Cauterès , prifes en boiffon ou en bain , rendent ordinairement les attaques des douleurs articulaires, plus vives. Il reste à savoir si cette plus grande violence est, dans le fond, préjudiciable. C'est ainsi (dit Raymon-Fortis) que plusieurs de ceux qui s'en allerent prendre les eaux de Saint Maurice, s'en retournerent avec des douleurs aux articulations , ou en furent attaqués bientôt après. Certain mélancolique , homme bilieux, qui avoit une disposition née à la goutte & aux hémorrhoïdes , souffroit depuis long-temps , des douleurs vagues par tout le corps : les eaux de Bareges , dont il usa en boisson & en bain , lui causerent, dans peu de temps, un accès de goutte.

Observ. CXLIe. Un jeune homme qui, depuis l'âge de 15 ans , jusqu'à celui de 25 & plus, s'étoit adonné au vin , aux femmes , & au jeu d'escrime , fut attaqué de douleurs irrégulieres à un pied ; elles devinrent bientôt périodiques , & revenoient cinq ou six fois par an. Le pied & les doigts étoient enflés , & la jambe s'étoit peu à peu amaigrie ; mais le pied conserva toujours un peu de sa sensibilité. La boisson & les bains des eaux de Bareges rendirent à la jambe sa flexibilité , & firent disparoître presque tout-à-fait l'enflure & les douleurs.

Observ. CXLIIe. Un Paysan qui avoit depuis long-temps , les articulations & les mains enflées & douloureuses , devint asthmatique. Les eaux de Bareges diminuerent beaucoup l'asthme , donnerent plus de jeu au mouvement des articulations , & le Malade se porta assez bien pendant tout l'hiver. La saison suivante , il employa le même traitement & il en retira dans peu un grand soulagement.

OBSERV. CXLIII.^e Un Paysan , maigre , sec & bilieux , qui souffroit des coliques cruelles , fut atteint d'un rhumatisme goutteux à la jambe & au genou , qui étoient si fort enflés , qu'ils sembloient anchylosés. Il obtint sa guérison par le moyen des eaux de Bareges en boisson , en bain & en douches.

OBSERV. CXLIV.^e Une femme de 42 ans , en qui le flux menstruel étoit déja bien diminué , fut affligée à la cuisse droite d'une douleur qui peu à peu s'avança jusqu'au pied , dont l'articulation s'enfla , & resta dans cet état pendant un an. Après certains remedes éprouvés inutilement , la Malade eut recours à la boisson & aux bains des eaux Chaudes , qui occasionnerent un accès de goutte , dont elle fut à peine un peu remise , qu'il lui survint une hémorrhagie de la matrice qui l'affoiblit beaucoup : ensuite elle fut conva-

lefcente ; l'écoulement menftruel fe fit affez bien,
& la douleur du pied & de la cuiffe ceffa prefque
tout-à-fait.

OBSERV. CXLV^e. Un homme de lettres,
âgé de 50 ans, qui mangeoit beaucoup, & qui
étoit rempli d'efprit & d'embonpoint, devint,
fans caufe apparente, lourd, pareffeux & inquiet,
& perdit entierement l'appétit & le fommeil ; il
reffentit auffi au pouce du pied droit, un commencement de goutte. Les eaux Chaudes lui
rendirent la fanté. Les accidens ayant enfuite
reparu, l'ufage des mêmes eaux eut le même
fuccès.

OBSERV. CXLVI^e. Un homme d'une conftitution bilieufe, & fort fujet à des flatuofités
inteftinales, fut affligé d'une douleur très-vive
à la cuiffe, au genou, & au pied, avec enflure
de celui-ci : malgré toutes fortes de remedes
qu'il employa, il paffa fort miférablement l'hiver.
La boiffon & les bains de Cauterès des fontaines
Laraliere & Dubois, firent évanouir tous les
fymptômes.

T. C. Ces Obfervations font voir manifeftement, que le germe de la goutte s'étend & fe
produit, avec un changement notable, dans le
jeu des organes. Ce germe croît & fe développe

peu à peu , & il étend enfin fes branches jufqu'aux extrémités du corps ; ce qui détermine
les premieres attaques de cette maladie. Sa
fource dans les entrailles , & la tyrannie qu'elle
exerce de-là fur toutes les autres parties , font
également évidentes. La goutte remontée, comme
on l'appelle , ne défigne-t-elle pas que les entrailles étoient affectées dès l'origine de la
maladie ? La goutte attaque les jeunes volup-
tueux , qui font d'un tempérament fanguin &
bilieux, & fujets à des douleurs rhumatifmales ;
leurs membres fe diftendent d'abord , & fe roi-
diffent enfuite par degrés : c'eft le premier temps
de la maladie. Les attaques devenues périodiques
& plus ou moins bien réglées , conftituent le
fecond temps. Le troifieme temps eft marqué par
la violence des fymptômes , qui ont atteint leur
plus haut degré ; les vifceres demeurent foibles
& languiffans après le paroxifme , le travail
critique eft , à tous égards , imparfait, & enfin
le paroxifme lui-même a beaucoup de peine à fe
faire. Dans le troifieme temps encore , toutes les
parties fe reffentent des ravages de la maladie ;
elles en font devenues comme la pâture , pour
nous fervir de l'expreffion de Sydenham. De-là
naiffent en foule , l'œdeme , l'afthme , l'engour-

diffement de tous les membres , & le fcorbut , qui accompagnent ce dernier période. Baillou penfoit , d'après les Anciens , que la caufe matérielle de la goutte , étoit un fuc muqueux femblable à la fubftance des nerfs , qui feroit fondue , fuc qui fervoit à la nourriture de ces organes , & à celle des tendons. Il eft certain que le fang doit abonder en fuc nourricier dans cette maladie. (*Voyez le dernier article de la feconde Partie.*) Mais cette furabondance eft ici , comme dans prefque toutes les autres affections , effet & non caufe , d'autant que chaque individu a reçu de la Nature une certaine portion de mucofité , ainfi qu'Hyppocrate l'a remarqué. Au refte c'eft de cette mucofité que doit s'entendre ce que les Anciens ont dit de la rofée , de la glu , du *cambium* , &c.

T. CI. Qui ignore , & qui n'a pas médité ces maximes fublimes d'Hyppocrate ? Les vieillards , dit-il , ceux qui ont des nodus aux articulations , ceux qui vivent dans la mifere , & dont le ventre eft pareffeux , tous ceux-là ne peuvent , autant que j'en puis juger , être guéris de la goutte par aucun fecours de l'Art ; il n'y a qu'un flux dyffenterique , quand il furvient , qui les en délivre fans retour. Toute évacuation qui se fait par les voies inférieures, leur est également fort salutaire. Mais une personne jeune, qui n'a pas encore de nodus aux articulations, qui mene une vie réglée, qui aime le travail, & qui fait bien les fonctions du ventre, pourra guérir, si elle est soignée par une habile Médecin. Oh Hyppocrate, il est peu de choses que votre profond savoir ait laissé à découvrir à la postérité! N'auriez-vous pas reconnu, comme nous, trois temps dans la goutte? J'ai vu plusieurs exemples qui confirment ce que vous dites touchant l'utilité des flux inférieurs dans cette maladie. Ici ce fut une fistule à l'anus; là un flux hémorrhoïdal, qui amenerent le plus grand soulagement: l'abdomen étoit donc affecté dans ces deux cas. Un homme encore se procuroit la liberté du ventre avec un suppositoire de savon, & calmoit ainsi les douleurs de sa goutte. Hyppocrate conseille de brûler sur les parties affectées des douleurs de la goutte, une meche de lin crud. Ce moyen, ou d'autres approchans, tel que celui du moxa, ont été pratiqués par des Médecins modernes, avec succès. Les bains, les douches tiédes, les fomentations émollientes, les laxatifs, les rafraîchissans, les clysteres, les suppositoires, un purgatif donné sur le déclin

de

de la douleur , & fuivi de l'ufage du petit lait
bouilli , ou du lait d'âneffe , tous ces fecours
confeillés par Hyppocrate , dans la goutte , ne
peuvent point paffer pour des remedes chauds ,
ou bien on n'en peut pas induire , que cet Auteur
ait fondé la cure de cette maladie fur les échauffans & les purgatifs.

T. CII. La goutte , dit Vanhelmont , ne réfide point dans le doigt , qui en reffent feulement
le contre-coup ou les effets : de-là vient que
l'amputation du doigt ne délivre pas de cette
maladie : c'eft dans l'efprit vital que réfide fon
germe qui produit fes ravages lorfqu'il s'eft
mûri. Les goutteux , continue-t-il , éprouvent
d'abord des mouvemens défordonnés dans les
parties précordiales; la boiffon & les alimens les
affectent facilement , ainfi que les changemens
de l'air qu'ils prédifent fouvent : les premiers
mouvemens fébriles qui s'excitent , ceux qui en-
tament la fcene du paroxifme , fe font fentir vers
le fiége du cœur, d'où ils fe tranfmettent au cerveau , & portent le trouble dans l'organe du
fentiment. L'opinion de Vanhelmont fur l'origine
de la goutte , feroit-elle vraie ? Pourroit-on regarder cette maladie comme contagieufe ? Au
refte , il y a long-temps que j'y ai employé

l'ufage intérieur du favon mêlé avec nos eaux.

OBSERV. CXLVII^e. Les eaux de Bagneres des fources Salut & Laferre, entraînerent une fort grande quantité de fables de la veffie, dans une jeune fille hyftérique & affligée de violentes douleurs néphrétiques. Les eaux Bonnes, fans produire l'excrétion d'aucuns fables, procuroient pourtant un foulagement plus marqué & plus durable.

OBSERV. CXLVIII^e. Un homme de 40 ans, d'une conftitution feche & bilieufe, & atteint d'une douleur des reins, fe délivroit tous les ans, par les voies urinaires de plufieurs calculs, à la faveur de l'ufage des eaux de Bagneres de la fontaine Lafferre. Ayant bu pendant deux faifons les eaux de Cauterès de la fontaine la Ralière, il fût exempt, pendant trois ans, de fes douleurs, & il ne rendit point de calculs.

T. CIII. Les eaux Bonnes & de Cauterès produifent donc une moindre excrétion de calculs, que celles de Bagneres, qui pourtant foulagent moins. Les premieres s'oppoferoient-elles à la formation des calculs, ou bien les évacueroient-elles imperceptiblement, en occafionnant une pléthore du fuc nourricier ? J'ai vu en effet nombre de Malades qui en rendoient le matin en touffant, une grande quantité avec les crachats, & qui, prenant les eaux Bonnes, n'en rendoient aucun, quoiqu'ils crachaffent beaucoup. Cela fait voir qu'il ne faut pas toujours compter fur les remedes qui provoquent l'excrétion des graviers, & que les diurétiques, comme Baillou l'a déja dit, peuvent être nuifibles, parce que tandis qu'ils évacuent les premiers calculs, ils en font peut-être naître d'autres.

OBSERV. CXLIX^e. Une femme fort âgée, qui depuis dix ans rendoit des urines graveleufes, effuya une attaque de néphrétique très-vive, & fa poitrine s'embarraffa. L'ufage des eaux Bonnes la fit cracher beaucoup, & elle fe trouva foulagée : mais pendant fa convalefcence, il lui furvint fous la langue, près des gencives, une tumeur, de laquelle il fortit, quand elle fut ouverte, un calcul femblable à ceux de la veffie. Depuis elle en rendit beaucoup moins par les urinaires ; il eft vrai auffi qu'elle devint plus fobre qu'elle ne l'avoit été.

T. CIV. Le foulagement qu'éprouva la Malade de l'Obfervation précédente, étoit-il dû au régime qui fut obfervé avec foin, ou à un changement qui s'opéra dans les reins ? Je voudrois, à la vérité, qu’on prît soin de reconnoître dans la nephrétique, quelque irréguliere que paroisse sa marche, trois temps qu’elle a, ainsi que toutes les autres maladies. De plus, ce n’est pas sans raison qu’on l’a nommée la cousine-germaine de la goutte; & l’on peut aussi, à fort juste titre, la mettre au nombre des accidens propres aux hémorrhoïdaires. Je l’ai vue trois fois succéder à la migraine; celle-ci se calmoit, pendant que des calculs se formoient dans les reins. De-là vient qu’avant que les douleurs de la néphrétique se manifestent, le vice a gagné presque tous les visceres, ainsi qu’on l’a remarqué.

Observ. CL^e. Dessault, notre Compatriote, avoit avancé que les eaux de Bareges, injectées dans la vessie, dissolvoient la pierre. Sur quoi Meighan est de même avis. J’ai fait plusieurs tentatives depuis ces Médecins, & j’ai reconnu qu’il n’y a que les calculs qui ressemblent à la brique, qui soient dissous; les autres résistent absolument, étant même placés à la source des eaux : or personne n’ignore que l’eau commune dissout quelques pierres. Il reste par conséquent bien des recherches & des expériences à faire sur ce sujet. Un des meilleurs moyens préservatifs de cette maladie, c’est d’entretenir les fonctions de l'eſtomac dans leur intégrité. Seroit-il vrai que le lait fût un fondant de la pierre, comme James l'avance, tandis qu'au rapport de Galien, ſon uſage continué long-temps, cauſa cette maladie à certaines perſonnes, & que Baillou conſeille de s'y abſtenir de toute ſorte de laitage, ſi ce n'eſt de celui d'âneſſe ? J'ai vu le remede de Stephens, exciter la fievre & cauſer la ſuppuration du rein non encore affecté, & puis la mort. Cependant cette même fievre ne feroit-elle pas propre pour fondre les calculs qui ſont friables? Ne ſeroit-elle pas le principal inſtrument de la vertu lithontriptique des divers remedes & de nos eaux ? Sydenham releve beaucoup les bons effets de la manne, dans cette affection. Les produiroit-elle par une qualité fondante particuliere, ou mieux par ſa propriété purgative & déterſive, au moyen de laquelle l'ordre des mouvemens eſt rétabli dans les premieres voies.

OBSERV. CLIᶜ. Un Soldat âgé de 32 ans, d'un tempérament bilieux, & couvert preſque partout le corps d'une dartre qui lui rongeoit la peau ; & un Mendiant attaqué d'une teigne affreuſe, furent guéris par les bains du foulon de Bagneres, qui paſſent pour ſpécifiques dans les maladies de la peau. Les eaux de Bareges ont autrefois guéri un lépreux ; les Bonnes, & les autres ont également opéré des effets merveilleux dans ces fortes de cas.

OBSERV. CLIIᵉ. Un homme d'une illuftre naiffance, qui avoit été fort débauché dans fa jeuneffe, fut, vérs l'âge de foixante ans, attaqué aux deux jambes de taches rougeâtres, qui fe convertirent en croutes blanchâtres, écailleufes, fes fonctions fe faifoient bien, & fes gencives étoient en fort bon état : tous les remedes avoient été tentés envain. Je prefcrivis le lait, avec les anti-fcorbutiques pour toute nourriture, les eaux de Bareges de la fontaine Chaude, pour boiffon ordinaire, de temps en temps, les bains tempérés, & quelques frictions mercurielles ; les taches ayant difparu, & le Malade ayant repris fes forces & fon embonpoint, il fe crut entierement guéri. Je lui confeillai pourtant de continuer l'ufage des anti-fcorbutiques pendant l'hiver, de fe faire appliquer un cautere, & de garder le régime : il négligea tout cela, & revint l'année fuivante, trifte, & atteint à-peuprès des mêmes maux, dont il ne fut point guéri pour lors.

OBSERV. CLIIIᵉ. Un jeune homme mélancolique, plein d'efprit, & fort débauché, étoit attaqué aux fesses, de dartres qui, quand elles venoient à se sécher un peu, jettoient l'estomac dans un grand désordre. Les frictions mercurielles, & tous les autres secours usités, avoient été employés sans succès. Les eaux de Bareges procurerent à peine quelque soulagement, & ce soulagement étoit accompagné proportionnément de la diminution des forces & de l'embonpoint.

OBSERV. CLIVᵉ. Six douches, & autant de bains de Bareges, firent disparoître un ulcere dartreux au bras gauche, dans un vieillard cachectique. Dès le sixieme jour, l'œil du même côté se trouva affecté, le Malade voyoit les objets doubles, & il éprouvoit aussi de fréquentes attaques de vertige. Je fis appliquer dans le voisinage des dartres, un cautere pour rétablir promptement la suppuration ; le pied gauche étoit aussi enflé & œdémateux. Tant d'accidens annonçoient sans doute la présence de quelque germe fatal logé dans la poitrine ou dans le cerveau.

T. CV. Voilà trois cures qui furent imparfaites & manquées. Je ne sais si le temps les rendit plus assurées ; ce qu'il y a de vrai, c'est que les dartres sont si sujettes à récidiver, que rien ne paroît être plus opiniâtre que ce genre de maladie :

S 4

ſon opiniâtreté eſt fomentée peut-être par la profonde triſteſſe où elle jette les Malades. Hyppocrate avoit déja dit que les troubles de l'ame
que cauſe l'atrabile , ne ſont pas faciles à ſur-
monter. Les dartres ſont même quelquefois auſſi
rébelles que le cancer occulte , parce qu'il n'eſt
pas plus poſſible d'y procurer la réunion de la
peau , ou la cicatrice ; elles ſont enfin bien ſouvent l'effet d'un vice de quelque organe intérieur.
Un homme avoit conſtamment au côté , vers
l'endroit où le diaphragme s'attache aux côtes ,
une dartre , qui quand elle venoit à diminuer
par hazard , étoit auſſitôt accompagnée des
ſymptômes de l'aſthme , ſymptômes qui s'éva-
nouiſſoient auſſitôt que la dartre reparoiſſoit. J'ai
vu une femme affligée de convulſions des viſceres de l'abdomen , dont les attaques étoient
terminées ou renouvellées , par l'apparition ou
la diſparition d'une dartre qui occupoit la partie
interne de la jambe. Ainſi l'exſiccation d'une
dartre étoit ſuivie de convulſions de l'œil, dans
le ſujet de l'Obſervation 154ᵉ. & les douleurs
d'eſtomac de l'Obſervation 153ᵉ. s'augmentoient
dès qu'une dartre que la Malade avoit aux
feſſes , venoit à diminuer. Au reſte ce qu'Hyppocrate a avancé , que les dartres ne ſont dan-

gereufes qu'autant qu'on les irrite , paroît fort vraifemblable , attendu qu'il n'eft pas rare qu'elles fe guériffent , lors même qu'on fonge le moins à y faire des remedes : il faut donc laiffer cette affection parcourir fes dégrés en liberté. Ainfi les eaux de Bagneres & les divers remedes de l'Art , qui diminuent promptement les dartres , ou les font difparoître , femblent être contraires au véritable objet de leur guérifon. Ces trop prompts changemens menacent les vifceres de quelque accident funefte ; & les eaux de Bareges & les Bonnes , qui les augmentent d'abord , ne doivent pas pour cela être taxées d'être per-nicieufes. Il faut multiplier les obfervations fur cette matiere.

T. CVI. Lorfque quelque partie du corps , par exemple , une glande eft devenue l'abou-tiffant d'un flux variqueux, qu'elle eft pleine de callofités , & fort douloureufe , que le courant de la matiere de la tranfpiration y eft déterminé, qu'il y a inflammation , & de vains efforts de fuppuration & de cicatrifation , & enfin de l'amaigriffement ; c'eft ce qui conftitue le cancer. Dans cette cruelle maladie , qui eft fi com-pliquée , qu'on ne peut gueres la définir , les vices de ferrement & de laxité font fort confondus, & plus que dans aucune autre. D'ailleurs elle eft plus ou moins évidente ou occulte, & elle attaque fur-tout les parties qui font d'une texture lâche. Si pour diminuer les douleurs dans cette affection, on employe les adouciffans, le relâchement qu'ils caufent, augmente les varices & l'œdeme ; tandis que d'un autre côté, la douleur elle-même & les callofités, ainfi que la matiere de la tranfpiration qui baigne la partie malade, s'oppofent au travail de la fuppuration ou de la réfolution, & à celui de la cicatrice. Il faut donc laiffer fubfifter cette efpece·de cautere naturel, prenant foin pourtant de calmer les douleurs autant qu'il eft poffible, pour empêcher que la maladie ne devienne bientôt mortelle, & de détourner le flux pituiteux ou variqueux, & celui de la tranfpiration qui paroît y être attirée de toutes parts, & qui acheve de porter l'engorgement & le tiraillement des vaiffeaux à leur comble. Le cancer n'eft fufceptible d'aucun effort bien critique : fes progrès font lents pendant bien du temps : fouvent il eft fomenté par une difpofition dartreufe contractée dans l'enfance, ou bien par des affections violentes de l'efprit : fouvent auffi il parvient rapidement à fon fecond & à fon troifieme temps :

c’est dans ce dernier qu’on l’attaque ordinairement ; mais il est fort dangereux de différer la curation jusqu’alors.

Observ. CLV^e. Je m’étois flatté autrefois que nos eaux pourroient être salutaires dans tous les temps du cancer ; mais je pense bien autrement aujourd’hui. Une fille âgée de 40 ans, dont la mammelle droite étoit cancérée, & une autre fille Religieuse, dont le sein droit étoit devenu squirrheux à la suite d’un coup, ne reçurent aucun soulagement des eaux de Bareges.

Observ. CLVI^e. Un Prêtre avancé en âge, jadis sujet à des hémorrhoïdes, & qui disoit avoir essuyé plusieurs maladies de cause bilieuse, avec enflure des jambes, étoit affecté sur le côté droit de la langue, d’un ulcere calleux sanguinolent & hideux, & en outre d’un gonflement de la parotide & de la glande maxillaire du même côté ; les eaux de Bareges dont il usa, ne produisirent aucun effet salutaire.

Observ. CLVII^e. L’usage des mêmes eaux fut pernicieux à une fille atteinte d’un cancer ouvert à la mammelle droite, & à une autre fille affligée à la mammelle droite, d’un cancer, avec des crévasses : dans celle-ci le mammellon devenoit érésypelateux, & les crévasses étoient augmentées par les eaux.

OBSERV. CLVIII^e. Une jeune fille étoit attaquée, au côté droit du nez, d'un ulcere chan-
creux, avec érofion des tégumens feulement ; il
s'y formoit de temps en temps des croutes blanchâtres & friables, comme dans la teigne : l'ufage
des eaux de Bareges faifoit augmenter l'ulcere,
& occafionnoit la carie des cartilages du nez.

OBSERV. CLIX^e. Dans une veuve, un cancer
à la mammelle, remarquable par des crévaffes
d'un rouge très-vif, s'accrut beaucoup par l'ufage
des mêmes eaux.

OBSERV. CLX^e. Une femme à qui on avoit
amputé une mammelle, fit ufage des eaux
Bonnes pour cicatrifer l'ulcere ; il s'accrut, s'é-
tendit, & l'autre mammelle devint fquirrheufe.

OBSERV. CLXI^e. Une femme de qualité, en
Angleterre, atteinte de fleurs blanches après une
couche, fit ufage imprudemment de remedes
aftringens, qui occafionnerent une douleur dans
la région de la matrice, la fievre & le marafme ;
car on ne doit pas toujours, fuivant la remarque
de Baillou, s'appliquer à arrêter cette efpece de
flux. Les eaux de Bareges furent employées de
toutes façons ; l'hémorrhagie, qui ne ceffa pas
un inftant, s'augmenta au point de rougir le
bain, ce qui ne m'effraya pas, parce que j'avois

vu déja pareille chofe arriver. Cependant tous mes foins, tous mes efforts furent inutiles ; j'appris depuis que la Malade étoit morte au bout de quelques mois.

T. CVII. J'ai pourtant vu des ulceres cancéreux, que nos eaux faifoient fuppurer, & cicatrifoient dans la majeure partie de leur étendue. Ne pourroient-elles pas les guérir parfaitement, étant bien ménagées dans le premier temps ? Pour nos bains tempérés, ils font un moyen sûr pour en diminuer les douleurs. S'il eft vrai, comme Hyppocrate & Celfe l'ont obfervé, que le cancer affecte le plus fouvent les parties fupérieures, il eft également certain qu'il fe place plutôt au côté droit qu'au gauche ; car je n'en ai vu que très-peu de fitués fur ce côté, entre un grand nombre qui occupoient le côté droit. Une femme étant morte à Bareges, d'un cancer à la mammelle droite, on l'ouvrit, & pareil côté de la matrice fut trouvé fquirrheux. Comme notre corps eft divifé fuivant fa longueur, en deux régions qui s'uniffent vers la partie moyenne, ou vers l'axe, chaque région doit avoir fes droits particuliers. C'eft ce que les Anciens ont mieux connu que les Modernes. J'ai vu auffi les flux variqueux occuper le côté droit, plus fouvent que

le gauche. Les dartres qu’on nomme vulgairement ceindres, affectent auffi ordinairement la
région droite : elle eft encore affectée, pour l’ordinaire, dans la danfe de Saint-Witt, fuivant le
témoignage de gens très-expérimentés.

T. CVIII. Toute la reffource dans le cancer,
ne confifte-t-elle pas à endurcir la tumeur? Mais
comment peut-on produire cet endurciffement ?
Les racines d’un cancer ne font autre chofe qu’une
cicatrice qui s’étend jufqu’aux os. J’ai connu une
femme affligée de cette maladie, qui fe procuroit du foulagement par le moyen des fang-
fues. J’effayai depuis ce moyen fans fuccès ; j’ai
fouvent obfervé que le lait, fur-tout quand il
conftipe, enflamme le cancer ; d’où j’ai jugé
que les autres alimens, pris en petite quantité,
lui font préférables. Deux ou trois cauteres appliqués à côté du cancer, ne pourroient-ils pas
procurer quelque bien, en fourniffant une iffue
à la matiere de la tranfpiration ? C’eft avec raifon
qu’on a mis les douleurs du dos au rang des
fymptômes de cette maladie, dans laquelle l’eftomac eft auffi toujours plus ou moins dérangé,
comme le prouvent les vomiffemens, les diarrhées, & les coliques qui y furviennent ; la
fievre y eft auffi, fans contredit, toujours pré-

fente , & le Médecin peut l'y appercevoir. Selon Hyppocrate , les femmes atteintes du cancer , perdent le fentiment de l'odorat. J'en ai vu une qui le perdit du côté qu'affectoit la maladie ; la prunelle de l'œil voifin étoit fort terne & en convulfion ; il fe faifoit un bourdonnement continuel dans l'oreille du même côté , & la Malade ne diftinguoit aucun fon.

T. CIX. J'ai parlé des écrouelles dans un ouvrage particulier. J'ai dit que leur caufe étoit un fuc nourricier mal travaillé , & incapable de produire des lames d'une flexibilité convenable , d'où provenoit un dérangement dans l'ordre des mouvemens de l'économie animale. Ce dérangement fonde les premiers fymptômes , ou le premier temps des écrouelles , & il eft fur-tout remarquable chez les enfans , avant la naiffance des tumeurs. Le fecond temps eft celui de l'accroiffement des tumeurs , & pendant lequel il s'excite une fievre qui détruit toutes les lames du tiffu cellulaire mal conformées. Enfin le troifieme temps a lieu quand les tumeurs font devenues plus ou moins calleufes & indeftructibles. Il faut, dans ce dernier temps , fe contenter d'appliquer quelques cauteres , & s'abftenir de tous médicamens , même du régime de vivre , quant à la qualité des alimens, dont il convient de régler seulement la quantité. Dans le second temps, le mercure combiné avec nos eaux, le quinquina, & les anti-fcorbutiques, eft falutaire; ces remedes augmentent & dirigent la fievre d'excrétion, qui fait fuppurer les lames cellulaires mal conformées, & les entraîne au-dehors, par les voies d'évacuation. Mais qui oferoit tenter la guérifon des écrouelles dans leur premier temps? Pour moi j'ai penfé qu'il étoit quelquefois néceffaire alors d'en exciter le progrès, au lieu de l'arrêter : plufieurs Obfervations confignées dans notre Journal, font favorables à cette pratique. Le rachitis ne peut-il pas être rangé dans la famille des écrouelles ? Le flux qui, dans les écrouelles, fe porte aux glandes, eft dirigé vers les os, dans le rachitis; il fe fait auffi dans cette maladie, un effort excrétoire critique, qui amene la guérifon, ou le *dénouement*, comme on l'appelle vulgairement. Cet effort ou ce dénouement, ont un rapport fenfible avec le fecond & le troifieme temps des écrouelles.

OBSERV. CLXIIᵉ. Un enfant âgé de huit ans, d'un efprit précoce, & dont les yeux étoient prominens, & la tête enflée, devint boffu, par l'effet d'un renverfement des vertebres lombaires;

son ventre se tuméfia, les extrémités de son corps s'amaigrirent, & il souffroit beaucoup, quand il marchoit : les bains tempérés, les douches, & la boisson des eaux de Bareges, dissiperent presque tous les symptômes, dans l'espace de quinze jours ; les forces revenoient de plus en plus, & il y avoit lieu d'espérer une santé parfaite. Une petite fille, dont la partie inférieure de l'épine du dos, étoit si foible, qu'il lui étoit impossible de faire le moindre pas, recouvra un peu le mouvement de ses jambes par l'usage des eaux de Bareges.

OBSERV. CLXIIIᵉ. Un jeune homme du peuple étoit atteint depuis quinze jours, d'une gonorrhée virulente, & d'un phymosis, avec inflammation du prépuce, grandes douleurs & grande difficulté d'uriner. Après lui avoir fait deux saignées, on lui prescrivit l'usage du lait, que son estomac ne put supporter. Ayant été consulté, je lui fis prendre les eaux de Bareges, en guise de tisanne, car le Malade étoit par hazard sur les lieux ; au bout de deux jours, les accidens furent calmés, & le pus prit un bon caractere ; les bains tempérés & les douches qu'il employa ensuite, diminuerent la douleur, la tension, & relâcherent le prépuce. Le gland étant découvert , on y appercevoit plufieurs petits ulceres qu'on connoît vulgairement fous le nom de chancres , lefquels fe cicatriferent à la faveur du même traitement ; il parut en même-temps fur le darthos , plufieurs callofités de la figure d'une lentille : le Malade quitta pour lors Bareges ; trois mois après , je le revis & l'examinai attentivement ; tous les fymptômes de fa maladie étoient tout-à fait diffipés.

OBSERV. CLXIV^e. Un jeune homme eut une gonorrhée virulente qui lui tomba dans les bourfes , & occafionna la fuppuration de l'un des tefticules. Le Malade rejetta les frictions mercurielles , & prit de lui-même les eaux Bonnes , pour boiffon ordinaire , & le lait , deux fois par jour ; on lui confeilla inutilement des bols de panacée mercurielle. L'ulcere fe détergea & fe cicatrifa entierement , par l'ufage des mêmes eaux en injection & en lotion ; le flux féminal & purulent ceffa , & le Malade jouit dès-lors d'une fanté parfaite. Les eaux de Bareges guérirent auffi un jeune homme d'une gonorrhée virulente , & d'un ulcere à l'un des tefticules , que des frictions locales & des bols mercuriels , pris pendant trois mois , n'avoient pu guérir.

OBSERV. CLXV^e. Deux jeunes gens atteints

chacun d'une gonorrhée virulente , avec inflammation , furent fort foulagés par les eaux de
Bareges , des fontaines la Chapelle & de l'entrée , en bain & en boiſſon , coupées avec le lait ;
le flux parcourut rapidement ſes temps : les Malades s'abſtinrent de toute eſpece de mercuriaux :
je les vis un an après leur traitement , fort bien
portans l'un & l'autre.

OBSERV. CLXVIᵉ. Une femme , dont le
mari avoit eu trois fois la vérole dans l'eſpace
de douze ans qu'ils avoient vécu enſemble , étoit
attaquée , depuis ſix ans , d'un flux blanc , qui
reconnoiſſoit vraiſemblablement une cauſe vénérienne ; car il y avoit douleur cuiſante , avec ul-
cération des nymphes , ſans douleur , ni ſentiment de peſanteur dans le dos : le flux con-
tinuoit avec les regles ; il étoit blanc , verd ou
jaune , & tachoit le linge. Je preſcrivis en boiſſon , les eaux de Bareges de la fontaine la Chapelle , & de la fontaine Chaude , dite la Royale ,
l'uſage du lait le matin , & des bains tempérés
de la fontaine de l'entrée. La gonorrhée diminua , & étoit ſur le point de ceſſer tout-à-fait.

OBSERV. CLXVIIᵉ. Un enfant de deux ans
ſe couvrit par tout le corps , de petits boutons
& d'ulceres. La mere infectée de la vérole par

fon mari, avoit été traitée de deux bubons, avec des tifannes fudoriques, & des bols mercuriels ; l'une de fes mammelles fe tuméfia, & cette douleur qu'on crut être laiteufe, fe convertit en ulcere. On prefcrivit à la mere & à l'enfant, les eaux Bonnes, en boiffon & en bain, avec des frictions & des bols mercuriels : ils uferent feulement des eaux & des bains, & furent, en apparence, guéris.

Observ. CLXVIIIᵉ. Un débauché étoit attaqué d'un bubon vénérien qui s'étoit ouvert, & fuppuroit ; les remedes mercuriels furent négligés. S'étant enivré trois fois dans trois jours, l'ulcere fe deffécha, toutes les glandes du col du même côté, devinrent prodigieufement enflées ; les parotides & l'intérieur de la bouche, l'étoient tellement, que les gencives & le voile du palais avoient l'air d'être putréfiés : l'ufage des moyens ordinaires procura la fuppuration de la bouche, & celle du bubon fe rétablit fur le déclin de la fievre : les eaux Bonnes diffiperent les ulceres de la bouche, le bubon, & le gonflement des glandes, & le Malade parut fe porter très-bien.

Observ. CLXIXᵉ. Un homme qui avoit eu trois gonorrhées virulentes, dont on l'avoit mal guéri, étoit attaqué de douleurs très-vives aux extrémités du corps , de dartres en plufieurs parties , & d'une toux accompagnée de crachats purulens , & de difficulté de refpirer. Me doutant bien que tous ces accidens partoient d'une caufe vénérienne , j'ordonnai la boiffon & les bains des eaux Bonnes , comme préparatoires : ce fecours feul fit difparoître tous les accidens , & rétablit les forces du Malade , de maniere qu'il ne voulut pas faire ufage des mercuriels.

OBSERV. CLXX^e. Un homme débauché & mélancolique , infecté de la vérole , avoit paffé trois fois par les grands remedes , qui avoient été mal adminiftrés , & fans effet ; les chancres & les bubons dont il étoit atteint , furent fuivis de deux exoftofes ; favoir , l'une auprès du fourcil gauche , & l'autre au fternum avec ulcere , de l'œdématie du genou , des douleurs nocturnes très-violentes , de la maigreur , de l'abattement des forces : enfin avec une tumeur au foie & à la rate , dure & indolente , & une diarrhée , avec fievre. Tel étoit l'état du Malade quand il arriva à Bareges. Je m'occupai d'abord à rétablir les forces de l'eftomac. Dès le cinquieme jour même de la boiffon des eaux de la fource Chaude , il put affez bien foutenir l'ufage du lait mêlé avec ces eaux. Comme il avoit toujours froid , je crus que les bains tiédes pourroient lui être utiles ; leur ufage augmenta la fievre & l'infomnie : je ne paffai point outre , & m'en tins à l'expectation. Les forces revinrent un peu ; les exoftofes & l'enflure du genou diminuerent ; l'ulcere étoit en train de fe cicatrifer ; les douleurs difparurent prefque ; & depuis le huitieme bain, je ne fentis plus la tumeur du foie & de la rate. Les autres chofes étoient d'ailleurs dans l'ancien état ; & comme l'hiver approchoit, on n'eut pas le temps d'employer le mercure.

T. CX. Que tout cela foit dit feulement comme des faits hiftoriques ; car nous ne penfons pas, ni ne voulons faire croire , que nos eaux guériffent les maux vénériens. Mais nous pouvons demander fi l'on eft fûr que tous les Malades dont on vient de parler , étoient atteints d'affections vénériennes , & fi on n'auroit pas la même crainte , quand même ils auroient été traités par les mercuriaux ? Le mercure feroit-il le feul & unique remede contre ces affections ? Ou ces affections feroient-elles les feules où ce minéral eût de l'efficacité ? Il faut efpérer qu'on déterminera mieux un jour le caractere particulier de la vérole , & l'étendue des propriétés du mercure. Cette maladie contagieufe à fa maniere , paroît pouvoir être comparée, quant à sa marche, à une plaie ou un ulcere rongeant. Dans le premier temps, ou dans celui de l'irritation, elle s'étend insensiblement d'une partie à l'autre : ensuite surviennent des tumeurs, des ulceres, certaines inflammations, bientôt enfin, toutes les parties, sans en excepter les os, se trouvent affectées, de maniere que les deux derniers temps sont souvent confondus. Le principal siége de la vérole, est le tissu cellulaire, dans lequel elle s'étend, comme la carie dans les os : c'est la raison pour laquelle la Nature abandonnée à elle-même, n'a pas la faculté d'exciter la révolution critique, que favorise l'usage du mercure : de-là vient encore qu'on ne doit employer ce remede qu'avec beaucoup de circonspection ; car, dit Baillou, le mercure est une sorte de levier dont nous nous servons pour déraciner & emporter avec force les maladies. Nos eaux ne pourroient-elles pas procurer cette révolution, ou du moins seconder beaucoup l'action du mercure qui l'opere ? C'est ce que nous ne pouvons point décider. Au reste, nous observerons que nos eaux sont bonnes pour fondre les carnosités de la vessie & de l'urethre, ainsi que l'expérience, d'accord avec l'analogie, l'a démontré.

T 4

T. CXI. On entend aujourd'hui par scorbut, une maladie où se rencontrent, en plus ou moins grand nombre, les symptômes suivans : des taches pourprées & livides, principalement aux extrémités inférieures, la rougeur, le gonflement & la mollesse des gencives, l'enflure du visage, un teint livide, des douleurs irrégulieres dans les entrailles & dans les membres, la maigreur de tout le corps ou sa bouffissure, des hémorrhagies de toutes les cavités, la langueur des forces, l'engorgement des visceres, & un pouls fort déréglé ; de plus les taches dégénerent en ulceres, l'anus & le nombril se resserrent fortement, l'haleine est puante, les urines rouges, saffranées, noires ou brunes. Cette maladie peut affecter toutes les parties ; souvent elle est produite par une autre mal jugée. Essayons d'en connôître les caracteres extérieurs & la marche, en examinant l'état d'un organe qui en est atteint. Prenons pour exemple le foie & la rate. Tout le monde convient que ces visceres sont dans les personnes mortes du scorbut, mols, gonflés, & spongieux, qu'ils se pourrissent & se déchirent aisément. L'analogie peut indiquer la raison de ces changemens qui leur arrivent. Je me souviens d'avoir lu que Kerkringius ôta d'un cheval, mort

après une courſe fatiguante, le foie qui ſe cor-
rompit fort vîte. Riolan, au contraire, dit avoir
gardé le foie d'un homme, entier pendant pluſieurs jours, & nie le fait avancé par Kerkringius.
L'Obſervation de Riolan ne peut être démentie
par perſonne. Mais celle de Kerkringius mérite
auſſi qu'on la croye ; car le foie du cheval dont
il parle, avoit été macéré, & meurtri par les
ſecouſſes de la courſe. Or il eſt fort vraiſem-
blable que tel eſt l'état du foie & des autres viſceres dans le ſcorbut, puiſque les mêmes cauſes
s'y trouvent, que dans les chairs des animaux
qu'on attendrit par la courſe, ou en les frappant,
c'eſt-à-dire par des mouvemens ou des ſecouſſes violentes & déſordonnées, qui rompent & détruiſent
la liaiſon naturelle des parties. C'eſt ce qui peut
être démontré par les raiſons ſuivantes.

T. CXII. Quand les douleurs hyſtériques ſont
paſſées, dit Sydenham, les chairs ont tant de
ſenſibilité, qu'on ne peut les toucher ; on diroit
qu'on les a meurtries à coups de verge. Une
Demoiſelle, rapporte Baillou, étoit couverte par
tout le corps, de plaques & puſtules noires qui
lui étoient ſurvenues à la ſuite d'une chute de
cheval qu'elle avoit faite à l'âge de dix-neuf ans.
Lors de l'accident, elle avoit craché le ſang.

Il est croyable que ces pustules étoient le fruit de quelque meurtrissure ou échymose intérieure ; car elles se rencontrent quelquefois dans les dispositions vicieuses des visceres, comme le prouve l'exemple d'un rateleux, dont parle Hyppocrate, en qui il se fit une pareille éruption de pustules aux jambes. Voilà une vive image de la cause immédiate, vraie & essentielle du scorbut, qui mérite d'être réfléchie. Personne n'ignore que ceux qui sont atteints de cette maladie, sont fort sujets à éprouver les accidens de l'ictérisme & de l'hypocondriacie ; toutes leurs parties & leurs organes sont tiraillés & agités, de même que leur tissu cellulaire : les lames de celui-ci s'entrelacent & se nouent de mille manieres, de sorte que la nutrition se faisant mal, elles tombent dans l'affaissement. Telle est la source des échymoses & des callosités, qui se forment dans les parties paranchymateuses des scorbutiques, par l'agitation perpétuelle & le désordre absolu des mouvemens de leurs fibres. Telle est aussi la cause de la grande sensibilité de leurs parties, & qui constitue le premier temps de la maladie. Dans le second temps, les parties s'affaissent, & les vaisseaux perdent leur appui & leur ressort : il naît des engorgemens dans les endroits les plus éloignés du cœur, sur-tout dans les cellules du tissu muqueux, engorgemens qui produisent des tumeurs de toute espece, des taches ou échymofes, des hémorrhagies, le gonflement des gencives, & la molleffe des visceres. Bientôt le mal arrive à son plus haut degré ; les humeurs s'épanchent dans toutes les cavités, les visceres suppurent, s'ulcerent, & deviennent gangreneux. C'est le troisieme temps que suit de près la mort, souvent préférable à tant de maux, mais qui est inévitable, parce qu'il est impossible que la fievre qui accompagne cet état, soit rendue critique.

T. CXIII. Le ferrement du pouls dans cette maladie, & l'inégalité de ses battemens, qu'Eugulenus a fort bien décrits, font la preuve du désordre qui se passe dans les mouvemens du corps. Pareil désordre qui regne dans les entrailles des scorbutiques, est démontré par les douleurs des jambes, qui leur font très-familieres, par la grande difficulté qu'on trouve quelquefois à les purger, à cause de leur extrême engourdissement, & de plus, par l'état des visceres, pareil à celui des gencives, qui font dures dans un endroit, & mollaffes dans un autre, ou calleufes & flafques tout-à-la-fois. La rétraction de

l’ombilic dans le fcorbut, eft due inconteftable-
ment au refoulement du diaphragme & du foie
vers les parties fupérieures, & celle de l’anus au
refoulement du colon. Cette maladie a donc fes
racines dans les vifceres de l’abdomen. Elle
differe peu de la cachexie, (que quelques-uns aujourd’hui feroient d’avis de nommer fcorbut,)
qu’Aretée dit être le complément de tous les
défordres : il ajoute que les inteftins y font dans
un refferrement continuel ; que ce qui la produit,
eft un trop grand repos, ou l’oifiveté à laquelle
on s’abandonne, après des exercices ou des travaux pénibles ; que la nutrition s’y faifant imparfaitement, le fang qui s’engendre, n’a ni la
couleur, ni la confiftance convenable ; & qu’enfin
l’eftomac n’eft pas exempt du vice qui attaque
les autres parties.

T. CXIV. Il n’eft pas douteux que le fang
fouffre divers changemens dans le fcorbut : mais
c’eft par l’obfervation qu’on doit s’inftruire de
ces changemens, & on ne doit ni les imaginer
ou les deviner, pour ainfi dire, ni les em-
brouiller par mille détails inutiles. Le fang des
fcorbutiques eft, pour l’ordinaire, fans mucofité ; ce qui a fait dire qu’il étoit diffout. Dans
cet état, il eft fans force, fans vertu, & fans

ame, si on peut le dire, parce qu'il manque de cette espece de glu qui sert à lier ses parties, & à leur donner une bonne consistance. Le défaut de mucosité vient, ou de ce que l'estomac fait mal ses fonctions, ou parce que le suc nourricier n'est pas pompé par les veines lactées, ou bien enfin, parce que la matiere de la transpiration, qui est retenue dans le sang, empêche l'élaboration de ce suc, & sa distribution. Il arrive donc au sang, dans le scorbut, ce qui lui arrive dans le marasme : de plus le désordre qui regne dans tous les mouvemens, & la rétention des humeurs excrémentielles, font que ses parties intégrantes se trouvent fort confondues, comme l'est, par exemple, du vin avec sa lie, quand on agite le tonneau. Les plus sages Partisans de l'opinion qui admet des changemens spontanés dans les humeurs, avouent que la nature & l'origine du scorbut, & sa maniere d'agir dans le corps, sont entierement inconnues. On n'entend donc pas trop ce que veulent dire ceux qui conseillent de tempérer l'acrimonie générale & particuliere dans cette maladie, (*temperanda acrimonia in genere & specie* :) mais ne seroit-il pas possible de fixer les idées sur le caractere du scorbut, & de dire à quelle maladie il convient de donner ce nom ? Il eſt ſingulier que pluſieurs croyent le voir dans preſque toutes les maladies chroniques, tandis que d'autres nient même ſon exiſtence. Au reſte, celui qui prend pour le ſcorbut toutes les affections qui ſe guériſſent par les anti-ſcorbutiques, doit auſſi regarder ſur le pied de dyſſenteries, les maladies que l'hipecacuanha guérit tous les jours, &c.

T. CXV. A l'égard du traitement du ſcorbut, l'utilité qu'on y retire des anti-ſcorbutiques végétaux, donnés tels que la Nature les fournit, ne vient-elle pas de ce qu'ils contiennent un ſuc alimenteux ou muqueux, joint à un principe alcalin, lequel ouvre les voies du chyle, & répare & ranime les vaiſſeaux affoiblis ? Nous ſavons qu'Hoffman recommande beaucoup l'uſage de certaines eaux minérales dans le ſcorbut même confirmé. Les nôtres, données dans le premier temps, pourroient peut-être arrêter ſes progrès, ou lui faire prendre une meilleure tournure ; mais il feroit à craindre que leur uſage, dans le ſecond ou le troiſieme temps, ne cauſât le déchirement de quelque viſcere, qui paroît preſque inféparable, dans cette maladie, de l'effort critique. Ainſi j'ai vu trois ſcorbutiques, à qui les eaux de Bagneres, les Bonnes,

& celles de Bareges donnerent la mort. Nous étions donc fondés à mettre le scorbut au rang des affections douteuses, tant par rapport à sa nature & à son diagnostic, qu'à cause de sa curation. On peut juger maintenant si on a eu raison d'étendre ou d'appliquer cette maladie à tous les cas, comme Bontékoé, par exemple, l'a fait. Une telle prétention donneroit à entendre que toutes les maladies sont inconnues. Enfin la vraie maniere de connoître le scorbut, c'est de s'appliquer à bien déterminer le genre & les phénomenes de toutes les autres affections : tout ce qu'on remarquera de plus ensuite, pourra appartenir de droit au scorbut. (*Voyez des remarques intéressantes sur le scorbut, dans les Recherches sur l'histoire de la Médecine. On y trouve une singuliere prédiction de Malebranche, qui a éclairé le Public sur le scorbut, devenu plus rare depuis la publication de cet Ouvrage.*)

CINQUIEME PARTIE.

L'action ou l'effet de nos eaux : leur maniere d'agir, qu'on ne compare pas ici à celle des autres remedes. Nous avons des eaux toniques, purgatives, relâchantes, bechiques, apéritives, diuretiques, stomachiques. Les changemens qu'elles operent sur les personnes en santé ; sur les valétudinaires. Ce qu'on doit entendre par vertu tonique, ou relâchante. Ce que c'est que donner du ton, & procurer du relâchement au corps vivant. La maniere dont les fibres peuvent être relâchées & resserrées. L'action des eaux sur les liqueurs. Ce que c'est que la division du sang, son épaississement, sa fluidité. Plusieurs expériences ou mélanges d'eau minérale avec des liqueurs animales. Ce qu'il faut conclure de ces diverses expériences trop multipliées. Réflexions sur l'essence & les propriétés essentielles de la vie, sur la fibre animale, principe de tout mouvement & de tout sentiment dans le corps. Un seul nerf sensible, mobile, actif, par sa constitution primitive ou élémentaire, constitue l'animal, & fait l'homme par l'union de l'ame : les chairs, les vaisseaux, les os ne

sont

font pas abfolument parlant, de l'effence de l'animal. Le premier nerf, ou la premiere fibre mobile, fenfible, animée, eft égale dans tous les individus. Elle y a les mêmes facultés. Ses forces s'exercent plus ou moins aifément, à caufe du tiffu muqueux qui gêne plus ou moins, ou qui contient les forces actives & fenfibles, ainfi que les objets des fenfations. Nos lumieres font très-bornées fur tous ces objets. Le peu de valeur des expériences, même fur des animaux vivans, pour juger de la fenfibilité, & de la mobilité de la fibre animale. L'action des bains. Il eft douteux que l'eau des bains entre dans le fang auffi abondamment qu'on le croit, & pour y produire les effets fur lefquels on infifte tant. Quelques problêmes fur nos eaux. Conclufion. Ce qui a été dit jufqu'ici peut fervir comme un effai qui exige des détails ultérieurs.

LES diverfes maladies, leur marche & leur traitement, ont un côté par lequel ils fe reffemblent parfaitement. En effet, toute maladie eft un travail, dont le terme eft une excrétion critique, quand la guérifon s'enfuit. Ce principe ou notion fondamentale de l'art de guérir, doit être méditée fans ceffe, autrement elle auroit le fort des meilleures chofes , qui , pour être trop ifolées , ne procurent que de foibles avantages. La plus fure maniere de connoître un médicament , c'eft-à-dire fes ufages , fon application & fes effets , c'eft d'obferver les phénomenes qu'il produit , de voir la liaifon qu'ont ces phénomenes entr'eux , & de les comparer. Cette voie eft celle que nous allons fuivre dans l'examen de l'action de nos eaux ; action que nous réduifons ici à favorifer ou à empêcher les excrétions morbifiques , ou les crifes. Peut-être parviendrons-nous ainfi à établir des regles affez pofitives , pour mériter d'être approuvées par les Connoiffeurs.

T. CXVI. Il faut remarquer d'abord que je ne dois m'occuper que de nos eaux , de celles d'Aquitaine , fuivant l'ordre de mon fujet. Je laiffe à d'autres le foin d'examiner fi chez l'Etranger , ou dans les autres Provinces de la France , il fe trouve des fources minérales qui aient les mêmes propriétés ; fi l'eau de pluie ou de fontaine , froide ou chaude, pure ou diverfement mixtionnée, pourroit produire les mêmes effets que nos eaux minérales , & autres ; s'il n'eft point , dans notre Art , d'autres moyens capables d'opérer les guérifons que nous avons rapportées dans le cours de cet Ouvrage ; & fi enfin , pour fonder une

méthode plus étendue & plus certaine touchant
l'usage de nos eaux, il ne conviendroit pas de
comparer plus exactement que je n'ai encore pu
le faire, les bons effets, avec les mauvais qu'elles
produisent. Tous ces objets, & certains problêmes qui en découlent, n'entrent point dans
mon plan, quant à présent. Je n'ai d'autre dessein
que de déterminer la maniere d'agir des eaux
de notre Pays, & d'indiquer les précautions &
les préparations que leur usage exige.

T. CXVII. Il est démontré par un grand
nombre d'observations, que les eaux de Bagneres
font beaucoup plus purgatives que celles de Cauterès & les Chaudes, & que celles-ci le sont
un peu plus que les Bonnes, & celles de Bareges,
qui constipent quelquefois (1). Toutes possedent
une vertu diurétique, laquelle est supérieure
dans les eaux de Bagneres, & moindre dans les
eaux Bonnes & celles de Bareges, que dans
celles de Cauterès & Chaudes. Les eaux de Bareges donnent beaucoup d'activité au pouls,
font suer plus ou moins, & causent quelquefois
des insomnies : les eaux Bonnes produisent à-

____

(1) Les eaux de Saint-Sauveur font intermédiaires à
celles de Bareges & celles de Cauterès.

peu-près les mêmes effets : les eaux de Bagneres excitent des fecouffes de tout le corps , même dans les gens robuftes ; elles appefantiffent la tête, mais moins que celles de Cauterès & les Chaudes ; les eaux Chaudes fur-tout portent au cerveau , & il eft certain qu'elles enivrent plus fouvent que toutes les autres : enfin toutes ces eaux réveillent l'appétit & facilitent l'exercice des fonctions du corps : du refte elles ne font point vomir , à moins qu'on ne s'y trouve bien difpofé. Tels font les effets de nos eaux minérales en général , dans l'état de fanté parfaite ; car il arrive fouvent que , prifes en petite quantité , en boiffon ou en bain , par ceux qui fe portent bien , elles operent à peine quelque effet fenfible. Enfin les effets du caffé pourroient , à quelques égards, fe comparer avec ceux de nos eaux , hormis celles de Bagneres.

T. CXVIII. Quand on obferve attentivement les effets que produifent nos eaux dans les perfonnes valétudinaires , ou qui ont quelque organe foible , débilité , dérangé , on peut s'inftruire de bien des chofes relativement à leur ufage. Les eaux de Bagneres rendent la refpiration laborieufe , dans ceux qui ont la poitrine délicate , ou une difpofition au catharre , foit prochaine , foit éloignée ; elles leur caufent un ferrement de cette partie, qui eft plus ou moins marqué. Les autres eaux, au contraire, ouvrent & dégagent la poitrine ; propriété qui eft un peu moins énergique, dans les eaux Chaudes & de Cauterès, que dans celles de Bareges, & les Bonnes. Ces dernieres ont quelque chofe de béchique, & procurent fouvent l'expectoration ; elles ont cet avantage principalement fur celles de Bagneres, qui n'occafionnent qu'un crachottement, en irritant les entrailles. Les perfonnes bilieufes, ou qui font attaquées de légeres jauniffes, trouvent un foulagement affez prompt dans les eaux de Bagneres ; les eaux de Cauterès & les Chaudes, l'emportent, à cet égard, fur celles de Bareges & les Bonnes. Ceux qui ont quelque difficulté d'uriner, retirent plus d'avantage, au moins dans les premiers jours, des eaux de Bagneres, que de celles de Cauterès & des Chaudes, & de celles-ci, plus que des eaux Bonnes & de celles de Bareges. Ces deux dernieres portent à la fueur, mieux que celles de Cauterès & les Chaudes. Les eaux de Bagneres, au contraire, font fujettes à fupprimer les excrétions de la peau. Ces mêmes eaux foulagent dans les conftipations du ventre, plus furement que les autres,

V 3

au moins pendant un temps ; elles diminuent auffi plus promptement, les chaleurs, & les rougeurs du vifage & de la poitrine, qu'éprouvent fouvent les perfonnes affligées de vapeurs ; mais dans la fuite elles peuvent augmenter ces accidens. Les eaux de Bareges, au contraire, les augmentent au commencement, & elles les apaifent dans la fuite du traitement. Ces divers effets peuvent facilement s'expliquer par ce qui a été dit, & par ce que nous dirons dans la fuite.

T. CXIX. Les eaux de Bagneres ont quelque chofe de ftiptique, de terreux & d'auftere, qui leur fait produire la féchereffe de la langue, & une forte de ferrement dans le gofier. Les eaux de Bareges ont une faveur douce & onctueufe, comme eft celle du fang, ou, felon quelquesuns, comme celle d'un morceau de fucre qui feroit imprégné de quelque acide fort léger : elles excitent des naufées, quand on en avale, ou qu'on les flaire fortement. Les eaux Bonnes ont affez le goût du petit lait ; elles font beaucoup moins ftiptiques que celles de Bagneres : leur odeur, de même que celle des eaux de Bareges, reffemble à celle de la vafe, ou du foie de fouffre, de la poudre à canon, ou d'un œuf

durci au feu. Les eaux de Cauterès & les eaux
Chaudes , irritent davantage le gofier , & paroiffent avoir plus de ftipticité que celles de
Bareges & les Bonnes : l'odeur de ces eaux eft
d'ailleurs la même. A l'égard des notions fournies par le tact , les eaux de Bagneres impriment
une certaine rudeffe à la peau , ce que les autres
eaux minérales ne font pas plus que de l'eau
ordinaire : on diroit que la chaleur des premieres
a une forte de ficcité. Enfin les fueurs qu'elles
caufent , reffemblent affez à celle que produit
la courfe. Au contraire , les eaux de Bareges &
les autres , excitent une fueur douce , fouvent
femblable à une fueur critique falutaire. Eft-il
donc croyable que les eaux de Bareges , les eaux
Bonnes , les eaux Chaudes , & celles de Cauterès , font graffes & gluantes , telles , par
exemple , qu'un léger mélange de favon avec de
l'eau , & que les eaux de Bagneres font âpres ,
maigres & dépourvues d'onctuofités ? J'ai été
autrefois dans ce fentiment , que je révoquai
depuis en doute , fondé fur plufieurs expériences
qui m'ont appris qu'on pouvoit fe méprendre ,
en attribuant à une qualité graffe des eaux , ce
qui n'eft que l'effet de leur chaleur. Ainfi l'eau
commune même , foit chaude ou tiéde , paroît

V 4

au doigt, avoir l'onctuosité des eaux de Bareges, & des autres. De plus les eaux Bonnes, les eaux Chaudes, celles de Cauterès & de Bareges, déposent au fond des vases, une matiere glaireuse, ou autre de cette nature, qui peut, en quelque maniere, s'attacher aux doigts; au lieu que celles de Bagneres déposent une terre âpre & seche, en forme de couches de sable : de sorte qu'on pourroit distinguer nos minérales, en seches & en onctueuses.

T. CXX. Je vais transcrire ici quelques instructions-pratiques, que j'ai déja consignées ailleurs : mais je les présente aujourd'hui avec d'autant plus de confiance, qu'elles sont en partie le résultat des expériences de Médecins très-versés dans l'administration de nos eaux, & recueillies d'Auteurs qui ont écrit sur cette matiere, & en partie le fruit de mes propres observations. Heureux si parmi celles qui m'appartiennent, il s'en trouve quelqu'une qui soit avouée par les Maîtres de l'Art, & qui puisse être un témoignage digne de l'hommage que je rends à ma Patrie ! 1º. Les eaux de Bagneres sont diurétiques, purgatives, & toniques. 2º. Les eaux Bonnes sont béchiques; celles de Bareges diaphorétiques, & toutes les deux sont relâchantes. 3°. Les eaux de Cauterès , & les eaux Chaudes , tiennent le milieu entre celles de Bagneres , les Bonnes , & celles de Bareges ; elles font fur-tout ftomacales. Mais pour donner à ces notions plus de folidité , & ne point infifter trop long-temps fur des mots , tâchons d'expliquer avec clarté , & fans préoccupation , ce que c'eft que *tonique* & *relâchant* par rapport au corps vivant.

T. CXXI. On dit qu'une partie mufculaire , ou tout autre organe , a recouvré fon ton , lorfque de mous ou de flafques qu'ils étoient , ils font devenus durs & vigoureux : & fi des parties acquierent de la flexibilité , de la facilité à exercer leurs mouvemens , étant auparavant féches , dures & tendues , on dit dans ce cas , qu'elles ont repris leur laxité. Mais comment ces changemens s'operent-ils ? Rendre le ton à une partie , c'eft augmenter ou ranimer l'action de fes vaiffeaux & de fes fibres , & c'eft la débarraffer d'un fuperflu de férofité qui l'empâte. Le relâchement confifte à écarter des fibres trop rapprochées , & à rétablir de cette maniere l'harmonie dans les mouvemens d'un organe , ou dans fes fibres & dans fes vaiffeaux : en un mot , tendre ou relâcher une partie , c'eft lui rendre fon état naturel qu’elle a perdu , & qu’elle peut recouvrer par le moyen des fecours de l’Art ; car on voudroit envain donner aux fibres des vieillards , extrê- mement féches , la foupleffe qu’elles ont dans l’enfance , & il eft pareillement impoffible de rendre les organes des enfans , femblables à ceux des vieillards. Ces notions , fimples & faciles à faifir , fuffiront pour évaluer ce que bien des Médecins ont écrit fur l’action des fibres , fur leur ton , ou leur relâchement confidérés comme caufes des maladies.

T. CXXII. Les médicamens peuvent fans doute , rendre à la fibre premiere ou élémen- taire , fon ton ou fa laxité ; mais il ne faut pas croire qu’ils produifent pour cela quelque chan- gement dans le volume , ni dans la ftructure , ou la conftitution de cette fibre. La contraction ou le relâchement operent feulement des change- mens dans les mouvemens des fibres , mais leur nature conftitutive refte toujours la même : au- trement les élémens qui les compofent , ne fe- roient point immuables. Une fibre peut donc exercer fon action avec trop ou trop peu d’é- nergie , fans qu’elle foit léfée dans fa forme effentielle. De plus les médicamens n’agiffent point fur les fibres premieres , ils agiffent feule-

,ment fur les compofées , & fans lefquelles il eft croyable qu'ils ne produiroient aucun effet. On pourroit nous objecter que l'application de l'efprit-de-vin rend les fibres calleufes : cela eft vrai ; mais il y a bien de la différence entre cette callofité, & un excès de tenfion des fibres. Une callofité parfaite, telle qu'eft l'efcare procurée par l'efprit-de-vin dans les plaies , reffemble à du blanc d'œuf cuit, qui a perdu fa nature premiere : c'eft un vrai corps étranger. Au refte il eft certain que le trop , ou le trop peu de férofité & de mucofité qui baigne les parties animales , peut fomenter leur relâchement ou leur rigidité : mais le ton & le relâchement , tels que nous les avons définis plus haut , ne reconnoiffent pas toujours ces caufes. (*Voy. la fixieme Partie.*)

T. CXXIII. Les eaux de Bagneres fortifient les parties , en leur rendant le degré de force qu'elles doivent naturellement avoir : celles de Bareges les relâchent, en leur rendant auffi la mefure de leurs forces naturelles : ainfi l'objet final du ton & du relâchement , eft le même. Il eft fans doute croyable que l'effet des eaux , prifes intérieurement, eft plus confidérable dans les premieres voies , & qu'elles agiffent enfuite fur les autres parties , comme les caufes des

maladies fympatiques y agiffent , en irritant
l'eftomac & les inteftins par leur poids , leur
volume , leur chaleur , & par leurs fels : ainfi
la fenfation particuliere que caufent les eaux de
Bagneres dans les entrailles , fait qu'elles purgent
pour l'ordinaire au commencement de leur
ufage : leur maniere d'agir eft donc de déterminer les mouvemens de la circonférence au
centre , & la pente des humeurs du corps vers
les inteftins : or ces qualités peuvent les rendre
contraires dans bien des maladies. Les eaux de
Bareges , & les autres , purgent rarement ; auffi
ne produifent-elles qu'une commotion douce &
légere , laquelle fe dirige du centre du corps à fa
circonférence , & fufcite la fievre. Les eaux de
Bagneres produifent auffi quelquefois ces effets.
Ces dernieres diffipent quelquefois les œdemes
& les bouffiffures de la peau , & elles rétabliffent
fon élafticité , en ce que l'action vive qu'elles
produifent , s'étend jufqu'aux parties les plus
éloignées. Auffi par la fievre que les eaux de
Bareges excitent , les plus petites fibres font dé-
gourdies ou ébranlées , l'équilibre de leurs ofcillations renaît , & enfin les parties contractées
fe relâchent , pourvu qu'elles ne foient pas affectées d'une callofité bien formée ; car dans ce

cas, les eaux les font fuppurer ou réfoudre ; mais la réfolution eſt fouvent l’ouvrage du relâchement. On peut expliquer par-là comment les eaux de Bareges r’ouvrent les cicatrices, ou en procurent la formation. Ces effets qu’elles produifent, font dus à l’agitation qu’elles caufent dans toute la maſſe cellulaire, au moyen de laquelle elles font naître une pléthore du fuc nourricier, & une fievre, dont elles dirigent, comme il a été dit, (*Partie III*ᶜ.) le travail excrétoire. Au contraire les eaux de Bagneres qui ébranlent vivement les organes, & purgent fortement, évacuent une grande quantité de fuc nourricier, d’où vient qu’elles font peu propres à favorifer l’ouvrage des cicatrices : elles les procurent pourtant quelquefois accidentellement, en évacuant les férofités dont l’organe cellulaire regorge. Ces mêmes eaux, par l’impreſſion forte qu’elles font fur les organes des premieres voies, irritent la poitrine, & l’affectent. Les eaux de Cauterès, & les eaux Chaudes affectent la tête, par l’agacement qu’elles caufent fur les nerfs de l’eſtomac & des inteſtins, & en excitant la fievre, comme les eaux de Bareges. Les eaux Bonnes tiennent le milieu entre toutes les autres ; elles font béchiques, & elles produifent d’autres effets réfultans de leur action particuliere fur les nerfs gaftriques , & autres , & fur chaque organe ; car chaque médicament a fa maniere propre & particuliere d'opérer. (*V. la VIe. Part.*)

T. CXXIV. Parlons du paffage des eaux dans le fang, par les vaiffeaux lactés , & de leur action fur cette liqueur. Tout le monde fait que les buveurs d'eau urinent beaucoup. Pour moi , en comparant la fomme de l'urine avec celle de nos eaux qu'on avoit bues , j'ai trouvé que la premiere étoit quelquefois plus abondante , mais qu'ordinairement leur quantité étoit affez égale à celle des eaux , & rarement moindre , à moins que des fueurs , un flux de ventre , ou une falivation , ne fuffent furvenues. Willis, & plufieurs autres Médecins après lui , ont douté , avec raifon , que toute la matiere des urines parcourut les voies ordinaires de la circulation. En effet , le peu de temps qu'elles mettent à fe rendre dans la veffie , donne lieu de croire qu'elles y parviennent par une voie plus courte , c'eft-à-dire en paffant au travers des inteftins & du tiffu cellulaire des autres vifceres , fous la forme de vapeurs. L'on pourroit auffi fortement douter , fi de l'eau minérale que l'on boit , en fe mêlant au fang , y charrie les fels dont elle eſt imprégnée ; car la couleur noire, ou autre, qu'ont les excrémens des perſonnes qui boivent des eaux minérales, fait ſoupçonner qu'elles ſe digerent, ſe diſſolvent, ou ſe décompoſent dans les organes des premieres voies, & qu'il n'y a que l'eau pure qui paſſe dans les veines lactées. Mais quand il ſeroit vrai que les ſels des eaux paſſent avec elles dans le ſang, il faudroit toujours convenir que les effets qu'elles produiſent, ne peuvent pas appartenir à ces ſels marin, de glauber, ou terreux, qu'elles contiennent ; car la quantité en eſt ſi petite, particulierement dans nos eaux, qu'une boiſſon de quatre jours n'en fournit pas autant qu'on en prend dans un ſeul repas. Il faut donc reconnoître dans nos eaux thermales un eſprit ou un *gas*, (quelle choſe que ce ſoit), lequel réveille les organes & ſe mêle au ſang, non en ſuivant les routes longues & tortueuſes de la circulation, mais en paſſant au travers des pores des parties, & par les mêmes voies que les topiques purgatifs, par exemple, appliqués ſur le creux de l'eſtomac, operent leurs effets. Quoi qu'il en ſoit, un Médecin doit faire beaucoup d'attention aux changemens que les urines éprouvent pendant l'uſage des eaux, ſoit au commencement ou à la fin de cet ufage , foit le matin ou le foir de chaque jour : ainfi les urines qu’on rend fur la fin & pendant les feptenaires du traitement , de même qu’à la fin de chaque jour , font renales-critiques , & chargées de la matiere des réfolutions qui fe font opérées. Il faut auffi avoir égard à l’état des excrémens du ventre , pendant l’ufage des eaux ; car cet objet fourniroit fans doute quelques inftructions.

T. CXXV. L’eau , dit-on , eft d’un prix ineftimable ; les eaux minérales fur-tout lavent le fang , le délayent , & le dépouillent de fes fels. Voilà le langage que l’on entend tenir par tout le monde. Il eft auffi généralement convenu , que l’eau divife le fang , qu’elle lui fournit un véhicule , & qu’elle le rend d’autant plus fluide & coulant , qu’il eft plus groffier , plus fec & plus propre à former des obftructions. L’on foutient même que certaines eaux ont une vertu atténuante , au moyen de laquelle elles brifent les humeurs gluantes & ftagnantes , & les font circuler , d’où l’on a donné à ces eaux le nom de fondantes & d’apéritives. Mais arrêtons - nous d’abord à examiner la valeur des termes. Qu’eft-ce que c’eft qu’une humeur épaiffe ou divifée ? Qu’entend-on par épaiffir ou divifer une humeur

dans

dans le corps vivant ? Prenons l'eau pour exemple. Quel eſt le Chymiſte qui prétendroit que l'eau ou ſes parties intégrantes peuvent être épaiſſies ou diviſées ſans être détruites ? C'eſt une vérité certaine que les particules aliquotes des mixtes, ou leurs premieres parties intégrantes, conſervent toujours leur nature & ne changent point, à moins que les mixtes eux-mêmes ne ſoient détruits ou corrompus : par conſéquent, ou ne peut pas épaiſſir, ou diviſer les particules premieres de l'eau. En vain s'appuyeroit-on de l'exemple de la glace, qui n'eſt qu'une agrégation des gouttes d'eau, produite par le repos, & non un véritable épaiſſiſſement. Or comment voudroit-on que nos humeurs, que l'on peut comparer en tout ſens au blanc d'œuf qui a été épaiſſi par le feu, puſſent ſe diviſer ou s'épaiſſir ? Le blanc d'œuf qui a été épaiſſi par le feu, a perdu dès-lors ſa nature, & il ne ſauroit plus la recouvrer. Pareillement quand la lymphe, le mucus, & les autres parties inté-grantes du ſang ſe ſont épaiſſies, comme cela arrive quelquefois, on ne peut plus leur donner leur premiere forme. Pour le dire en un mot, le ſang a dans tous les animaux, une telle maſſe, une telle conſiſtance, & un tel lieu, que l'épaiſ-

fiſſement ne peuvent les lui ôter ſans le cor-
rompre, ſans le détruire. (*Voy. ſa vraie com-
poſition , VIe. Partie.*)

T. CXXVI. C’eſt une choſe très-certaine,
que les humeurs du corps, qui forment en partie
les idioſyncraſies , ont une maſſe déterminée , &
d’autres caractères particuliers , dans chaque
individu. C’eſt ce que démontre l’exemple du
lait. Si donc les humeurs du corps vivant peuvent
être dépouillées de leur ſéroſité , cette expoliation
dont elles ſont ſuſceptibles , doit avoir des bornes ,
comme la ſurabondance de cette même ſéroſité
dont elles ſe chargent , doit en avoir auſſi. Or on
ne connoît pas plus ces bornes , qu’on ne connoît
la cauſe de l’union des parties des humeurs entr’elles. Un blanc d’œuf diffère certainement d’un
autre : mais pour cela on ne peut pas dire que
l’un ſoit épaiſſi , & l’autre diviſé , à moins qu’on
ne détruiſe leur conſtitution naturelle. Le ſang
encore , comme le vin de chaque ſep , a ſes différences particulieres dans chaque être vivant ,
quoiqu’il ſoit de même nature dans tous ; mais
le ſang que l’on a dépouillé ſeulement juſqu’à un
certain point de ſa ſéroſité , n’eſt pas pour cela
un ſang épais & diviſé. Peut-on même croire
que ſes globules , quand ils nagent dans *beaucoup*

de lymphe, circulent mieux que quand ils nagent
dans une moindre quantité ? Non. De plus le
fang ne peut pas être comparé, ni à l'efprit-de-
vin, ni à aucun fel : ceux-ci s'étendent & fe
divifent de plus en plus dans l'eau, jufqu'à ce
qu'ils s'y détruifent, mais le fang ne paroît pas
auffi mifcible à l'eau, que le font ces fubftances.
Enfin une quantité furabondante de férofité dans
le fang, y produit la pléthore, mais ne l'atténue
pas : il n'eft atténué que quand il a perdu une
portion effentielle de fa férofité, & alors il
contracte un vice irréparable.

T. CXXVII. Reprenons la comparaifon du
fang avec le lait & le blanc d'œuf. Les Chy-
myftes favent que le lait ne fe diffout pas parfaitement dans l'eau : or pourquoi le fang n'y
feroit-il pas également infoluble ? Il eft encore
certain que le lait & le blanc d'œuf qui ont été
épaiffis par le mélange d'un acide, ou autrement,
ont perdu leur nature : de plus comme le trop
grand repos convertit l'eau en glace, il donne
également lieu à l'épaififfement du fang, & à fa
deftruction. Cette même deftruction du fang eft
auffi occafionnée par un excès, ou un manque
de chaleur fuffifante. Il eft donc befoin d'un
degré de mouvement & de chaleur déterminés,

pour entretenir la conſtitution naturelle du ſang qu'il peut perdre facilement. Le ſang qui eſt ſur le point de s'organiſer , n'auroit-il pas dès-lors quelque choſe de vivant? Enfin ſi le ſang contient quelque humeur étrangere , trop de ſéroſité , de bile , de mucoſité, ou de l'urine , on doit l'évacuer : du reſte ces mélanges ne changent point ſa conſtitution naturelle , ou s'ils la changent , ils la détruiſent ; ils forment des cachexies particulieres. (*Voy. la VI*ᵉ. *Partie.*)

T. CXXVIII. Je ſerois trop long , ſi je voulois rapporter ici toutes les expériences que j'ai faites ſur nos eaux , en les mêlant aux diverſes liqueurs animales. 1°. Les eaux de Bagneres mêlées avec le lait , étant froides ou chaudes , telles qu'on les trouve à la ſource , ne le changent preſque pas ; mais ſi l'on fait bouillir le mélange , alors le lait ſe coagule , & le ſerum s'en ſépare. A l'égard des eaux de Bareges , & des autres , qu'elles ſoient froides ou chaudes , à tel degré qu'on voudra , elles n'alterent pas plus le lait , que ne l'altere l'eau commune. Si l'on mêle du ſang nouvellement tiré des veines , avec les eaux de Bagneres , il paroît former un coagulum. Quant aux autres eaux Bonnes , Bareges , &c. au lieu de le coaguler , elles ſemblent le rendre plus coulant, que ne le fait l'eau commune tiéde : le fang qu'on fait bouillir avec les eaux de Bagneres, fe concret, de même que dans l'eau ordinaire ; ce qui n'arrive pas toujours avec les eaux de Bareges, & les autres. 3°. Le blanc d'œuf n'éprouve prefque pas de changement dans nos eaux, à moins qu'elles ne foient bouillantes ; dans ce cas, elles le durciffent, comme le durciroit l'eau commune. 4°. L'eau de Bagneres ne diffout pas parfaitement le favon, comme le fait l'eau de certains puits par l'intermede d'un fel acide : les eaux Bonnes le diffolvent, ainfi que les autres, comme l'eau de pluye le diffout, elles diffolvent même la bile. 5°. Il paroît que le pus & les crachats fe diffolvent moins bien dans les eaux de Bagneres, que dans celles de Bareges, les Bonnes, &c. Dans les premieres, comme dans l'eau commune, une partie du pus fe mêle à l'eau & la trouble, l'autre partie fe concret & furnage, ou tombe au fond en forme de glaires. 6°. Un mélange de lait, d'œuf & de fucre, (mélange qui reffemble peut-être à la maffe du fang) que l'on fait cuire au bain-marie avec les eaux de Bareges ou les Bonnes, fe prend de même qu'avec l'eau ordinaire. Le coagulum paroît plus grumelé, moins également lié, avec

X 3

les eaux de Bagneres. 7°. L'usage des eaux de Bagneres teint ordinairement les matieres fécales en noir ; celles de Bareges , & les autres , les noircissent moins , & elles les teignent souvent en brun , ou en bleu d'ardoise. 8°. Des lambeaux de chairs squirrheuses , macérés ou cuits dans nos eaux, n'y sont pas plus changés que dans l'eau commune. 9°. Nos eaux cuisent la viande comme l'eau ordinaire ; celles de Bagneres la durcissent un peu , & l'on sait que le pain qu'on en fait , ne fermente pas convenablement. 10°. Des animaux de différente espece , grenouilles , poissons, vers, plongés vivans dans nos eaux , se durcissent dans toutes comme dans l'eau commune , & ils y meurent en s'allongeant plus ou moins : les eaux de Bagneres m'ont paru les durcir un peu plus que les autres. 11°. Les viandes se pourrissent dans toutes nos eaux , presque comme dans l'eau ordinaire.

T. CXXIX. Que doit-on inférer de toutes ces expériences ? Par la premiere & la seconde , il paroît que les eaux de Bagneres ne coagulent le sang qu'au moyen de l'ébullition : or un degré de chaleur à celui de l'eau bouillante , n'existe pas dans le corps vivant. J'ai d'ailleurs des faits qui combattent directement ceux dont je parle.

Ayant fait plonger le bras d'un Malade, pendant qu'on le feignoit, dans l'eau de Bareges, le fang y devint couënneux, comme dans l'eau commune, ou dans celles de Bagneres ; de maniere que dans ces fortes d'expériences, il faut faire attention à la quantité de fuc muqueux que le fang contient ; car j'ai vu une fois que le fang d'un pleurétique qu'on avoit dépouillé de ce fuc, ne s'épaiffiffoit point par l'ébullition. Les autres faits que j'ai rapportés, ne peuvent gueres s'appliquer au corps vivant. J'ai injecté de l'eau minérale dans les vaiffeaux d'animaux vivans : je mêlois alternativement goutte à goutte le fang avec l'eau, & l'eau avec le fang. Toutes ces épreuves m'ont peu inftruit, ou pour mieux dire, le catalogue des expériences qui ne prouvent rien, n'a été que trop groffi.

T. CXXX. Ces expériences, je le répete, ne peuvent nullement s'appliquer au corps vivant. C'eft ce que va prouver une tragique obfervation. J'avois écrit autrefois que les eaux de Bagneres, mêlées avec le fang, pouvoient le coaguler. Un Charlatan depuis, traitant une malheureufe fille, d'un faignement de nez auquel elle étoit fort fujette, eut recours à mon expérience, & la répéta devant elle, en lui difant:

voilà comme les eaux de Bagneres calmeront votre fang bouillant & fougueux. Lui ayant en conféquence fait prendre les eaux pour guérir fon hémorrhagie, dont la caufe étoit le *ſtrictum* placé dans les vifceres de l'abdomen, la Malade que je vis fur la fin de fa maladie, tomba bientôt dans le maraſme, & la confomption pulmonaire, & mourut. J'avois pourtant expreſſément obfervé dans le même endroit, qu'on devoit s'abftenir des eaux de Bagneres dans les affections de poitrine, & dans toute difpofition au marafme. Il y a donc, touchant ces fortes d'expériences, bien des précautions qu'un homme de probité & éclairé doit prendre. La conféquence qu'on peut tirer de tout ce que j'ai dit, eft qu'il eft bien difficile de déterminer la maniere dont les eaux agiſſent fur les humeurs; de forte qu'il y a tout au moins à retrancher de ces maximes, & autres femblables, dont tant de gens fe repaiſſent gratuitement : *les eaux délayent le fang, elles augmentent fa fluidité, elles atténuent la lymphe épaiſſie, elles humectent, défobftruent, & fondent les fels, & les entraînent par les urines, &c.* Il s'en faut de beaucoup que tout cela foit démontré. Cependant j'ai vu que ces idées, pures poffibilités phyfiques, font fort en vogue dans les Provinces , mais fur-tout dans les fources d'eaux minérales ; car la Capitale , qui eft le centre de toutes les fciences , reffemble à la mer qui jette fur fes bords les fuperfluités. J'ai vu encore avec peine , que ces apophtegmes , auffi ufés & froids , que vuides de fens & de fondement , étoient trop en vogue dans nos fources. *Le fang eft-il raréfié ? il faut le condenfer : eft-il condenfé ? on doit l'atténuer . . .* car je regarde l'attrition du fang , la divifion méchanique de fes globules , fes diverfes efpeces d'acrimonies , & fon effervefcence prétendues , comme des chofes imaginaires , en attendant que de vrais Chymiftes , juges compétens en cette matiere , nous apprennent quel fond on doit faire fur ces idées , ou pour mieux dire , en attendant qu'ils fubftituent des vérités à toutes ces rêveries puériles. (*Voy. VI*e*. Partie.*)

T. CXXXI. C'eft donc principalement à obferver les divers mouvemens du corps , qu'il faut que le Medecin s'applique. Mais puifque chaque homme a le droit , de dire ce qu'il penfe dans prefque toutes les chofes qui font du reffort de fon entendement, voyons ultérieurement ce que c'eft que la vie & fes caufes , ce qui fervira à appuyer ce que j'ai avancé dans plufieurs endroits de cet

Ouvrage. Le genre nerveux peut être comparé à un insecte ; ses rameaux sont comme autant de pédicules ou de racines, de bras ou de pattes. Il constitue l'essence de l'homme, de concert avec l'ame qui l'anime ; car les os, le tissu cellulaire, & les autres organes, appartiennent à peine à *l'animalité*, & ils sont aussi étrangers à l'homme, que l'est à une plante la terre sur laquelle elle est appuyée, & à une vigne l'échalas qui la soutient. Les os, & d'autres parties, ne sont que des instrumens, l'enveloppe ou l'écorce de l'homme. De même la nutrition n'ajoute rien à la nature de l'homme, qui est dans l'instant de sa conception, ce qu'il est dans son plus grand accroissement. Oh ! que l'homme est donc un bien petit être ! Enfin les nerfs, à raison de leur entrelacement, se racourcissent ou s'alongent, & se prêtent des forces mutuelles, aucun ne se meut que par le concours de tous les autres. C'est par ces liaisons, par ces correspondances, qu'ils présiden à toutes les opérations du corps. La moëlle alongée fournit la principale tige du système nerveux, qui, après s'être comme réfléchie du ventre vers le cerveau, par les nerfs des visceres, envoie des productions aux diverses parties du corps, & établit ainsi un commerce particulier d'action , entre les organes du bas-ventre , & tous les autres. Tel eſt le ſpectacle frappant que l'œil inſtruit contemple dans l'homme. Maintenant qu'on ſe repréſente les ondulations aller d'un nerf à l'autre ſucceſſive-ment , en ayant toujours égard à la préſence de l'ame , on aura l'idée de la vie & de ſes phé-nomenes eſſentiels ; qu'enſuite on ſe repréſente des nerfs exiſtans dans toutes les parties , & ces parties formées d'une ſubſtance muqueuſe , & ſoutenues par la charpente oſſeuſe : c'eſt-là l'image du corps vivant , l'idée complette de l'homme , tel que la Nature l'a formé dans ſa petite ſphere , en ce qui concerne les parties ſolides.

T. CXXXII. En pouſſant plus loin les re-cherches ſur la vie , on voit qu'elle conſiſte dans la faculté qu'a la fibre animale de ſentir & de ſe mouvoir elle-même. Cette faculté innée dans les premiers élémens du corps vivant , n'eſt pas plus étrange que ne le ſont la gravité , l'attraction & la mobilité qui appartiennent à divers corps. Les parties actives dont nous parlons , ſont les vrais fondemens de l'animalité ; elles tiennent elles-mêmes le principe de leur vie , d'un filament nerveux qui leur ſert de baſe , ou plutôt, il n'y a dans l'animal qu'un ſeul nerf qui anime toutes ſes parties. Ce nerf ſenſible & actif, qu'on peut concevoir auſſi petit qu'un atome, eſt ſubordonné à l'empire de l'ame ; ſon développement dans l'utérus, ſe fait à la faveur de la chaleur, de l'humidité & de la mucoſité qu'il trouve dans la ſemence. Cette pâte muqueuſe eſt ſa vraie enveloppe dans laquelle il ſe nourrit, végete ou s'étend, & à laquelle il donne différentes formes, ſelon ſon degré de force, & ſelon la direction de ſon activité. Tel eſt le principe du développement de l'embrion humain, & du mouvement conſtant dont ſes parties ſont pourvues.

T. CXXXIII. L'on doit croire que le ſentiment & le mouvement, ſont néceſſairement les mêmes dans tous les individus, & qu'ils occupent les mêmes parties : s'ils ne s'y manifeſtent pas toujours, c'eſt parce qu'ils manquent d'inſtrumens convenables. D'ailleurs un état d'action proportionnée des fibres, auſſi égale & auſſi parfaite qu'elle peut être conçue, établiroit le plus grand calme poſſible. Les mouvemens que fait l'animal, ſont dûs au paſſage ſucceſſif des forces, d'une branche de l'organe nerveux, ou d'un nerf à l'autre. Quand elles ſe fixent ou s'accumulent dans une partie, elles y cauſent le ſpaſme, le ſerrement ou la roideur ; elles y occasionnent le relâchement, quand elles n'y abordent qu'en petite quantité. Il doit donc se faire en nous constamment, une circulation de mouvemens, uniforme ; & la fibre animale élémentaire, ou la fibre premiere nerveuse, doit avoir le même degré de consistance & de force, dans une puce, que dans un lion. C'est une maxime reçue en Chymie, que tous les élémens des corps, se ressemblent au moins dans leurs qualités principales ; de maniere que la terre élémentaire d'un animal, & celle d'une plante, ne different que par quelques modifications particulieres : ce qui est également vrai par rapport aux métaux, dans lesquels l'élément du feu, ou le phlogistique, est universellement le même, quoiqu'il soit différemment modifié dans chaque espece. Au reste les terres élémentaires des plantes & des animaux, ne font point le corps muqueux dont nous avons parlé ; mais elles en tirent vraisemblablement, tant les unes que les autres, leur nourriture. Ici nous pouvons rappeller en passant, les fameuses hypothèses de plusieurs grands hommes, sur les élémens des corps. De ce nombre sont, par exemple, les idoles d'Hyppocrate, les atomes d'Epicure, les formes substantielles d'Aristote, les monades de Leibnitz, les formes & les molécules orga-niques de Buffon.

T. CXXXIV. Quoi qu'il en soit, il n'y a aucun sujet de douter que les parties du corps vivant, ne soient toutes douées de la faculté sensible. Quant à la nature de cette faculté, c'est un de ces objets profonds, sur lesquels il est plus sûr de se taire que de vouloir raisonner. Sait-on ce que sont au fond la douleur & le plaisir, si l'un procede du spasme, & l'autre du calme ? Du reste, il paroît assez démontré par la ligature des nerfs, qu'ils sont les seuls organes de la sensi-bilité, & que c'est d'eux que toutes ces parties tiennent cette propriété. L'amputation des os, leur fracture, & la suture des tendons, qui ne causent presque pas de douleur, démontrent assez que ces parties n'ont, comme les cicatrices, que peu de sensibilité. Mais en est-il de même des tendons qui n'ont pas une parfaite dureté ? Si l'on comprimoit fortement entre les doigts, par exemple, le tendon d'achille, ou les tendons fléchisseurs de la cuisse, cette pression causeroit-elle quelque souffrance ? Les ligamens encore contribuent-ils aux douleurs de la goutte ? Enfin la dilatation de l'anneau crural, formé par les aponévroses des muscles de l'abdomen, & la section du fascia lata , ne sont-elles jamais accompagnées de douleur ? Tout cela est connu des Praticiens. D'ailleurs il est démontré que certains tendons , les os , & d'autres parties, peuvent être agacés en mille manieres , comprimés, tiraillés, & soumis à l'action du feu, sans que l'animal souffre presque de douleur. Je me souviens que beaucoup d'expériences de ce genre, que nous fimes autrefois à Montpellier , sur des chiens, (dès 1740) nous apprirent peu de choses : nous piquâmes même une fois un nerf, sans que l'animal , bien vivant encore, donnât aucun signe de douleur. Il est donc à craindre que les avantages qu'on se flatte de tirer de ces expériences , ne soient destinés que pour ceux qui , pour nous servir des expressions du Docteur Hamberger , s'érigent en juges dans leur propre cause. Au reste tout ce que j'ai dit dans ce chapitre , n'a d'autre but que de trouver une explication raisonnable de la cause de plusieurs phénomenes, & nous ferons volontiers le sacrifice de ces idées, en faveur d'autres meilleures.

T. CXXXV. Il seroit ennuyeux de nous étendre davantage sur cette matiere. Ce que j'ai dit , fait assez comprendre la maniere avec laquelle s'operent les divers mouvemens du corps, quelle eft leur origine, leurs principaux centres, & l'ordre de leur évolution. Le dérangement de cet ordre des mouvemens, & le caractere particulier de ce dérangement, eft la fource des maladies, de leurs phénomenes, de leur marche, de leurs redoublemens, & des différences refpectives qu'on y remarque. On doit par conféquent rapporter aux mouvemens dont nous parlons, la caufe des crifes ou des excrétions morbifiques, leurs progrès & leur terminaifon. D'après ces fondemens, l'on pourroit peut-être réfoudre bien des problêmes, & des problêmes très-intéreffans, fur les crifes qui ont été jufqu'à préfent infolubles. Toute fievre, comme l'on fait, eft un effort excrétoire, ou un effort des organes, qui tend à détruire une caufe de maladie. Cet effort s'exerce conftamment dans les affections humorales, dont la caufe principale eft un amas d'humeurs dans les premieres voies, qui les irrite, & porte le trouble, fur-tout dans les fonctions des vifceres de l'abdomen. De cette pente facile qu'ont les maladies humorales à la crife, il fuit qu'on peut y apporter un prompt fecours. Il n'en eft pas de même des affections nerveufes. Ici la confufion qui regne dans les mouvemens, eft un obftacle qui s'oppofe à la

crife,

crife, & qui demande du temps pour être fur-monté, de maniere que la célérité dans la curation, y feroit inutile, ou plutôt nuifible. L'Obfervation démontre la vérité de ce que nous venons de dire, tant à l'égard des maladies chroniques, que des aiguës.

T. CXXXVI. Tous les bains de nos eaux peuvent paffer pour chauds ; la chaleur des fources de Bagneres, qui font au nombre de 31 ou 32, monte, fuivant le thermofcope de Farenheit, depuis environ le 82ᵉ. jufqu'au 124ᵉ. degré; la chaleur des huit fources de Bareges monte depuis le 86ᵉ. degré, jufqu'au 115ᵉ. ; celles des fept ou huit fontaines de Cauterès, depuis le 102ᵉ. degré, jufqu'au 120ᵉ. ; celle des trois fources aux eaux Bonnes, depuis le 90ᵉ. jufqu'au 102ᵉ. degré : enfin la chaleur des trois fources des eaux Chaudes, eft depuis le 92ᵉ. jufqu'au 114ᵉ. degré. Tout cela eft pourtant fujet à varier un peu. L'on croit généralement que l'eau de tous ces bains relâche les folides de notre corps, & qu'elle fe mêle à nos humeurs : mais il eft befoin encore de beaucoup d'expériences & d'obfervations, pour connoître leurs vertus & leur maniere d'agir. Une perfonne plongée dans les bains de Bareges pendant environ

Tome I. Y

une heure, ne change prefque pas, quant à fon
poids, & affez fouvent elle pefe moins après le
bain, qu’avant. Il s’agit de favoir fi ces faits font
vrais par rapport aux fujets de tout âge, de tout
fexe & de tout tempérament, fains & malades,
par rapport à toute heure du jour, avant & après
le repas, & par rapport aux eaux de Bagneres,
& à toutes les autres. Ainfi, 1°. un corps plongé
dans l’eau de nos bains, n’en reçoit, ni ne lui
communique rien ordinairement ; d’ailleurs on
ne peut pas foutenir que le corps abforbe précifément toute l’eau qui fe dépenfe dans le bain.
2°. Lorfqu’on eft plus pefant après le bain, cela
ne peut s’attribuer fans doute, qu’à l’abforbtion
qui s’eft faite des parties aqueufes par les pores
du corps. 3°. Quand le corps fe trouve plus léger
après le bain, il doit avoir perdu quelque chofe,
& n’avoir rien reçu. Par conféquent, l’opinion
fuivant laquelle on affure que l’eau du bain
pénetre toujours les pores de la peau, & produit
des changemens dans les organes & dans les
humeurs, doit être mife dans le rang des opinions hazardées, & qui ont befoin d’un examen
ultérieur.

T. CXXXVII. Les bains agiffent d’une maniere particuliere fur l’eftomac & les inteftins ;

souvent ils les irritent, ainsi que les douches, au point de causer la défaillance : leur effet, assez ordinaire, c'est de procurer de l'appétit, & d'aider la digestion, mais ils la troublent, quand on en use pendant qu'elle se fait. 2°. J'ai vu les bains causer des crachemens de sang, & hâter la mort de certains pulmoniques ; je les ai vus exciter les regles à contre-temps, & des hémorrhagies de la matrice, des fleurs blanches excessives, & même l'hydropisie ; ils poussent fort souvent par les urines. 3°. Quelque chaud que soit le bain, nombre de personnes y sont saisies, au bout d'un certain temps, d'un frisson auquel succedent souvent la chaleur & la sueur. Les bains agissent donc sur les organes intérieurs ; par l'irritation & la compression qu'ils leur causent, ils y déterminent le flux des mouvemens, lesquels se reportent ensuite vers la circonférence du corps : ils produisent ainsi la fievre, & souvent une fievre très-vive, qui finit par la sueur. Le bain fait par rapport au corps, ce que feroit une ligature ou un emplâtre qui le couvriroit entierement ; il presse & irrite la peau, & occasionne dans le système vasculaire, un redoublement d'action d'où dérivent ses effets. A l'égard du bain d'une partie, des douches, & des frictions, souvent ils enflamment la peau , comme la piquûre des orties , par l'irritation vive qu'ils y caufent , & les humeurs qu'ils y attirent. Au refte, pour bien apprécier les propriétés des bains chauds , il faudroit d'abord connoître parfaitement la nature , la caufe & les effets de la chaleur : or ces objets importans font encore indécis chez les Maîtres de l'Art.

T. CXXXVIII. Il n'y a donc , quant à préfent , touchant l'ufage de nos eaux & de nos bains , d'autre guide certain que l'expérience. Les eaux prifes en boiffon , font un bain intérieur, qu'il faut augmenter , diminuer ou fufpendre , felon le génie & la marche de la maladie , & fa propenfion à la crife : on les boit ordinairement le matin , depuis une livre jufqu'à quatre. 2°. Il n'y a que les perfonnes expérimentées qui fachent par quelles eaux il faut commencer , fi c'eft par celles de Bagneres, qui font plus irritantes , ou fi l'on doit d'abord fufciter la fievre par les eaux fulfureufes , & en régler enfuite & foutenir l'effort par celles de Bagneres. 3°. L'expérience nous a appris que nos eaux , bues au repas , n'entraînent aucun inconvénient. 4°. J'ai reconnu auffi qu'on pouvoit les boire froides ; mais j'ai douté fi , quand on les faifoit chauffer , il falloit leur donner précisément le même degré de chaleur qu'elles ont à la source. 5°. M. Meighan est le premier qui ait mêlé le lait avec les eaux de Bareges : je l'ai depuis coupé avec les autres eaux , hormis les sources fortes de Bagneres. 6°. J'ai fait quelquefois préparer du petit-lait avec ces dernieres : pendant l'ébullition, la partie grasse du lait se coaguloit , & le serum restoit uni aux eaux : j'ai pensé que cette boisson , qui n'a rien de désagréable au goût , pourroit être fort utile dans bien des maladies , même aiguës. 7°. Ceux qui prennent les eaux , sont ordinairement amis de l'exercice ; mais il est prouvé qu'on peut parfaitement digérer les eaux en gardant le repos. 8°. Il n'est pas facile de dire jusqu'à quel point l'air , les saisons , les affections de l'ame , peuvent contribuer à rendre nos eaux salutaires. Mais les préjugés superstitieux de nos Anciens , touchant le choix de certaines saisons de l'année , & la nécessité de faire précéder la saignée & la purgation, & bien d'autres prétentions de cette espece, enfantées par l'ignorance , commencent à s'évanouir , & il y a tout lieu de s'attendre à voir régner des connoissances plus certaines , sur nombre d'objets qui sont encore à éclaircir. Par exemple , 1°. on ignore pourquoi les mêmes maladies, ou qui paroiſſent être les mêmes, ſe guériſſent quelquefois par toutes nos eaux indiſtinctement. Cela viendroit-il d'une propriété qui leur eſt commune à toutes, ou du caractere des maladies, tellement benin, que tout remede, pour ainſi dire, pourroit les guérir ? Ce n'eſt pas ici le lieu d'entreprendre des diſcuſſions ſur ce ſujet. 2°. On ne connoît pas aſſez juſqu'à quel point on peut aſſocier l'uſage des bains avec celui de la boiſſon de nos eaux, ni quel eſt le degré d'utilité des bains dans les affections des viſceres, dans les ſuppurations, les tumeurs, &c. 3°. Il eſt conſtaté par une foule d'expériences, que les fievres intermittentes, les maladies aiguës, même les très-aiguës, peuvent être guéries par nos eaux ; mais leur maniere d'agir dans ces cas, ainſi que la raiſon pour laquelle elles procurent quelquefois la fécondité, ſont inconnues. 4°. On ne connoit pas bien parfaitement encore (en 1754) la nature de nos eaux minérales : il y a long-temps que nous les regardons comme de l'eau très-pure mariée à différens ſels ou mixtes ſalins, réſultans de l'union de l'acide ſalin ou vitriolique à diverſes baſes. Enfin il reſte à découvrir les moyens de décider, en voyant une maladie, ſi elle eſt incurable, ſi elle peut vraiement être guérie par nos eaux , quelle efpece mérite la préférence dans chaque cas , & quel eft le méchanifme ou la raifon de ces effets.

Il n'en eft pas moins certain , qu'on peut avancer en thèfe générale , que les eaux des Pyrénées font d'un grand fecours dans les maladies lentes & longues , & qu'elles operent quelquefois des guérifons inattendues , & qui étonnent les Connoiffeurs. Il faudra , dans la fuite , fe livrer à plus de détail qu'il n'a été poffible d'en mettre dans ce *premier volume ,* qui devoit être une maniere de plan ou de *Profpectus* général. Nous effayerons l'examen de chaque maladie particuliere avec toute l'étendue néceffaire.

Ce plan général fut propofé à la Faculté de Paris , en 1754 (a).

(Les eaux minérales ont , depuis cette époque , pris la plus grande faveur. Chaque fource a reçu fes éloges. On a tant écrit fur cette matiere ! (Voy. la Préface , au commencement de ce volume). *L'art veut imiter & même furpaffer la Nature. J'ai en main un Mémoire deftiné à être mis fous les yeux du Miniftere. L'Auteur propofe*

____

(a) *Aquitaniæ minerales aquæ.*

Y 4

une Manufacture générale de toutes les eaux minérales possibles. Il demande qu'on place cette Manufacture à la vallée de Montmorency, à une petite distance de Paris, pour la commodité des Habitans de cette Ville. Il étendroit sans doute son établissement dans toutes les autres. Je sais d'ailleurs que d'autres ont formé des projets à peu-près semblables. On s'en occupe. Nous en verrons éclore quelqu'un. Ce sera une affaire d'éclat pour la Chymie. Mais il y a lieu d'espérer qu'on diminuera les scrupules & les craintes de cette partie des Citoyens qui ne font pas dans le cas de sentir toute l'importance de ces belles entreprises, ou qui ne se livrent pas sans réserve aux agitations & aux torrens de la mode. On prendra au moins des mesures suffisantes pour qu'il soit possible de distinguer les Bureaux d'eaux naturelles, d'avec ceux de l'eau artificielle. Ce n'est pas trop exiger ! Le temps aidera à juger & à évaluer les raisons du bien public, sur lesquelles se fondent les Auteurs de tant de projets magnifiques qui distinguent notre siecle. Des monumens éternels, des vues en grand, des entreprises sublimes, des établissemens plus éclatans les uns que les autres : toutes ces productions de nos génies vastes & supérieurs, illustrent les parties de

*notre Art qui paroissent les moins faites pour
briller. Combien nous sommes loin de la modeste
penurie de nos peres ! Cependant la VIe. Partie
qu'on va lire , prouvera jusqu'à quel point la
Chymie peut être fondée à penser qu'elle connoît
le corps humain, assez pour déterminer la nature
des remedes qui lui conviennent. Peut-être trou-
vera-t-on qu'il faudroit que cet Art , qui ne doit
pas se modéler sur l'empirisme , connût l'état
naturel , avant de prétendre aller plus loin , avant
de faire des projets d'agrandissement , des essais
& des spéculations de commerce.)*

SIXIEME PARTIE.

La Chymie moderne de Paris. Talens & courage de Rouelle & de ses Auditeurs. Son embarras dans l'analyse animale. Décision de Stahl, de Venel. Ce que c'est que le sang aux yeux d'un Médecin. Les Chymistes & les Physiciens ont leur maniere particuliere de considérer cette liqueur. Les Médecins la contemplent toujours vivante, & faisant partie du tout animé. Le sang se répare par l'air, par l'eau de l'atmosphere, par les émanations de chaque organe, par les alimens prédisposés à la vie, par une grande quantité de petits corps vivans à leur maniere. L'Anatomie ni la Chymie ne peuvent saisir ces petits corps. Systême de Cos sur ces émanations séminales. La bile, la pituite, la mélancolie, le sang des Anciens. Chacune de ces humeurs venant à dominer, fait une cachexie particuliere. La cachexie bilieuse. La cachexie muqueuse, albumineuse, couënneuse. La cachexie laiteuse. La cachexie séminale. La partie sensible préside à ces cachexies. La cachexie sanguine ou hémorrhagique. La cachexie graisseuse. La cachexie

féreufe ou aqueufe. La cachexie urineufe. Mau-
vaifes analyfes des alimens. Cachexie fple-
nique. La fiftule inteftinale, fon travail. Analyfe
du lait, peu utile. Cachexie ftercorale, ex-
crémentitielle. Le meconium, fa couleur, celle
de la bile & du fang ; fa partie colorante. La
conftipation. La liberté du ventre. Examen
des excrémens peu connus des Chymiftes.
Analyfe incomplette & inutile de la bile.
Analyfe chymique de l'urine, fort curieufe, &
peu utile. L'air agiffant fur le fang, agiffant
fur tous les corps, provenant de la refpiration
& de la décompofition des alimens. Ce qu'en
penfoient les Médecins pneumatiques. Ils font
fuivis & copiés par les Chymiftes pneumatiques
modernes. Jean Rey, (retrouvé & honoré
par Bayen) Médecin du fiecle & du Pays de
Montagne, favoit ce que des Chymiftes pneu-
matiques viennent de publier. Sciffion à craindre
entre les Chymiftes. On met la Chymie là où
elle n'a que faire. Réfumé fur les cachexies.
Ce qu'elles indiquent fur la compofition du
fang. Miafmes des maladies contagieufes ; les
dartres, la maladie vénérienne, la goutte, la
gale, les écrouelles, le fcorbut, &c. faifant
chacun leur cachexie. Leur exiftence, leur

action dans le corps vivant , inconnues & impénétrables par la voie de la Chymie. La cachexie purulente. La cachexie gangreneuse. La communication des maladies d'un sujet à l'autre. Corpuscules séminaux , passant des peres aux enfans. Les médicamens. Les poisons. Mauvaise application de la Chymie aux maladies des humeurs. Concert & concours de l'action des solides , avec celle des liquides , dans la santé & les maladies.

Iº. LE sort de la Médecine fut de marcher à côté de la Physique & de l'Anatomie, en se préservant de l'esprit de conquête , qui caractérise ces deux Arts , aussi hardis que brillans dans leurs principes décidés & avantageux. Je proposerai un jour les moyens que j'ai cru les plus propres à délivrer la Médecine de toute atteinte de la part des Anatomistes & des Physiciens. Voici d'autres ennemis puissans à combattre , d'autres écueils à éviter.

IIº. La Chymie cherche, depuis qu'elle existe , à s'emparer de la Médecine. Ceux qui en conservoient le dépôt sacré , ne purent résister aux vives saillies de Paracelse. Il fallut plier devant cet impétueux Tyran. Le corps vivant devint une maniere de volcan , fous la main de cet homme de feu. Les Anatomiftes ont difféqué le corps jufqu'aux infiniment petites fibrilles ; & les Phyficiens ont transformé l'homme en machine à leviers , à pompes , à refforts , à tuyaux , à preffoirs. L'Ecole de Paracelfe en fit un compofé d'alembics , de fermens , de fels , d'effervefcences , de vaiffeaux diftillatoires , de foyers d'explofions.

IIIᵉ. J'ai vu naître la Chymie réformée qui s'étend depuis quelques années en France. Elle ne femble garder que fon premier nom ; elle paroît avoir renoncé à fes monftrueufes prétentions fur le monde entier. Elle vouloit d'abord créer des mixtes , & jufqu'à des êtres vivans : elle fe contente aujourd'hui d'arriver à des principes connus & palpables : elle a pris une forme nouvelle entre les mains même de quelques-uns de mes amis dont j'honnore & refpecte les lumieres. Combien de fois n'ai-je pas été tenté de m'attacher au char de cette Chymie fage & expérimentale ! Mais Stahl qui l'édifia , ou qui la forma des matériaux ramaffés par Becher , m'a toujours retenu : je n'ai pu perdre de vue cette affertion de Jouker , Difciple de Stahl , & Médecin comme lui , qui ne s'étoit pas laiffé violer par la

Chymie , en ce qui concerne la Médécine. *Chemia ufus in Medicinâ ferè nullus.* La Chymie n'eft bonne à prefque rien en Médecine : ainfi s'exprime Jouker.

IV°. On ne peut refufer à M. François Rouelle , Apoticaire de Paris , d'avoir allumé le flambeau qui éclaire de nos jours les Chymiftes François. Il fuivit , il confulta , il devina peut-être les opinions de Becher , de Stahl , de Jouker , & autres ; il réforma Boerhaave , & donna du corps aux travaux de Senac , qui avoit fenti le prix de Becher & de Stahl. J'ai reçu des leçons de ce Profeffeur , homme de génie, qui fervira à jamais de modele , & d'objet d'émulation à ceux de fon état. Il a pris fa place devant nos Lemery , Geoffroy , & leurs Contemporains : je le fuivois avec Meffieurs Venel , Roux , d'Arcet , Bayen , Montaut , & le R. P. Philippe , Provincial de l'Ordre de la Charité : Mrs. Maquer & (je crois) Beaumé avoient paffé avant nous : je tais beaucoup de noms refpectables fortis de cette Ecole. Le tribut de reconnoiffance & d'éloges que je lui paye , ne doit pas être fufpect de ma part ; il ne m'eft pas arraché par tous les Savans qui en font l'ornement , & fans lefquels elle feroit tombée dans l'oubli. S'il faut le dire , j'y jouai

de bonne heure une espece de petit rôle : assez
d'honnêtes gens l'ont sçu. Rouelle n'a cessé de
crier & de faire répéter aux échos de son laboratoire, pendant plusieurs années, cette saillie
singuliere. *Ce Bordeu, Messieurs, est un pauvre
Médecin : il a tué mon frere que voilà* ! Grand
merci à la mémoire de ce mort illustre, dont je
serois fâché de remuer les cendres, autrement
que pour les vénérer : mais il faut que je tire
cette historiette au clair. M. Rouelle le cadet, qui
est aujourd'hui Démonstrateur pour la Chymie
au Jardin Royal, & qui tient, à tous égards,
la place de François, étoit plein de vie, de force
& de santé, lorsque son aîné parloit ainsi de moi.

V°. Ils m'avoient fait l'un & l'autre l'honneur
de me choisir pour traiter le Cadet, dans une maladie grave : c'étoit la fievre catharrale, avec amas
dans le poumon droit ; elle marcha les premiers
jours, comme la fluxion de poitrine inflammatoire ; & pendant cette premiere époque, les
saignées, & les autres remedes, que je crus nécessaires, n'ébranlerent pas le noyau niché dans
la poitrine. Il fallut s'attacher à suivre la marche
forcée de la maladie, qu'il ne fut pas possible
de détourner de la suppuration : des tentatives
démesurées auroient été très-nuisibles : j'attendis,

& je laiſſai mûrir ſi heureuſement la maladie, qu'elle ſe termina vers la fin du vingt-neuvieme jour, par le crachement d'une maniere de vomique, de bonne & franche maturité. Je crus alors le Malade ſauvé, & je le dis, me trouvant obligé de le quitter ce jour-là. Ceux qui ſavent la Médecine, connoiſſent auſſi la marche de ces ſortes de maladies, leurs nuances, leur ſureté, ou leur danger, d'après les ſymptômes combinés & comparés, comme l'uſage éclairé l'apprend. Notre Malade me parut ſe trouver dans un des cas favorables: je crus ſa maladie jugée en bien.

VI°. François Rouelle, dont les principes chymiques, agités, trembleurs, & pourtant hardis, ne s'accordoient point avec ma tranquille expectation, prétendoit qu'il falloit empêcher ce dépôt; il croyoit que cela ſe fait, comme qui arrête la fermentation, ou qui précipite un ſel par un autre. Mon abſence donna quelque faveur à la vivacité de ſes propos. Je l'avoue de bonne foi, le Malade lui-même eut raiſon d'être ſurpris & piqué : j'eus grand tort de le quitter ; mais je lui jurai, comme je le penſois, qu'il étoit guéri, qu'il entroit en convaleſcence. Les commentaires allerent leur train. François demeura perſuadé que j'avois tué ſon frere, qui
cependant

cependant guérit parfaitement, comme je l'avois prévu. C'est un honnête homme vigoureux & sain, dont la brillante santé ne s'est point démentie depuis sa maladie, (il y a près de vingt ans.) J'étois sûr de mon fait ; je marchois Hyppocrate à la main. Or en ce tems-là ses saints ouvrages étoient un peu moins lus qu'à préfent, & sur-tout beaucoup moins entendus.

VII°. Mais quels étoient enfin les vrais motifs de François Rouelle, qui étoit trop grand, & trop raisonnable pour être méchant, & qui pourtant revenoit chaque année à cette avanture ? Mettant à part toutes les petites discussions qu'elle occasionna, (& qui devinrent un morceau friand pour la basse calomnie ;) oubliant aussi les torts réciproques que nous eumes les uns vis-à-vis des autres, tout se réduisit à un choc entre la Médecine active & chymique, d'une part, & la Médecine simple & naturelle, de l'autre. Voilà le point de la chose. Je crus que cette maladie étoit devenue du ressort de la Nature seule, que l'Art devoit se taire. On m'opposa toutes les fanfaronades de Van Helmont, & de ses singes : nos têtes s'échaufferent. Un Chymiste, un Médecin du dix-huitieme siecle, attendre quatorze jours, vingt-un jours, trente jours, & jusqu'à trois mois, en cas de besoin! Cette allure ne convenoit point. Le scandale étoit des plus crians.

VIII°. Pour comble de chance, Mrs. Rouelle habitoient une maison située auprès de l'Hôpital de la Charité, où j'allois souvent m'instruire, & où les saignées se faisoient par vingtaines, par trentaines, sur chaque Malade. Je suivois les effets de cette manœuvre : je l'ai expliquée en dénonçant le fameux moclique de cet Hôpital (a). J'ai dit comment les saignées se faisoient souvent sans l'ordonnance positive des Médecins. Frere Staniflas, dont j'ai parlé aussi, étoit un des principaux Commis de ce Bureau des saignées, si on peut ainsi parler. Il est aisé de comprendre que lui & ses Emissaires s'étoient introduits chez mon Malade, où ils prêchoient leur doctrine populaire. Qui sait s'ils ne venoient point plaider contre la réserve des Médecins, pour leurs Maîtres, pour leurs Associés? Ou qui peut douter qu'ils n'étalassent en effet toute leur marchandise? Rouelle étoit dès-lors un

____

(a) Voy. les Recherches sur la colique des Potiers; Journal de Médecine.

de ces Malades célebres qui font fi fujets à être
affiégés & vifés de loin. François fe préoccupoit
fans ceffe contre moi , quoique j'euffe pris la
précaution de foumettre mon opinion à fes amis
Mrs. Antoine de Juffieu , Lalouette, & Grand-
Clas , Médecins diftingués ; mais ce n'étoit pas
des fages qui dévoient, (fuivant la petite brigue
qui s'étoit formée,) avoir l'honneur de la cure.

IX°. L'aventure finit ainfi que je viens de le
rapporter. Je la regarde comme une époque que
n'oublieront point les Partifans de la Médecine
naturelle. Combien elle fut déchirée en cette occafion ! Mais on connoît les triomphes qui lui
ont été décernés depuis : elle a contenu & dévoilé
l'ignorance & la polypharmacie : elle a décelé
l'envie & fes projets pervers ; les fifflemens de fes
ferpens fe feront moins entendre ; leurs dents en-
venimées tombent en pourriture La fcene de la
Médecine a changé , par les foins & les lumieres
de plufieurs de nos fages Confreres , qui regardent
avec pitié ces temps où quelques-uns de nos Anciens virent faire tant d'enfantillages , tant d'entreprifes inconfidérées , pour ne rien dire de plus.

X°. Nous avions bien des moyens de nous
inftruire chez Rouelle ! Je n'oublierai jamais qu'à
travers un extérieur peu châtié & peu ordinaire ,

à travers ses phrases décousues, & que dictoit une pétulance rare & très-piquante, de grandes vérités sortoient de sa bouche, comme les éclairs percent la nue. C'étoit l'enthousiasme chymique le plus exquis, & que n'auroient point méconnu les Partisans les plus échauffés de Paracelse. Avec quelle netteté la nature des substances ou matieres végétales & minérales, étoient exposées à nos yeux! Avec quelle précision les instrumens & les fourneaux obéissoient à des mains, sans cesse égarées & tremblantes, lorsqu'il ne s'agissoit pas d'une opération! Nous le disons souvent, & j'en prends ici un acte authentique. M. Rouelle étoit pour la Chymie, ce que Jean-Louis Petit (que j'ai aussi connu & étudié autrefois,) étoit pour la Chirurgie. L'un & l'autre devinrent les Maîtres de leur Art, sans avoir eu besoin de cette éducation relevée, si nécessaire en certains cas, & si nuisible ou si inutile en d'autres. L'un & l'autre avoient reçu de la Nature de ces talens particuliers qui se développent avec l'âge, & presque sans aucun secours extérieur. Je tiens que l'étude, la science du cabinet, & le commerce des bibliotheques, auroient bouleversé ces têtes, & étouffé le génie qui y croissoit, sans culture & par les seules forces de la Nature;

ce génie qui n'aime pas la contrainte , & qui s'échauffe de son propre feu. Astruc qui fut mille fois plus lettré qu'eux d'eux , ne seroit jamais parvenu au point de pratiquer comme il faut la moindre opération de Chirurgie & de Pharmacie. Rouelle étoit même devenu si supérieur , qu'en dernier lieu sa tête ne prenoit plus aux choses de détail dans sa boutique. Il mourut en consomption , attaqué de mouvemens convulsifs & presque continuels , de tous les membres ; maladie précisément pareille à celle dont j'ai traité & vu finir le Keifer , espece de Chymiste bâtard & Charlatan , manieur du feu & du mercure à sa façon. J'ai lieu de croire que ce dernier avoit usé de son mercure en maniere de remede universel & préservatif des infirmités de l'âge. J'ignore si Rouelle donna dans cette chimere ; mais je sais que le pas est fort glissant pour les Chymistes enthousiastes, & qu'il y en a qui gardent un penchant caché pour la panacée universelle , la pierre philosophale , le grand œuvre.

XI°. J'ai oui dire qu'on pourroit publier un jour les leçons de François Rouelle. Je les ai comparées avec les ouvrages de Jonker , sur lesquels elles me paroissoient calquées. Je ne crois pas qu'il y ait un Editeur affez véridique & affez patient pour les publier telles qu'il nous les débitoit. L'échantillon qu'on en a mis dans un ouvrage de Chymie fort connu , eft d'après nature. Cela n'empêche point que M. Rouelle ne fut un homme diftingué , un Chymifte du premier ordre , & même qu'il ne faille en parler avec vénération & refpect , & fur-tout lorfqu'on eft du même ordre que lui , & qu'on court la carriere qu'il a ouverte. L'analyfe animale fut fon écueil , comme celui de bien d'autres. Nous le priâmes fouvent d'appliquer & de fuivre fes principes , dans le développement des corps organiques , des animaux vivans , fur-tout de l'homme , objet principalement néceffaire à la Médecine. Il n'y étoit plus : il faut en convenir. Là finiffoit fon favoir faire. On pouvoit lui appliquer ce qu'un Saint de la primitive Eglife dit à des Fanatiques trop curieux , & qui fe fioient uniquement à leurs forces : *huc ufque veniffe fufficiat* (a). La Médecine pouvoit parler ainfi à la Chymie. Rouelle n'étoit pas en état de l'empêcher.

XII°. Venel parut , & préfenta la Chymie par

____

(a) *Vid. Beat. Hieronimi Epift. in vita S. Hilarionis.*

fes plus beaux côtés. Il donna des bornes à la Phyfique ; il pénétra jufqu'aux recoins les plus cachés des mixtes ; il ne dit prefque rien des corps organifés & vivans ; il prononça , en parlant de l'application de la Chymie à la Médecine,
» que la Chymie médicinale, devenue phyfiolo-
» gique & pathologique , remplit bientôt d'hy-
» pothèfes monftrueufes, la théorie de la Mé-
» decine .... & que les Médecins théoriciens
» traitoient la Chymie avec cette licence de rai-
» fonnement , cette exondance d'explications
» qu'on leur a tant reprochées , & à fi jufte titre ;
» qu'entre leurs mains la théorie chymique fut
» bientôt auffi gratuite que celle de la Médecine...
Il obferve au fujet de Van Helmont , » qu'il a
» jetté les fondemens de cette doctrine , qui eft
» fur le point de prévaloir aujourd'hui , & qui
» ne reconnoît pour agens matériels dans l'éco-
» nomie animale, que des organes effentiellement
» mobiles & fenfibles , au lieu de pures ma-
» chines mues par un principe étranger , des
» humeurs, des efprits.... Enfin Venel avoue,
quoiqu'à regret , » que les connoiffances fournies
» par la Chymie à la Médecine rationelle ....
» font bien moins étendues , & fur-tout bien

Z 4

» moins utiles à la Médecine-pratique, que ne l'a
» prétendu Boerhaave (a).

XIII°. Le peu de cas que Stahl & Jonker faisoient de son application à la Médecine ; l'im-
puissance de Rouelle qui se trouvoit arrêté dans
l'explication des phénomenes de la vie ; enfin
les décisions de Venel firent ma loi. Je renonçai
à la Chymie des corps morts, & je m'attachai
à celle des corps vivans. Or quoique l'histoire de
la préparation des alimens dans l'estomac tienne,
à quelques égards, aux révolutions spontanées
qu'essuie la pâte alimentaire livrée aux expériences chymiques, une seule réflexion paroît
suffisante pour renverser les prétentions de la
Chymie sur la digestion (qui est la fonction
animale la plus près du domaine de la Chymie).
Je faisois cette réflexion il y a plus de trente ans,
en demandant pourquoi des animaux d'espece
différente , nourris des mêmes alimens, produisent des résultats de la digestion , des excrémens si éloignés les uns des autres, lorsque la
digestion s'est bien complettée : *Cur animalia
diversa quæ iisdem utuntur alimentis tam varias*

____

(a) Voy. le mot *Chymie*, Encyclop.

emittunt feces (a) ? Des alimens auroient beau être triturés, pilés, échauffés, fermentés, exposés à toutes les caufes approchantes de la digeftion qui fe fait dans un chien & dans un homme, on n'obtiendroit jamais des excrémens, un chyle, un fang, des chairs, des os, des poils, un lait, une urine femblables à ces liqueurs & à ces parties, telles qu'elles fe trouvent dans l'homme & dans le chien. Chacune de ces efpeces a fa maniere d'être particuliere, qui la met à fa place dans le nombre des êtres fenfibles. Or ce caractere particulier, qui fait l'effence de l'individu, eft principalemmnt l'objet de la Médecine, qui confidere le corps vivant, & occupé à fes fonctions. Voilà, fi l'on veut, les *gas*, les *gurs*, les *efprits*, dont les anciens Chymiftes avoient connu l'exiftence, d'après les Médecins & les Philofophes de l'antiquité, & auxquels les Chymiftes modernes feront obligés de revenir. Voilà fur quoi porte véritablement l'effence de l'animalité, & ce qui (avec l'influence de l'ame fpirituelle) donne à toutes les parties nerveufes & vivantes un furcroît d'activité, par laquelle elles font féparées des autres claffes d'êtres connus dans la Nature.

_____

(a) *Chilific. Hiftor. Monfpel.* 1742.

XIV°. Que l'examen chymique du lait , du fang , de l'urine , & des autres parties & liqueurs animales , puiffe conduire les Artiftes à un grand nombre de découvertes , je me donnerois bien garde de le nier : & qu'ils foient dans le cas d'expliquer , par leurs ingénieufes manœuvres , bien des vérités fufceptibles même de démonf-tration , & qui puiffent faire le fond d'excel-lentes differtations phyfiques & académiques ; le fait eft établi par mille épreuves. Mais que cette analyfe des humeurs mortes & foumifes à des changemens , dont la vie animale les met à l'abri , plutôt que de les y expofer , puiffe donner la clef des phénomenes de la vie animale & fenfible , & fournir les meilleures indications pour arriver à la réfolution des divers problêmes poffibles à propofer , fur l'animalité ; c'eft ce que je crois impoffible : c'eft au moins ce à quoi les Chymiftes ne font pas parvenus jufqu'ici. Je vais , en attendant leurs nouvelles tentatives , propofer fur la contexture & la compofition des humeurs animales , quelques apperçues qui peuvent fervir dans la pratique de la Médecine , & qu'on ne pourra point prendre (comme la plupart des expériences chymiques) pour des amufemens phyfiques , & des notions vagues qui ne fervent

point à la résolution des énigmes du corps vivant :
énigmes cependant journellement néceffaires à
réfoudre par les Médecins, fur le corps vivant,
actuellement fain, pour le conferver, & actuellement malade, pour arriver par la voie la plus
fure & la plus fage, à la guérifon, lorfqu'elle
eft poffible.

XV°. Le fang n'eft aux yeux d'un Médecin,
qu'une maffe de chair fondue ou coulante, une
forte de gelée, un amas de fuc nourricier femblable, à bien des égards, à la partie d'un œuf
qu'on appelle le blanc, mais qui au lieu d'être
contenue, ainfi que cette portion de l'œuf, dans
des cellules qui fe communiquent les unes aux
autres, l'eft dans des vaiffeaux, & leurs dernieres
ramifications, & dans le tiffu fpongieux des
parties. Cette chair coulante s'étend de ces ramifications, jufqu'aux gros couloirs où elle forme
un torrent auquel toutes les portions de chair
vivante & mobile, fe concentrent & viennent
aboutir ; d'où enfin elles repartent pour aller retrouver le tiffu des parties folides, fe recoller à
elles & à leurs interftices, refaire un même corps
avec elles. Expliquons cette thefe.

XVI°. Les parties folides du corps tiennent
les unes aux autres par une forte de cole ou de

glue, qui se liquéfiant par degrés, dans les interstices & les cavités des fibres & des membranes, dégénere enfin en liqueur, en ce que nous appellons lymphe. Cette liqueur *plastique*, a un penchant singulier à se figer, à s'épaissir, lorsqu'elle n'est point agitée continuellement par les forces de la vie. Elle conserve sa fluidité, lorsqu'elle se trouve livrée aux secousses, aux tremblemens, à la motilation indélébile des solides vivans & animés. Elle pénetre les vaisseaux, & va former des colomnes considérables de matiere gélatineuse dans les gros couloirs. Telle est la fabrique & la construction du tissu muqueux ou cellulaire : membraneux en certains endroits, ensuite muqueux, baveux, coulant, fondu. Il y a donc une union intime entre toutes les colomnes de liqueurs flottantes dans les vaisseaux, & l'origine de ces colomnes, qui n'est qu'un suintement à travers le tissu spongieux, moitié solide, & moitié liquide : semblable à ces toiles formées sur de la bouillie ordinaire, & faisant corps par leur face intérieure, avec la masse liquide qu'elles recouvrent. Ainsi le sang fait corps avec les solides : ainsi il communique de proche en proche jusqu'à l'estomac & les intestins où sont les racines destinées à porter dans la masse une liqueur propre à aller s'incorporer avec tout le syftème des liquides & des folides. Ainfi le fang tient lui-même aux folides dont il n'eft que l'écoulement, ou une portion, laquelle n'eft pas carnifiée ou organifée, (fi on n'aimoit mieux dire que les folides eux-mêmes ne font que du fang formé en tiffu, & qui a perdu fa liquidité). Enfin le fang participe de plus près ou de plus loin à la vie des folides, à la chaleur qui les agite, à leur fenfibilité qui les anime. A ce compte tout le corps n'eft qu'une maffe de bouillie charnue ou animale, concrete, épaiffie, tiffue dans quelques endroits, liquide & fondue dans d'autres. Cette maffe eft comparable à une éponge imbibée de liqueur, & tiffue de parties à peine contiguës, féparées par des fluides intermédiaires, fans ceffe agitées, brûlant toutes du feu qui ne s'éteint point pendant la vie, toutes fubordonnées & participantes à la fenfibilité animale, dont elles font auffi les inftrumens néceffaires. Voilà à quoi fe réduit la plus grande portion du corps animal. Ce que les Anatomiftes en démontrent ordinairement, n'en eft, pour ainfi dire, que la charpente, la carcaffe, ou le fquelette. Les Médecins vont plus loin : ils fuivent la vie jufqu'à fes derniers réduits, jufqu'à la *monade* ou l'atome vivant, uni à l'ame fpirituelle, niché dans le corps fpongieux, baveux ou liquide, & fiégeant fpécialement & éminemment fur le genre nerveux, qui n'eft lui-même qu'une forte de cole fingulierement filée & organifée.

XVII°. Les Chymiftes vous diront que toutes ces parties, ces toiles, ces couches, ces liqueurs fe réduifent, par l'analyfe, en terre & en eau, en air & en phlogiftique, & qu'on y trouve auffi quelques fubftances falines. C'eft la fin, le *nec plus ultra* de leurs opérations ; & nous n'avons que faire de cela en Médecine, par la raifon que toutes leurs démonftrations fuppofent le corps inanimé, décompofé, détruit, & encore plus loin de l'état de pure nature, qu'il ne l'eft aux yeux des Anatomiftes, qui au moins vous démontrent de gros objets fenfibles & frappans. Les Chymiftes trouveront auffi dans le fang du phlogiftique, du fer, de l'air, du favon : ils difputeront fur la nature & les principes des fels qu'il contient, fur l'alkali, ou l'acide qu'il contient ou ne contient point : les uns y voudront de l'huile, & d'autres n'en voudront pas. Peu nous importe. Ils auront, avant d'arriver au plus léger, au plus indifférent de leurs principes, détruit l'animalité, dérangé la contexture organique, décomposé entierement la symmétrie animale, éteint la vie, la chaleur naturelle, détruit l'équilibre de la mixture des humeurs & des solides : ils ne nous offriront enfin que les débris de toutes les parties qu'ils auront travaillées. S'ils parviennent à redonner un air de vie à quelque partie qui l'aura perdue, il en sera comme du rajeunissement d'une vieille pomme dans la machine du vuide : c'est le plus qu'on puisse leur passer. Ils brilleront dans l'invention des remedes ; mais lorsqu'il s'y agira de leur application, ils seront d'autant plus modérés, qu'ils seront plus sages & mieux instruits de l'énorme distance qui sépare leurs opérations d'avec celles de la vie animale. On les trouvera au contraire d'autant plus osés, qu'ils seront plus éblouis de leurs principes.

XVIII°. Les Physiciens trouveront dans le sang, de la sérosité, des parties fibreuses : les uns voudront, comme dans le lait, y noter les parties grasses, bitureuses, caséeuses & aqueuses. Cette comparaison du lait avec le sang, sera d'autant plus remarquable, qu'elle se trouve dans les Œuvres d'Hyppocrate. Les autres ne voudront point de corps graisseux ou butireux dans le sang. Ceux-ci le voudront composé de globules dont ils compteront le nombre , fans qu’on ait à leur chercher chicane fur leurs calculs très-arbitraires. Ils porteront même les chofes jufqu’au point de voir ou d’imaginer des glo- bules éclatés & mis en pieces , comme cela arrive à des globules de verre ; & les gens cenfés ne feront pas grand cas de ces enfantillages. D’autres verront le fang trop épais , trop liquide , doux, aigre. Les uns prétendront qu’il s’échauffe par *l’attritus* , entre les globules & les folides ; & les autres n’en croiront rien. Ils calculeront la quantité de fang que peut contenir chaque in- dividu ; & ils ne la fixeront pas mieux , qu’ils ne fixerent la force du cœur & celle de l’eftomac , fur lefquelles on a écrit tant de niaiferies. Ils effayeront de trouver le poids fpécifique de chaque partie du fang , de chaque humeur qui en fort, & ils s’amuferont fur tous ces objets , fans rien déterminer. Ils parleront d’hydraulique , & on leur dira : laiffez-là vos vaiffeaux morts & in- fenfibles à l’aiguillon de la vie , méconnu par les Phyficiens & par les Anatomiftes , non moins que par les Chymiftes ordinaires.

XIX°. Nous marcherons un peu autrement avec les Médecins , pour pénétrer dans la com- pofition de la chair fondue ou liquide , qui roule

dans

dans les vaisseaux des animaux ; & nous suivrons une route bien simple & bien naturelle. Nous examinerons les corps qui vont entrer dans la masse du sang pour la renouveller , ou pour en entretenir la durée & l'usage , de même que les corps qui sortent de la masse animale , pour la purifier. Nous tâcherons de saisir ces corps nourriciers & excrémentitiels , au moment le plus approchant qu'il soit possible de leur union avec la masse , & pendant qu'ils tiennent encore à l'animalité. Nous demeurerons attentivement fixés à l'histoire & aux modifications de l'état sain , & à celles de l'état de maladie ; ayant toujours sous les yeux l'individu vivant , l'animal entier , tel que se comporte , par exemple , l'œuf que la poule couve actuellement. Enfin nous avons à étudier l'homme & ses parties actuellement vivantes & occupées à leurs fonctions. Quant aux matieres que le corps vivant absorbe pour en faire son propre , nous ne ferons pas démentis , en assurant que l'air travaillé dans le poumon , est un de ces matériaux , soit qu'il entre lui-même dans le sang , soit qu'il lui envoye quelque substance ignée , éthérée , connue des Anciens sous le nom d'esprits vitaux. Il n'est point d'animal qui n'imite Promethée , en volant

& attirant à lui le feu célefte répandu dans l'atmofphere. Le fang fe vivifie de cette maniere ; il vit d'air : le feu qui l'anime a befoin de cette *ventilation*, de ce renouvellement, comme celui de nos foyers. Comment cet air (compofé ou élémentaire) agit-il dans le fang ? Comment le fait-il brûler du feu vital modéré au degré qu'exige la Nature ? On le faura lorfqu'on aura déterminé la maniere dont la chaleur vivifie fous la poule, l'œuf fécondé, tandis qu'elle pourrit ceux qui ne le font point. On le faura lorfqu'on aura déterminé la maniere dont l'aiman rend le fer participant d'une de fes principales vertus : c'eft ainfi, dis-je, que le feu aërien fe combine avec les parties & les liqueurs animales ; c'eft ainfi qu'il leur communique le degré de chaleur propre à la confervation de la vie, & qu'il produit fur le mort des phénomenes bien différens. D'après ces principes, un Médecin a rempli fa tâche, lorfqu'il fait voir & décider lequel de plufieurs airs donnés, eft le plus favorable à un individu à conferver. Mais il ne peut s'empêcher de confidérer, dans cette forte d'attraction, par laquelle la vie eft pompée de l'atmofphere, combien cette fonction tient, du côté de l'animal qui refpire, à un fond de fenfibilité attentive,

& induftrieufe des organes : elle eft même tellement dirigée, que s'il n'y a pas un accord, (qui
fans doute fe prédifpofe de loin) entre l'air qui
entre & les tuyaux qui le reçoivent, la refpiration fe dérange & exprime, par les accidens
qui furviennent, le befoin où eft l'animal de
trouver un air qu'il goûte davantage. Ainfi cette
entrée de l'air qui paroît fimple & méchanique,
ne l'eft point entierement : elle eft auffi le réfultat
& l'accord d'action entre les parties vitales, &
celles de l'air qui fe trouvent les mieux préparées
pour venir faire corps avec cette vitalité. C'eft
une forte de fécrétion vitale, qui foncierement
fuppofe le goût particulier des organes, pour un
principe deftiné à faire corps avec l'animal qui le
refpire.

XX°. On conviendra auffi fans peine, que les
couches de l'atmofphere les plus près du corps
des animaux, & les plus impregnées de leur
tranfpiration, font une maniere de laboratoire où
l'eau fe prépare à pénétrer le tiffu de la peau :
deforte qu'il y a toute apparence que les animaux
fe nourriffent en partie par la peau, ainfi que
les plantes par leurs feuilles. Tout corps animal
eft continuellement pénétré par une fumée aqueufe
& qui tient quelque chofe de l'animalité, dès

son entrée dans la maſſe ; elle s'inſinue juſqu'aux réduits des parties les plus ſolides ; elle les tient ſans ceſſe ſéparées les unes des autres. Nous l'avons déja dit (n. 16.) le corps vivant n'eſt qu'un édifice ſpongieux, nageant dans la ſéroſité de partout & en tout ſens, entretenu dans l'ordre de liquidité néceſſaire par le degré de chaleur convenable : partout il s'agite, partout il eſt humecté. Un certain degré de changement dans l'atmoſphere le mettroit dans l'inaction ; la chaleur trop forte le détruiroit, en faiſant éclater ſes reſſorts, ou le réduiroit en putrilage, après avoir chaſſé la vie ; le froid qu'il ne pourra pas vaincre par ſa chaleur centrale, d'accord avec celle de l'air reſpiré, le glacera en tout ſens. Toujours chaud & liquide à ſon point ; toujours agiſſant par ſes propres forces, ſoutenu par le feu, l'air & l'eau qui l'environnent, il bouillonne continuellement dans un bain de vapeur, dont il entretient en partie la chaleur. Par conſéquent le ſang ſe mouille ſans ceſſe, & ſans ceſſe il eſt liquéfié & échauffé du dehors au-dedans, & réciproquement. Si cette maniere d'être étoit ſuſpendue pendant quelque temps, la ſenſibilité & la mobilité des parties, la vie & l'action du ſang s'évanouiroient comme la fumée. Prenez garde que cette pénétrabilité du corps animal , au moyen de laquelle il est sans cesse rempli ou traversé par des torrens de chaleur & d'eau , jusqu'à ses parties les plus intimes , est différente de la même propriété à laquelle vous diriez que sont sujets tous les corps de la Nature , les moins animés. Dans ces derniers , tout est passif : dans les corps organiques au contraire , & sur-tout dans ceux qui sont doués de sensibilité , l'entrée de l'eau , de l'air & du feu dans leur tissu , sont , en quelque maniere , subordonnés à cette sensibilité. On peut assurer sans métaphore , que les papilles nerveuses de la peau & de tout le corps , vont au-devant de l'eau & de la chaleur dont elles ont besoin , tout comme on sait que les papilles de la langue s'élancent vers les corps sapides qui leur sont présentés. La sensibilité a quelques droits dans toute action , dans toute fonction animale , celles même qui , au premier coup d'œil , semblent les plus passives , telles que la pénétrabilité.

XXI°. Les alimens proprement dits , ont déjà tâté de la vie. Ce sont des débris ou des matériaux défunis du tout vivant qu'ils composoient : ils contiennent plus ou moins de cette partie nutritive (vrai élément des corps organisés) ré-

pandue dans la Nature entiere , qui compofe &
vivifie les végétaux , qui fait la bafe ou le fond
de l'animalité. C'eft à elle que l'efprit vital aime
à fe joindre , & elle mérite feule d'être animée ,
& de devenir le fujet de la fenfibilité & de la mobilité, que l'ame immortelle honore & éclaire dans
l'homme. Mais quelle que foit la difpofition des
alimens à pouvoir fe changer en notre fubftance,
voyez là quantité de falive qui les arrofe pendant
la maftication : elle leur applique le caractere de
l'animal qu'ils vont nourrir ; elle les difpofe , fi
on peut ainfi parler , à une plus forte dofe d'animalité, qu'ils vont recevoir dans l'eftomac. Là ,
comme dans un foyer d'incubation , fe raffemblent
toutes les forces digeftives , toutes celles qui
peuvent extraire & choifir les parties nutritives ,
& les rendre plus fufceptibles de toutes les
qualités animales & propres à l'individu dont
elles vont faire partie : elles arrivent enfin dans
le fang après bien des travaux , bien des détours,
après avoir été mûries & incorporées à des humeurs qui font partie du tout. Tant la Nature
craint ce qui eft étranger , lorfqu'elle peut le
diftinguer , & qu'elle aime ce qui fympathife
avec elle , lorfqu'elle peut le faifir ! Il ne faut
pas s'y tromper ; la digeftion fe réduit à une

vraie extraction, à un véritable choix, & à une
distinction très-réelle du bon & du mauvais; &
sans doute la sensibilité préside à cette fonction.
Cette fonction, lorsqu'elle est bien franche,
bien vivante, a une marche marquée & subordonnée aux appétits naturels; cette marche, il
ne faut pas l'attendre d'une digestion forcée,
purement chymique, telle qu'elle est enfin dans
tant d'occasions où les alimens trop livrés à leurs
changemens spontanées, dérangent plus ou moins
la fonction digestive. Ce n'est que par les
épreuves sur les corps vivans, que les Chymistes
peuvent distinguer les poisons, des alimens; leurs
expériences ne leur apprennent rien sur cet objet,
qui est le point capital de la digestion. Enfin le
suc nourricier arrive dans le sang, & va vivre
avec lui, en se dépurant sans cesse, & passant
sans cesse à de nouvelles modifications que leur
font subir les parties sensibles soigneusement occupées à se défaire de tout ce qui est inutile, &
qui ne peut être admis à moins de quelque sur-
prise faite à la Nature. On peut donc mettre en
fait qu'une masse de mauvais alimens peut fermenter & se travailler chymiquement dans l'estomac, sans qu'il en résulte autre chose que du
désordre dans la digestion, ce qui assimile cette

fonction à celle de l'incubation , dans laquelle un œuf non fécondé se pourrit & se gâte : ainsi un aliment non susceptible de la vie de l'individu se corrompt. Je demande si les Chymistes peuvent arriver au point de distinguer , par leurs analyses , la matiere qui va se mal digérer d'avec celle qui va faire une bonne & louable digestion.

XXII°. Comparons la masse & le poids des alimens qu'un homme avale , avec la petite doze de sucs extraits de ces alimens qui vont remplacer les pertes que fait le sang. On voit une énorme quantité d'eau , dans laquelle nage le vrai suc nourricier : on diroit que nous vivons d'eau : on diroit que la masse des alimens dont nous usons dans les vingt-quatre heures , n'est point nécessaire à la subsistance du corps. Il faut en convenir ; nous ne sommes qu'un amas d'eau , une espece de brouillard épais renfermé dans quelques vessies. Mais la masse d'alimens ne sert point seulement à fournir les parties nourricieres , elle agit par son poids , & en maniere de lest ; elle pese sur les parties organiques ; elle remonte les forces épigastriques : le goût & l'attention de l'estomac & de ses appartenances se réveillent par ce poids , non moins que par la sensation qu'occasionnent les parties sapides : il faut sur-tout noter dans cette élaboration, la grande quantité de parties volatiles, spiritueufes, alimentaires, qui traverfent le corps, comme les odeurs percent l'atmofphere. Affurément les analyfes chymiques, non plus que les inftrumens des Anatomiftes, ne peuvent rien fur cette nuée de petits corps qui concourent pourtant à la nourriture, qui entrent dans la compofition de la maffe du fang, qui pénetrent & vivifient le corps, ainfi que l'air qui entre par les poumons, ainfi que l'eau qui pénetre le tiffu de la peau, qui enfin font le fondement de cette vapeur chaude & moëlleufe dans laquelle tous les organes nagent. Il faut apprendre des Médecins quels changemens heureux & notables ces petits corps avalés operent, quelle refocillation générale ils procurent ; combien une bonne digeftion tient à leurs effets ; combien au contraire elle eft difficile, lorfque les organes fenfibles ne font plus fufceptibles d'être excités, réveillés, & abreuvés par les particules fapides qui leur plaifent ordinairement ; il faut favoir quels défordres arrivent ; lorfque ces mêmes organes, flétris & énervés, ont perdu l'énergie & l'efpece d'orgafme, au moyen defquels les humeurs elles-mêmes font animées, comme on a éprouvé que la falive des animaux eft animée par la colere. La chymie ni la méchanique n’atteignent pas à l’explication de ces affauts , de ces accès , & fi je puis le dire, de ces pouffées du fentiment. C’eft pourtant d’elles que dépend le complément de toute digeftion.

XXIII°. Portons à préfent nos vues fur d’autres nuées d’émanations qui compofent & animent le fang , & qui le rendent encore plus rébelle & plus réfiftible à d’autres voies d’examen que celle de la Médecine. Il faut fe rappeller que chaque partie organique du corps vivant a fa maniere d’être , d’agir , de fentir & de fe mouvoir : chacune a fon goût, fa ftructure , fa forme intérieure & extérieure , fon odeur , fon poids & fa maniere de croître , de s’étendre & de fe retourner, toute particuliere : chacune concourt à fa maniere & pour fon contingent , à l’enfemble de toutes les fonctions , ou à la vie générale : chacune enfin a fa vie & fes fonctions diftinctes de toutes les autres. Je ne fais fi le fonds d’une même nourriture , d’une matiere premiere & comme élémentaire de nourriture , peut fuffire au développement & à la confervation de tant de parties différentes : je croirois que les alimens font fournis de corpufcules deftinés par leur nature à aller par un choix fpécial , nourrir , faire durer

& subsister tel ou tel organe. Cette sorte d'o-
meomerie d'Anaxagore, renouvellée de nos jours
par un célebre Naturaliste, paroît avoir des fondemens assez solides pour être prise pour un
principe général de la réparation & de la formation des êtres vivans organisés. Ce que je crois
certainement, c'est que chaque organe tenant
son coin, comme je viens de le dire, & vivant
de sa propre vie (pompée & renouvellée dans
la masse, comme tout animal pompe & renouvelle sa vie dans l'air,) chaque organe aussi ne
manque pas de répandre autour de lui, dans son
atmosphere, dans son département, des exhalaisons, une odeur, des émanations qui ont pris
son ton, & ses allures, qui sont enfin de vraies
parties de lui-même.

XXIV°. Je ne regarde pas ces émissions comme
inutiles & de pure nécessité physique ; je les crois
utiles & nécessaires à l'existence de tout l'individu.
La semence donne, comme on le sait, un ton mâle
& ferme à toutes les parties, dès qu'elle est dans
le cas d'être repompée & d'être renvoyée dans la
masse des humeurs & des solides, par le travail
de ses organes naturels : elle met un nouveau
sceau à l'animalité de l'individu , en partie
soumis à l'action de cette liqueur créatrice. La

comparaison entre les parties de la génération,
& l'organe qui semble le moins nécessaire & le
moins noble, est aisée à faire. Voyez comment
le foie teint de sa bile tout ce qui l'environne ;
prenez garde à l'odeur urineuse qu'exhalent les
environs des reins : allez dans une boucherie
éprouver comment chaque partie du corps donne
à celles de son voisinage un air de ressemblance
& d'analogie avec elle-même : cela paroît sur-
tout dans les visceres. Mais examinez le sang qui
revient de chaque région principale, celui de la
tête, de la poitrine, & du bas-ventre : il est
évident que chacun d'eux a des qualités particulieres, qu'il a acquis dans le tissu des parties
d'où il revient. Je prends enfin comme un fait
médicinalement démontré, cette assertion sur les
émanations continuelles que chaque organe
envoie dans le sang ; & s'il étoit possible de tirer
quelque parti des découvertes des Anatomistes
sur l'existence des veines lymphatiques, je dirois
que cette liqueur gélatineuse a des vaisseaux particuliers pour être plus sûrement rapportée dans
la masse du sang avec les qualités individuelles
qu'elle a pris dans le tissu intérieur de chaque
organe, pour imprimer au chyle dans le canal
thorachique, les propriétés & signatures propres

aux parties dont il eſt compoſé. Quelqu'un a trouvé des veines lymphatiques dans les teſticules, & il les a deſtinées au retour de la ſemence dans le ſang : on n'avoit pas beſoin de ſavoir l'exiſtence de ces veines, pour ſavoir le fait de l'abſorbement. Ce qui ſoit dit en paſſant, de peur que quelqu'autre Anatomiſte ne vienne nous dire que ces veines n'exiſtent point dans les teſticules. Il faut toujours être en garde ſur ces petites aſſertions anatomiques, qui ne font rien au fait & à l'abſorbement des émanations de chaque organe, qu'on pourroit, en cas de beſoin, permettre tout à travers du tiſſu des chairs, comme la teinture de la bile aux environs de la véſicule du fiel.

XXV°. L'Ecole d'Hyppocrate ne connoiſſoit pas l'exiſtence des vaiſſeaux lymphatiques, & elle ſe paſſoit fort bien de cette connoiſſance qui a fait parmi nous, plus de bruit qu'elle ne mérite, & qu'en cas de beſoin, on trouveroit dans les ouvrages des Galeniſtes. Mais l'Ecole de Cos n'étoit pas embarraſſée ſur le fait & les voies des émanations ; elle prenoit tout franchement la ſemence pour le réſidu ou l'extrait de la nu-trition, ou pour des exhalaiſons réfléchies par toutes les parties, pour le regorgement de leur richeffe fuperflue, pour une copie ou empreinte de leur forme intérieure & extérieure. Cette idée de nos Maîtres, qui étoient toujours fi près de la Nature, eft bien remarquable : elle fert d'appui à ce que je viens d'expofer, fur les émanations individuelles de chaque organe. J'en conclus que le fang roule toujours dans fon fein des extraits de toutes les parties organiques, qu'encore une fois on ne me fera jamais regarder comme inutiles pour l'accord de la vie du tout, & qui ont des qualités & des propriétés particulieres auxquelles n'atteignent point les expériences des Chymiftes. Je dirai, à proportion que l'occafion fe préfentera, comment les Médecins s'effayent à fuivre ces corpufcules dans le fang, & à calculer les effets qu'ils y produifent. Concluons que chaque organe du corps a, par fes émanations réfultantes de fon activité vitale, quelque rapport avec les fleurs qui répandent dans l'air une émanation féminale & vivante qui donne une idée de la femence des animaux, & de toutes les autres exhalaifons à quoi leurs parties font fujettes.

XXVI°. Un autre fait entrevu auffi à Cos, mérite que nous nous y arrêtions. On y prétendoit que chaque partie fe purge & fe nétoye par les mouvemens de la vie, qu'elle ne fait point fe nourrir & choifir fon aliment particulier dans la maffe des humeurs, fans que le travail qu'elle opere dans fon fein, n'amene des excrémens, comme des fcories dont elle fe défait. Je crois la chofe vraie, & j'en juge ainfi, parce que toutes les parties extérieures fujettes à l'obfervation, font dans ce cas-là : chacune, ainfi que la tête, la poitrine & les entrailles à fes émunctoires toujours fumans, toujours plus ou moins ouverts pour repouffer les excrémens. Sans ceffe la peau fe dépouille & forme une craffe particuliere ; toujours la membrane pituitaire fuinte une humeur devenue étrangere. Cette féparation fe trouve partout, & il n'eft pas douteux qu'elle n'ait lieu dans l'intérieur comme dans l'extérieur. Je dis que cette vapeur excrémentitielle qui conferve long-temps quelques qualités propres à la partie qui lui donna naiffance, flotte dans les humeurs, & qu'elle les domine plus ou moins, qu'elle s'incorpore avec elles, & concourt à la formation du tout réfultant de ces divers mélanges ; du tout intimement lié à l'exercice des fonctions propres à chaque efpece & à chaque individu. Les Ecoles anciennes faifoient purger la véficule du fiel par les oreilles ; ce faut feroit trop fort pour nos phyſiologies ; mais on a quelquefois trouvé dans la pratique des Malades dont les oreilles abondoient plus ou moins en cette cire à laquelle Hyppocrate faiſoit attention , à proportion que leur bile couloit plus ou moins complettement. Peut-être quelque Praticien rencontrera-t-il quelque cas particulier qui expliquera la prétention des Anciens.

XXVII°. Il eſt des excrétoires généraux deſtinés à porter hors du corps l'amas de tous les excrémens particuliers des parties ; l'urine , la tranſpiration , & les matieres du ventre , ſont évidemment un compoſé ou un réſultat de toutes les digeſtions antérieures. Tel eſt le ſort de l'animalité. Sans ceſſe elle ſe dépure , & toujours elle reſte impregnée d'humeurs plus ou moins hétérogenes. La ſenſibilité vitale qui préſide à ces dépurations , eſt toujours en haleine , à moins de quelque maladie , pendant leſquelles même elle ne manque point de ſe réveiller tant que la vie dure. C'eſt dans ce cahos , dans ces révolutions que nos yeux prennent pour de la confuſion ; c'eſt dans ce mélange de purgations & de réparations ; c'eſt au milieu de ces amas de corpuſcules ſi variés , que la Nature travaille à ſes opérations les plus précieuſes, l'accroiſſement

du

du corps & sa conservation, les divers mélanges des humeurs & les purifications. Tel est le laboratoire naturel des liqueurs animales. Ceux des Chymistes n'en approchent qu'à peine, & d'une maniere très-imparfaite. Ils vous diront que leurs expériences dépendent souvent de l'air qui les environne dans leurs laboratoires, ou ailleurs ; & nous leur répondrons que les opérations animales ne se font bien que dans le corps vivant, & que faute de ce milieu dans lequel ils ne peuvent travailler, toutes leurs épreuves sur les parties animales sont nulles, lorsqu'il s'agit d'acquérir la connoissance de l'état vivant.

XXVIII°. Les Anciens avoient réduit à quatre les humeurs qui composent la masse générale : la bile, le sang, la pituite & la mélancolie ont eu un regne très-long. On les a bannies dans ces derniers siecles, pour y substituer des globules, des acides, de l'huile, des sels, de l'alkali, du fer, de l'eau & de la terre. En connoît-on mieux la composition intrinseque du sang ? On la connoît encore moins. Envain a-t-on prétendu plier la Nature à ces sortes de divisions ou de dénominations plus factices que celles de l'Ecole d'Hyppocrate & de Galien. Au moins les Médecins trouvoient un peu leur compte dans les

dogmes de ces derniers. Mais nos Ecoles physiques & chymiques ont tout brouillé. Elles ont
nié, dénaturé & négligé des observations anciennes, pour ne pouvoir les faire cadrer avec
leurs systêmes nouveaux. Elles ont distrait les
observateurs de la route qui les conduisoit plus
utilement & plus surement au but. J'ai vu dans
mon enfance vilipender jusqu'au langage des
Anciens qui avoient peint la Nature; & les plus
acharnés contr'eux n'étoient que des polissons ou
de petits *scioles*, qui jamais n'avoient vu un
Malade. J'ai vu les meilleurs esprits trompés par
ces subtilités physiques & chymiques, négliger
l'étude du goût antique & naturel des Médecins
Grecs. Toutes ces vérités, & ce qu'il y a à en
conclure, s'éclaircissent par l'étude assidue de
l'histoire des maladies tracée sur le sujet même,
à la maniere des Peintres qui prennent toujours
la Nature pour modele. Or qu'apprennent les
maladies sur ce qui regarde les humeurs, leurs
combinaisons, leurs mauvais mélanges? Voilà où
la Physique & la Chymie tombent en défaut; &
c'est précisément où triomphe la Médecine. La
preuve est aisée à faire : elle servira à répandre
quelque jour sur tout ce que nous avons remarqué
jusqu'ici. L'étude de l'état contre nature va nous

conduire à celle de l'état naturel : les mauvais mélanges du sang d'où résultent les maladies, vont nous apprendre ce qu'il est dans son état de santé.

XXIX°. Le reflux de la bile, son développement dans le sang, son épanchement dans tout le tissu du corps, la teinture qu'elle donne aux solides & aux liqueurs, font des phénomenes connus. Nous en concluons invinciblement, & de concert avec des Phisiologistes même des plus modernes, qu'il y a pendant tout le cours de la vie, & lors de la plus brillante santé, un commerce établi entre le foie & toute la masse des humeurs & des solides. Le foie leur fournit journellement la quotité de bile préparée de maniere à concourir à la santé générale, à la composition & la réparation des parties. Il faut en dire autant des urines, & de la transpiration de la peau. La surabondance de ces humeurs évidente dans quelques-unes des maladies auxquelles leurs organes sont sujets, est une preuve de l'existence des voies par où passe l'humeur dans l'état ordinaire. Ces voies établies & entretenues dans l'état de santé, prouvent la nécessité des humeurs refluantes auxquelles elles donnent passage. La diversité des tempéramens ne fut pas sans quelque apparence de vérité attribuée autrefois à ces redondances d'humeurs. J'ai indiqué ailleurs (*a*) que les divers tempéramens, du côté des folides fe rapportent au plus ou moins d'activité de certains organes, par comparaifon à l'activité des autres. Ainfi le foie contient dans fon domaine les tempéramens bilieux ; il les caractérife par fon action & fon énergie qui lui font prendre le deffus fur les autres parties ; mais il fournit en même-temps le fond de bile furabondante qui, en pareil cas, domine fur les autres humeurs. On peut faire l'application de cette remarque à tous les autres organes : chacun d'eux domine dans les tempéramens qu'il régit. Ce régime eft fans doute dû à la fenfibilité organique, radicale & nerveufe ; mais cette vie elle-même eft entretenue & confervée par l'humeur propre & innée qui entre dans la conftitution de chaque organe. Chacun d'eux a un département marqué fur les folides, fur les vaiffeaux, le tiffu cellulaire & les nerfs : chacun auffi fert de foyer & de laboratoire à une humeur particuliere qu'il renvoye dans le fang, après l'avoir préparée & fécondée dans fon fein, après lui avoir donné fon ca-

____

(*a*) Recherches fur les glandes.

ractere radical. Il faut entrer dans quelque détail pour développer ces vérités.

XXX°. Je fais autant de cachexies particulieres, autant de mélanges ou de mixtions principales des humeurs, qu'il y a d'organes notables & d'humeurs bien diftinctes. Le tiffu muqueux me paroît fur-tout être le fiege de la plupart de ces révolutions cachectiques, fi je puis m'exprimer ainfi. La cachexie bilieufe eft avouée : je viens de l'énoncer, (n. 29.) & je l'examinerai plus particulierement dans la fuite. La cachexie aqueufe ou féreufe n'eft pas moins évidente : elle tient beaucoup au tiffu cellulaire qui fournit à la veffie une grande quantité de férofités, indépendamment de l'urine proprement dite, que les reins y envoyent. Il faut fe rappeller ici les divifions tracées dans ce tiffu, les divers départemens, fes divers balons (a). La veffie fe trouve, ainfi que l'inteftin rectum, placée précifément dans le fond de la grande poche cellulaire qui recouvre les vifceres du bas-ventre. Cet aboutiffant eft comme la tige ou le bout de l'entonnoir auquel aboutiffent les vapeurs aqueufes qui ont humecté toute cette région, & qui s'épaiffiffent

______

(a) Recherches fur le tiffu muqueux.

en se rassemblant. Je ne fais aucun doute (fondé sur l'autorité de beaucoup d'Observateurs qui ont eu à peu-près les mêmes idées), que les humeurs contenues sur-tout vers le duodenum & le pancréas, n'aillent de proche en proche à travers le tissu cellulaire & les lames du mésentere vers l'épine, mouiller le rectum & aboutir à la face postérieure & dans l'intérieur de la vessie. Toutes ces voies sont naturellement ouvertes pour les liqueurs souvent surabondantes dans le balon abdominal du tissu cellulaire. Ainsi la grande quantité de pituite & de crachats qui aboutissent à la gorge, viennent non-seulement des vaisseaux, mais aussi du tissu muqueux, comme je l'ai expliqué (a). D'ailleurs il n'est point de glande qui ne retire du tissu cellulaire qui l'environne, une grande quantité de sérosités, en les pompant, suivant l'expression de l'Ecole d'Hyppocrate. Ces sérosités se mêlent à l'humeur spécialement formée & séparée dans la glande. Or ces sérosités n'étant pas pompées à souhait, elles forment une surabondance, une cachexie qui reflue dans les humeurs, & inonde tout le voisinage, ainsi que la bile arrêtée dans son cours.

______

(a) Recherches sur le tissu muqueux.

C'eſt aux Médecins à ſuivre & à claſſer les divers reflux qui ſurviennent par la faute de chaque organe en particulier. J'ai eſſayé cette marche dans quelques maladies ; j'ai ſouvent cru retrouver l'humeur retenue & peccante. Combien elle éludoit les voies de la circulation ordinaire ! Nous reparlerons auſſi de cette cachexie féreuſe, qui n'eſt ici qu'énoncée & indiquée, eu égard à ſon exiſtence & au méchaniſme qui concourt à la former.

XXXI°. L'humeur couëneuſe qui abonde dans le ſang lors de pluſieurs maladies aiguës & chroniques, m'a paru il y a long-temps, une eſpece de pléthore, de ſurabondance ou de cachexie que je nomme muqueuſe. C'eſt le produit du refoulement de la matiere nourriciere détachée par la maladie, des endroits où elle alloit ſe coler intimement au tiſſu cellulaire. Cette couëne eſt la baſe ou la partie principale de la chair fondue ou coulante qui paroît compoſer la maſſe du ſang (n. 15). Tout ce qui s'eſt imprimé depuis la publication de mon opinion, ne m'en a point détaché. J'ai regardé cette humeur couëneuſe ſurabondante, comme la matiere premiere des dépôts, celle du pus, celle des coctions ; & je me contente de demander ici aux Chymistes, s'il leur est possible de saisir la nature & la marche de cette couëne, & de prouver à leur maniere qu'elle est une partie du suc muqueux & nourricier des alimens; s'ils peuvent aussi la travailler de maniere à la changer en membranes, en pus, & cette espece de matiere qui fait les dépôts urineux. S'ils parviennent à ces effets par leurs opérations, ils sont sur ce point, très-près de la Nature. Ils tiennent un des principaux matériaux du sang, son fond ou sa base à laquelle (y joignant le mélange de la sérosité,) toutes les humeurs qui caractérisent & vivifient cette espece de chair, viennent se joindre. Notre objet à nous autres Médecins, n'est que de suivre dans les divers âges & les diverses variations des maladies, les modifications qui arrivent à cette couëne; & nous ne sommes pas mal avancés à ce sujet. Nous savons retrouver cette matiere pendant les évacuations critiques, & même symptomatiques, tantôt dans les urines, tantôt dans les crachats, tantôt dans les dépôts & métastases. Nous savons que lorsqu'elle ne se montre pas dans les excrémens, aux périodes marquées pour cela dans les maladies aiguës, ces maladies deviennent chroniques. Ces assertions, & plusieurs autres de cette espece, il ne faut pas s'attendre que nous allions les établir par une fuite d'expériences chymiques & anatomiques. Nos preuves fe font journellement au lit des Malades. Il y a auffi des occafions dans lefquelles cette couëne du fang , bien loin de furabonder , & de faire pléthore , ne fe trouve point au contraire à la dofe où elle doit être ; & c'eft ce qui établit une forte de diffolution du fang dont j'aurai lieu de parler dans les fuites.

XXXII°. La cachexie laiteufe , à la fuite des groffeffes , fait un objet très-particulier & très-piquant dans l'hiftoire des tempéramens & des maladies des femmes. Hyppocrate même a manqué la Nature , dans cet endroit : il n'a laiffé dans fes épidémies , que des efquiffes affez négligées des fuites de couche. Les autres ouvrages de fon Ecole , affez étendus fur les maladies des femmes, n'ont pas réparé la faute des épidémies. Peut-être le laconifme de ces derniers livres, à l'égard des maladies des femmes en couche, a-t-il conduit bien des Médecins à ne point faire mention du reflux du lait dans le tiffu fpongieux des parties & dans le fang , non plus que des effets qu'il y produit. J'en ai connu qui nioient l'exiftence de ce reflux. Mais le hazard m'a fait voir plufieurs fois des amas de fromage véritable &

de lait aigri fous l'épiderme des femmes en couche. J'ai vu des dépôts extérieurs & intérieurs qui n'étoient que du lait ramaſſé & figé ; j'en ai vu comme du caillé, comme du petit lait, & en telle quantité, une fois fur-tout, que le Chirurgien qui ouvroit le corps, ramaſſoit à pleines mains le lait caillé, & qui ſembloit à peine dénaturé. La femme étoit morte en couche, les vuidanges & le lait avoient été dérangés dans leur cours : tout ce lait, & il y en avoit une énorme quantité, s'étoit ramaſſé dans les entrailles, & collé à elles & à la partie extérieure de la matrice par où il ſembloit avoir ſuinté : la face intérieure de ce viſcere étoit ſaine. En un mot, je n'ai jamais douté, depuis que je vois des Malades, de l'exiſtence du reflux & des dépôts laiteux : j'en ai obſervé juſques fur la dure-mere. Ainſi la cachexie laiteuſe eſt connue & avouée ; mais elle ne me paroît pas avoir été auſſi bien examinée qu'elle l'exige. Mon travail actuel ne comporte que des remarques détachées & propres à donner une idée de la conſtitution que les humeurs prennent fort communément dans les femmes, à la ſuite des couches.

XXXIII°. Une femme eunuque n'eſt pas un phénomene inconcevable. On a coutume dans quelques Provinces , de *chaponer* , comme on dit , les jeunes poulardes. Cette opération les met hors d'état de faire des œufs , & leur fait fuir le coq. (On leur a coupé les cornes flottantes de la matrice , qui vont aboutir & fe joindre à l'ovaire pendant le travail de l'amour & de la ponte). Il eft vérifié que les mœurs de ces volailles , le goût de leur chair , leur graiffe fe reffentent fenfiblement de l'opération qu'on leur a faite , de même qu'aux jeunes truïes. Cette opération paroît équivalente à celles qu'on fait fur les mâles en les châtrant. Ces femelles mutilées menent, comme les chapons, une vie trifte , folitaire, & mélancolique : elles fuyent la fociété, & paffent leurs jours en reclufes; elles ne fervent, pendant leur vie , ainfi que les chapons , qu'à élever les enfans des autres. J'en ai vu que les coqs les plus bouillans fuyoient & dédaignoient ; il y en a pourtant de plus traitables, & qui ne paroiffent pas fâchés de travailler une terre ingrate & ftérile. Ces phénomenes prouvent que les femelles font fujettes, ainfi que les mâles , à recevoir des parties de la génération, un furcroît de vie qui les ranime & les échauffe. Les femmes font certainement dans le même cas. Je parlerai de la révolution que fait éclater dans une fille pubere le premier développement de la femence. J'obferve ici, qu'en y regardant avec attention, on trouvera quelque chofe de fingulier, quelqu'humeur, quelqu'indifpofition particuliere dans les femmes qui, vivant avec leurs maris, ne font point d'enfans. La ftérilité forcée de celles qui ont renoncé au mariage, amene des accidens étonnans : celles qui ont des maris les plus propres à faire des enfans, & qui, par leur conftitution particuliere, ne deviennent point groffes, éprouvent auffi des révolutions très-notables. Ainfi les jeunes brebis, qui n'ont pas porté, & qu'on appelle *bouregues* dans nos Pyrénées, font très-différentes des autres, & autant que le mouton l'eft du belier. Enfin les femmes qui font des enfans, acquièrent, pour ainfi dire, à chaque couche, une nouvelle tournure de tempérament, fort indépendante de la marche ordinaire de l'âge. C'eft aux Médecins à faifir toutes ces nuances : on n'en peut charger ni les Chymiftes, ni les Anatomiftes.

XXXIV°. Suivons le lait dans fes couloirs : il n'eft ordinairement que le produit de la groffeffe. J'aimerois autant qu'on me dît que les mouvemens de la trompe des poules, dont j'ai parlé (n. 33), & qui va faifir l'œuf à propos, eft une

chofe méchanique que d'entendre les Phyfiologiftes étaler les caufes méchaniques de la formation du lait pendant les groffeffes. Je vois au
contraire chez les femmes , comme chez les
poules , un organifme dirigé par la fenfibilité
vitale , & tendant graduellement à fon objet. Je
vois de part & d'autre , une paffion , un projet
de la Nature pour enfanter , pondre , couver ,
& les parties fe difpofer en conféquence pour
cette grande opération , non moins éclairée par
l'action nerveufe , que toutes les autres fonctions :
je vois une précifion , une diftribution d'ofcillations entierement éloignées des loix ordinaires
du mouvement : je vois cet accès d'amour faifir
jufqu'aux végétaux , où l'animalité fe montre ,
pour ainfi dire , dans fes premieres nuançes : je
vois enfin qu'en réveillant cette fenfibilité , &
trompant , pour ainfi dire , la Nature , cette
paffion de la préparation du lait , gagne des filles
fans le concours de la génération : on en a vu
qui devenoient nourrices fans avoir été groffes.
Mais quelle eft la fource des humeurs laiteufes ?
Quelles font les voies qui les conduifent à la
matrice , aux mammelles , & de l'une à l'autre
de ces parties ? Et que devient le lait fouvent
arrêté dans les mammelles ? Il eft étonnant que

les Phyſiologiſtes ordinaires ſe ſoient arrêtés ſitôt ſur ces queſtions , & tant d'autres qui en découlent. Nous diſions il y a long-temps , que le lait n'eſt pas du chyle ; que le lait ne ſe change pas tout entier en ſuc nourricier véritable , lorſqu'il rentre des mammelles dans le ſang ; que le lait qu'on avale doit ſe digérer , après s'être caillé dans l'eſtomac. La blancheur commune au lait & au chyle , ſemble avoir fait prendre une de ces ſubſtances pour l'autre : mais la couleur n'eſt pas une raiſon ſuffiſante , non plus que pluſieurs phénomenes qui ſe trouvent appartenir aux liqueurs émulſives , comme au lait & au chyle. Cette derniere liqueur , avant d'arriver dans les veines , eſt tellement mêlée aux ſucs lymphatiques , qu'elle a déja acquis une ſorte de vie (n. 35.) : elle doit , pour refaire du lait dans la matrice & les mammelles , ſouffrir bien d'autres élaborations , qui l'approchent tellement de l'animalité , que le lait eſt empreint même des paſſions & des maladies de l'individu d'où il ſort , pour les porter dans celui qu'il va nourrir.

XXXV°. La matrice & les mammelles ſont des organes ſécrétoires , des glandes , ſi vous voulez , congéneres , de la même famille ; (comme les parotides ſont ſœurs du pancréas ,

& comme toutes les glandes du col & du bas-ventre , connues même du peuple fous le nom de ris de veau , & non moins bien claffées & diftinguées par cette dénomination générale & fimple, qu'elles ne l'ont été par les Anatomiftes, dont plufieurs n'ont fçu s'accorder fur ce que c'étoit qu'une glande : je l'ai déja dit ailleurs (a)). Mais les mammelles & la matrice ont une efpece de tact , d'inftinct , de propriété fenfitive , au moyen de laquelle elles travaillent à la fécrétion du lait : cette fécrétion fe fait comme celle de la bile & les autres. Ici pourtant , plus que dans d'autres organes, il y a à confidérer : 1°. le tra-vail perfonnel , l'orgafme affecté au corps glan-duleux, comme tel : & 2°. le concours de fon atmofphere ou de fon département cellulaire. Je m'explique. J'ai déja remarqué (b) , comment tout le tiffu cellulaire de la tête , par exemple , envoye dans les glandes falivaires une grande quantité de fucs qui vont fe joindre à la falive proprement dite, & féparée dans la glande. J'ai parlé de l'urine rénale à laquelle vient fe joindre la rofée cellulaire des environs (c) C'eft tout de

(a) Recherches fur les glandes.
(b) Recherches fur le tiffu muqueux.
(c) *Ibid.*

même dans les mammelles & dans la matrice.
Voyez l'énorme gonflement des mammelles dans
quelques femmes, dans quelques femelles d'animaux : le corps glanduleux seul ne pourroit jamais
se prêter à une pareille distension. Ce volume est
l'effet des sucs du voisinage, autant que de ceux
que les arteres apportent. Les mammelles, &
encore mieux la matrice, se trouvent dans des
recoins où le tissu cellulaire, devenu lâche &
facile à s'étendre, attire aussi beancoup de liqueurs. Ainsi le lait est, à mon avis, autant
composé des recrémens de la substance cellulaire,
que du sang artériel. Encore une fois, cela se
prouve dans toutes les sécrétions, & sur-tout dans
l'histoire & les phénomenes des maladies qui
représentent souvent la fonction naturelle de
l'organe affecté, portée à son dernier période de
force & d'énergie.

XXXVI°. Communément la matrice & les
mammelles marchent en bonne intelligence, &
pour concourir au-bien de la mere & de l'enfant.
Il y a quelque différence (indépendamment de
celle des organes en action) dans l'espece de
sucs que l'enfant tette, ou absorbe, dans la
matrice & les mammelles. Ici l'enfant n'attire
que du lait plus ou moins chargé de sérosités, &

point

point de sang : là-bas il suce la matrice jusqu'à tirer du sang : c'est que la matrice saigne aisément, & que le sang paroît nécessaire à l'embrion pour se former, au lieu qu'il ne l'est pas à l'enfant qui respire, pour croître. D'ailleurs la sensibilité individuelle n'est pas aussi bien développée dans l'embrion, espece de plante parasite, qu'elle l'est dans l'enfant qui tette & qui sent, en quelque maniere, la valeur des chatouillemens qu'il donne à la mere, comme celle-ci sent l'activité vitale de son enfant. Ce commerce de sensibilité entre l'enfant qui tette & la mere qui donne à tetter, est évidemment établi, & le cours, de même que la formation du lait, en dépendent à quelques égards : ce qui rend cette fonction de la formation du lait très-animale & très-vitale. On peut avancer aussi que l'embrion se frotte à la face interne de la matrice, & que, pour ainsi dire, il la leche, ou bien il la tette jusqu'à ce que s'étant collé à elle, il la flatte & la chatouille plus continuellement. L'orgasme de la matrice & le travail *incubatoire* en augmentent d'autant. C'est à ce travail qu'est dû le parti pris par la Nature d'amener & de former le lait dans la matrice, pendant le cours de la grossesse. Elle n'oublie pas les mammelles où elle s'en occupe d'autant plus , que la couche approche. Mille nuances particulieres , mille façons d'être se préfentent dans la marche de cette loi générale , ou de cette efpece de fentiment génératif & *procréateur* , qui anime tous les êtres , & qui méritoit bien qu'on en fit un fens particulier dans les animaux. Malheur à l'enfant fi le détraquement fe met dans l'ordre des fonctions des mammelles & de la matrice. Enfin je dis que la matrice fait & appelle & fépare fon lait comme les mammelles : 1°. dans fon tiffu intérieur , au moyen du fang fourni par les vaiffeaux fanguins : 2°. dans fon département fpongieux , au moyen du tiffu cellulaire qui lui fournit des férofités. On connoît la fympathie de chaque mammelle avec fon côté correfpondant de la matrice , & comment une mammelle qui fe flétrit indique ce qui fe paffe à la matrice : deforte que la grande divifion du corps en deux côtés , par fon axe , trouve auffi fon application dans le cours du lait.

XXXVII°. J'ai effayé de pourfuivre le lait au moment où l'on dit qu'il part de la matrice , pour aller fe rendre aux mammelles. J'ai cru quelquefois que ce n'eft pas le lait de fécrétion , mais feulement la furabondance des fucs muqueux , qui fouffrent ce tranfport : & pour m'ex-

pliquer moins obfcurément, j'ai penfé que dès
les premiers jours de la couche, la matrice ceffe
de former ou de féparer du vrai lait, mais non
d'attirer encore une grande quantité de mucofité
cellulaire. En ce même temps les mammelles qui
s'étoient précédemment mifes en orgafme pour
travailler le lait, redoublent d'efforts, & enlevent
auffi à la matrice une partie de la férofité cellulaire, dont l'autre forme les vuidanges. Il
furvient un mouvement fievreux qui préfide à ce
labeur & aux coctions néceffaires, qui ébranle
tout le corps, qui ouvre la peau, qui porte en
haut des torrens d'humeurs que la groffeffe dé-
rivoit vers le bas : peu à peu la matrice fe nétoye, fe tarit, & fe repofe, & les mammelles
s'emparent de tout l'orgafme néceffaire à l'éta-
bliffement fixe du cours du lait. Il faut une condition ; de même que l'embrion follicitoit la
matrice pendant la groffeffe, ainfi l'enfant doit
en tettant tenir les mammelles en haleine ; faute
de cette caufe habituelle d'irritation, la matrice
revient au travail journalier des regles, à la
paffion des préparatifs propres à engendrer, dont
la paffion de former le lait eft, pour ainfi dire,
une partie. Tous ces phénomenes font dirigés
par la partie fenfible, & par le feu de la vie.

C'eſt aux Anatomiſtes à découvrir les voies & les organes de ces fonctions.

XXXVIII°. Les femelles des animaux ont la matrice ſi près de leurs mammelles ; il eſt ſi aiſé d'imaginer une route d'un de ces organes à l'autre, à travers la poche cellulaire du péritoine, unie à celle des tégumens dans le bas-ventre, qu'il ſeroit très-naturel d'expliquer par ce moyen la ſympathie des mammelles & de la matrice. D'ailleurs le réſervoir du chyle eſt ſi voiſin de la matrice & des mammelles dans les animaux, que ceux qui croient que le lait eſt du chyle, peuvent aiſément faire arriver le lait aux mammelles ſans paſſer par la veine ſous-claviere. Dans les femmes, les mammelles ſont autrement ſi-tuées, eu égard au tiſſu cellulaire du péritoine, & eu égard à la poſition du réſervoir de Pecquet. On conçoit bien que la ſéroſité aqueuſe peut aller de la matrice aux mammelles, par la même voie qu'enfilent les liqueurs pour aller du duo-denum à la matrice, ou à la veſſie (n. 25 ;) & enſuite en remontant par derriere le diaphragme, pour aller aux mammelles, en parcourant le tiſſu de la plevre. Mais y auroit-il des canaux de communication établis entre la cavité du réſervoir du chyle & les mammelles, entr'elles & le canal thorachique ? Quelle que foit la maniere dont le lait fe fépare dans les mammelles, & quelles que foient les routes par lefquelles les férofités laiteufes paffent de la matrice aux mammelles, & réciproquement, il nous fuffit de favoir que le fang eft régulierement arrofé & parfumé, à chaque couche, d'une furabondance d'humeur laiteufe, & que lors même que le lait paroît fixé dans les mammelles, ce même arrofement ou reflux vers le fang, a lieu ; que le lait eft perfonnellement repompé ; qu'il s'égare dans le tiffu muqueux ; qu'il fe tranfporte d'un lieu à un autre avec le fang & les autres humeurs. C'eft la cachexie laiteufe, qui donne aux humeurs une tournure particuliere, qui s'empare de tous les couloirs, qui change & modifie fingulierement toutes les fonctions. Il nous fuffit de connoître les fources de cette difpofition, fi on peut ainfi parler, laiteufe qu'acquierent les femmes à chaque couche, plus ou moins, fuivant les circonftances. C'eft à ce point d'obfervation que je réduis ici tout ce qu'il y auroit à dire fur l'hiftoire & les phénomenes des couches, fur l'hiftoire & la marche du lait dans les femmes qui allaitent leurs enfans, ou qui font perdre leur lait, qui font malades en couche, ou qui ne le font point ; celles qui font propres à être nourrices, ou celles qui ne le font point ; celles qui font perdre leur lait au moment de févrer leurs nourriſſons.

XXXIX°. Je ne ſuis pas auſſi avancé que l'Auteur d'une theſe nouvelle, qui tranchant la queſtion au ſujet des routes du lait, lui aſſigne uniquement le tiſſu cellulaire, & fait peu de cas de ce que fourniſſent les arteres. Je ne puis croire que les vaiſſeaux n'amenent, pour ainſi parler, la ſemence du lait, extraite du ſang, & que *l'arroſement* du tiſſu cellulaire vient étendre, mêler, & rendre plus abondant en eau & en ſucs graiſſeux. Ainſi la partie huileuſe & farineuſe d'une amande forment, comme l'enſeignent les Chymiſtes, une émulſion, étant mêlées à beaucoup d'eau. La quantité de celle-ci, portée trop loin, noyeroit le jus de l'amande, comme l'hydropiſie noye le lait : j'ai vu cette ſorte de fonte ou de diſſolution dans des maladies de nourrices. Au contraire le défaut d'eau, pour une quantité donnée de jus d'amande, rend l'émulſion trop peu étendue, comme une inflammation des mammelles concret & caille le lait : ce phénomene eſt encore aiſé à trouver en pratique. Au reſte ſi ce petit emprunt fait aux Chymiſtes, dans la comparaiſon du lait & d'une émulſion, pouvoit

induire à croire que ces opérations du lait fe
font dans la mammelle , comme dans un laboratoire de Chymie , il n'y auroit qu'à rappeller
des obfervations connues ; c'eft que la ceffation
du lait, fon épaifliffement , fon changement de
nature ou de confiftance arrivent très-ordinaire-
ment à la fuite des paffions de l'ame , par l'effet
de la fenfibilité vitale qui concourt à la direction
& à la formation du lait, ou qui même préfide
à cette fonction. Il y a plus de vingt ans que j'ai
effayé de ravifer là-deffus les Phyfiologiftes ordinaires (a). J'ai vu le lait s'épaiffir dans une nourrice qui vit tomber fon enfant ; le lait reprit fon
cours & fa confiftance , dès que l'enfant reprit le
tetton , & la mere agitée par deux ou trois paffions différentes , fentoit la chaleur , la foupleffe
& le *remontage* du lait , à proportion que l'enfant
donnoit des fignes de force & de fanté. J'ai parlé
ailleurs de la maniere dont les animaux domeftiques retiennent ou laiffent couler leur lait (b).
J'ai oui dire depuis, qu'une chevre chérie dans
une maifon , n'avoit du lait que lorfqu'elle en-
tendoit qu'on entroit dans fa loge pour la mettre

(a) Recherches fur les glandes.
(b) *Ibid.*

en liberté les matins ; son pis s'engorgeoit & ruis-
seloit tout d'un coup, à la nouvelle de sa liberté.
J'ai oui dire aussi que des pigeons , & autres
oiseaux dérangés pendant leur ponte , produisent
des œufs faux & non féconds , jusqu'à ce qu'ils
soient habitués aux sensations que les objets de
distraction auxquels ils sont exposés, leur font
éprouver. L'animalité ne perd ses droits qu'à la
mort : & c'est à ce point seulement que la Physique expérimentale a tous les siens sur le corps :
si elle veut calculer la sensibilité , elle rentre dans
le domaine des Médecins ; elle renonce à sa
logique.

XL°. Il faut donc croire que l'action nerveuse
& l'influence de la partie sensible qui éclaire
tout dans l'animal vivant , entre pour beaucoup,
dans la formation & les mouvemens du lait. Il
faut croire que cet être sensible , mobile & vivant,
spécialement appliqué aux nerfs , leur donne aussi
la vertu de communiquer aux visceres , aux organes & aux liqueurs qu'ils contiennent , une
portion de vie , comme l'aimant communique
quelques-unes de ses propriétés au fer , pour
employer une comparaison qui a eu l'approbation
du sage & savant Lamure , ou comme le phlogistique , lequel donne une vraie maniere d'être

toute nouvelle aux chaux des métaux. Le lait rend enfuite aux folides & aux humeurs une partie de fes propriétés ; il domine dans la cachexie laiteufe ; & cet empire dure non-feulement pendant les couches, mais pendant les incommodités qui en réfultent, & même dans les femmes qui jouiffent de la meilleure fanté. J'en ai vu & fuivi dont le tempérament, la conftitution, le moral & le phyfique, changeoient par les couches, au point de les rendre méconnoiffables. Si cette forte de cachexie devient maladie, il n'eft point d'accident qu'elle n'amene : & ces accidens ne peuvent être attribués qu'à la préfence du lait, à fes égaremens dans tout le tiffu cellulaire & dans toute la maffe des humeurs. J'aurois voulu, pour éclaircir cette queftion, que l'ingénieux & infatigable Fouquet qui a imaginé de fi jolies expériences fur le tiffu muqueux ou cellulaire & dans le corps vivant, eut injecté dans l'intérieur des chairs d'une chienne actuellement nourrice, ou d'âge à l'être, une certaine quantité de lait, peut-être ce lait fe feroit-il retrouvé dans les mammelles de la chienne. Je me fouviens d'avoir foufflé & injecté dans l'entre-deux des membranes du méfentere, fur un chien vivant, de l'eau colorée avec l'indigo. Cette eau fe répandit dans tout le tiſſu cellulaire du bas-ventre , & me donna les premieres idées des tranſports d'humeurs dans le tiſſu cellulaire. Je remplis auſſi de la même liqueur une grande portion d'inteſtin entre deux ligatures ; mon projet étoit de découvrir les ouvertures des veines laƈtées dans la membrane veloutée des inteſtins : cette expérience devint, comme tant d'autres , parfaitement inutile. Enfin j'ai vu dans une nourrice une ouverture ulcéreuſe vers les fauſſes côtes , à la ſuite d'un abcès ; il en découloit du lait , ou du moins une matiere laiteuſe , lorſque cette femme donnoit à tetter à ſon enfant. Je dois auſſi ajouter , pour derniere obſervation , qu'il m'eſt arrivé de voir pluſieurs fois des nourrices qui s'étant couchées ſur leur ſein , l'avoient meurtri juſqu'au milieu du bras ; il s'y faiſoit des engorgemens , leſquels ſe diſſipoient beaucoup plus aiſément , lorſque ces nourrices donnoient à tetter en ſens contraire de celui accoutumé , en faiſant tomber la mammelle du côté oppoſé auquel elles avoient coutume de placer leur enfant : c'étoient des cachexies laiteuſes particulieres, pareilles à celles qu'on nomme le poil , & pareilles auſſi à celles qu'on voit ſouvent ſe former dans les cuiſſes , où il ſe fait quel-

quefois des ouvertures d'où découle le lait plus
ou moins dénaturé. Dans tous ces cas , & tant
d'autres , nos femmes tranfpirent du lait , piffent
du lait , mâchent & mouchent du lait , & elles
en rendent par les felles : fi cette cachexie gagne
la tête & les nerfs ; fi elle gagne la poitrine ; fi
elle inonde la matrice où la Nature aime à la
porter , il furvient mille phénomenes tous dépendans de cette caufe , la cachexie laiteufe. Je
voudrois que les Chymiftes euffent examiné les
humeurs animales dans de pareilles combinaifons.

XLI°. La furabondance de la matiere féminale,
fon reflux dans le fang forme une vraie cachexie,
preffentie par tous les Médecins , & déja indiquée (n. 33). Withof a fait de très-bonnes
réflexions fur cette matiere dans fon Traité fur
les Eunuques. Cet Auteur rappelle l'origine de
la caftration. On fit des Eunuques dès les premiers
fiecles du monde. Quelques Anciens ont penfé
que la Reine Semiramis prétendit , par ce moyen,
rapprocher les hommes de fon fexe , élever
même le fien au-deffus de celui des hommes. Les
Eunuques étoient d'un grand ufage , par leur
douceur & leurs autres qualités , fur-tout par
leur voix. Les Tyrans fe plaifoient à faire fouf-

frir la caſtration à leurs ennemis. On en fit de pluſieurs eſpeces : celles qui ſont indiquées dans l'Ecriture, ſont connues, de même que les folles héréſies auxquelles elles donnerent lieu. Or les Eunuques perdant la vertu d'engendrer, perdent auſſi cette odeur particuliere propre aux mâles ; leurs forces diminuent, leur pouls perd de ſon reſſort, leur ame diminue d'activité : cependant ils grandiſſent comme les autres hommes, & même plus à proportion ; ils deviennent plus gras ; leurs chairs ſont plus mollettes ; ils ſont moins conſtipés ; ils ont la vue moins perçante. On connoît le phénomene arrivé à leur voix ; & on obſerve à peu près les mêmes changemens dans les animaux qu'on châtre. Dans les hommes au contraire, qui jouiſſent de tous leurs droits naturels, & dans leſquels la ſécrétion de la ſemence ſe fait aiſément, cette liqueur rentre dans la maſſe des humeurs ; elle eſt gélatineuſe, ſpiritueuſe ; elle a la vertu de conſolider les parties, & de les nourrir ; elle irrite & ſtimule toutes les fibres ; elle eſt la cauſe de cette odeur fétide qui s'exhale des mâles vigoureux ; elle produit des effets admirables ; elle doit enfin être regardée comme un *ſtimulus* particulier de la machine (*novum quoddam impetum faciens*), auquel les Médecins n'ont pas regardé d'affez près. Ainfi s'exprime Withof (*a*).

XLII°. La fécondation des œufs a déja mérité l'attention d'un grand nombre d'Obfervateurs : elle eft due à cet *aura feminalis* , qui fe conferve dans l'œuf jufqu'au temps de l'incubation , qui même les vivifie d'avance , & les préferve un peu de la pourriture , qui fur - tout réveille par la chaleur portée à un degré particulier , met toute la machine en action , développe le petit animal , & lui donne l'être. La nutrition journaliere des mâles peut être regardée comme une forte d'incubation continuée , prolongée & fuivie à chaque inftant. La femence qui reflue des tefticules , renouvelle & remonte la vie & le tempérament ; elle entretient le ton de vigueur qui lui eft propre. Les Eunuques manquent de ce viatique journalier , & ils font par-là privés d'un grand nombre de propriétés réfervées pour les mâles bien conformés. Les Eunuques roulent & paffent leur vie fur les effets du premier jet de femence qui les vivifia : femblables , à cet égard , aux enfans , ils n'ont d'activité mâle & féminale que celle de leurs peres : la puberté ou le développement du

______

(*a*) *De caftratis-comentationes quatuor* 1756.

ftimulus féminal , eft une époque perdue pour eux, de même que les effets journaliers de ce *ftimulus*. Ainfi les vieillards , dont les fources de la femence font flétries & taries , fe foutiennent fur leur ancienne vertu , fur les reftes du principe féminal qui s'éteint. Les femmes ne manquent pas de ce principe. J'ai parlé (n. 33) des *chapones* & autres femelles châtrées ; elles ont perdu plufieurs qualités dévolues à leur fexe, lorfqu'il n'eft point mutilé. J'ai dit auffi (n. 33) que les femmes qui ne font point d'enfans, font fouvent caractérifées par des modifications particulieres : j'ajoute que les femmes bien conftituées & éloignées de l'enfance & de la vieilleffe, ont ainfi que les hommes , leur *aura feminalis*, qui reflue & ranime tout le genre nerveux , qui met enfin des nuances très-caractérifées dans les diverfes fonctions de la vie, en les foumettant plus ou moins fenfiblement à l'influence & au domaine de la matrice & de fes appartenances.

XLIIIº. Ces étonnans phénomenes produits par la femence , méritent d'autant plus de confidération , que cette liqueur & fes effets ou fonctions font , pour ainfi dire , l'image ou le type , d'après lequel fe comportent toutes les autres humeurs, qui parviennent à former quelqu'une de nos cachexies, ou de nos mélanges du fang. Qu'eft-ce que la femence ? Un amas peu confidérable de petits corps particuliers, vivans, propres à procurer la vie à l'embrion, & enfuite deftinés à donner aux puberes & aux hommes faits, un nouvel éclat, un furcroît d'énergie journaliere. Comment eft-il poffible & concevable que ce miafme féminal, à peine fenfible, (que le favant d'Aumont voudroit appeller *l'effence de la vie (a)*) donne de la confiftance, de la force & de l'accroiffement à certaines parties ? Si on répondoit exactement à cette queftion, on réfoudroit tous les problêmes concernant les autres humeurs. Notre logique médicinale ne va pas plus loin que l'hiftoire des faits obfervés fur le corps vivant ; elle dépofe pour la néceffité & la grande utilité de la femence. Suivons encore cette hiftoire. On eft d'abord frappé de l'organifme particulierement approprié aux fources de la femence ; elle fe fait, elle fe fabrique, ou fe fépare ; en un mot, elle aime à germer dans les parties de la génération : celles-ci font d'autant plus fécondes, qu'elles ont acquis plus de confiftance, & que leur étendue eft mieux pro-

_____

(a) Encyclop. au mot *femence.*

portionnée & mieux difposée à leurs fonctions.
Quelques Phyfiologiftes ont cru appercevoir une
conformité finguliere entre la compofition des
tefticules & celle du cerveau , d’où ils ont conclu
que ce dernier organe étant le fiege & le dépôt
des efprits , les tefticules avoient tout naturellement la même propriété , & qu’ils n’étoient
qu’une forte d’extenfion de la moëlle cérébrale
& fpinale. Le Camus , Médecin de Paris , qui
favoit s’écarter des routes communes , a infifté
fur ces fortes de comparaifons. Mais à parler
vrai , tous ces détails anatomiques n’apprennent
rien de pofitif , quant à l’objet de la formation
de la femence. Toutes les glandes ; tous les
organes fécrétoires maniés par les Anatomiftes ,
fe réduifent toujours entre leurs mains , à des
pelotons de vaiffeaux , à des follécules. Tout
cela n’explique rien encore une fois , & ne dit
rien à l’efprit. La donnée de l’Ecole d’Hyppocrate (n. 24) eft le terme auquel il faut s’arrêter. Il faut enfin prendre pour certain , que le
développement & le travail des parties folides
& fenfibles , concourent évidemment à la pro-
création & à l’animalifation de la femence.

XLIV°. J’ai eu occafion de connoître trois
jeunes Satyres , qui dès l’âge de dix à onze ans ,

étoient

étoient sans cesse harcelés par un continuel prurit & par les autres phénomenes qui précedent les préparatifs de la génération. Ils avoient les organes destinés à cette fonction, d'une excessive grosseur pour leur âge. C'étoient des enfans déja plus que puberes, & de petits hommes faits, prêts à la génération, affectés de la cachexie séminale, & vivant sous l'empire des réservoirs séminaux : l'abondance précoce de l'*aura seminalis* dirigeoit & nuançoit déja toutes leurs fonctions. Je dois même remarquer que la crue de ce côté, avoit été si considérable, que l'action de l'ame en étoit restée en arriere. Mes trois Satyres avoient quelque chose de stupide, de triste & de sauvage ; ils ne pensoient qu'au plaisir physique de l'amour ; ils ne sembloient avoir d'autre sensation que celles de cette passion; ils se fondoient, pour ainsi dire, en sperme ; ils tiroient leur caractere individuel de l'organisme séminal. Les éclats de la puberté, dont on a journellement des exemples sous les yeux, prouvent la réalité de l'effet impérieux & tyrannique de cet organisme : de même que la fureur du rut bien observée dans les animaux. La fievre chaude & séminale s'empare des bons mâles à l'âge de la puberté : les organes de la génération, fans cesse en jeu , raniment & échauffent toutes les parties , ou leur communiquent quelques nuances du feu qui les dévore elles-mêmes. C'est le moment où les forces sensibles ne s'occupent que des préparatifs pour la génération. La passion de se reproduire , gagne l'homme intérieur. Combien de faux jugemens , combien de fausses sensations, quels désordres corporels ne procure pas cette fievre ? Ses accès se terminent par une maniere de convulsion générale & presqu'épileptique, suivant la remarque de Démocrite : ses symptômes sont outre le prurit continuel des parties séminales , la morosité , la férocité même , la taciturnité , les transports du sang , & ses éclats vers la tête , les lassitudes, le dégoût de tout ce qui peut distraire l'ame de l'yvresse qu'amene le développement de la semence. C'est le temps où la partie sensible , partageant la vie avec les miasmes spermatiques , elle leur imprime le caractere vital qu'ils doivent porter ailleurs , & qu'ils savent aussi rendre au propre individu qui leur donne l'être. Tel est le commerce réciproque de vie entre les couloirs de la semence & cette même liqueur. Telle est la maniere dont ces êtres nerveux & séminaux se soutiennent l'un par l'autre.

XLV°. Malheur aux jeunes mâles difposés à prodiguer leurs tréfors , & qui dépenfant de bonne heure tout leur avoir , ne gardent rien pour leur viatique journalier , & pour ranimer leurs refforts. Le fervice rendu à la fociété par un des premiers Médecins de ce fiecle , ne pourroit être apprécié , fi les hommes favoient profiter des leçons fages qu'il donne. Mais on ne jouit de la tranquillité néceffaire à bien juger , que lorfqu'il n'eft plus temps. Ceux qui font dans le cas d'être contenus , ne peuvent l'être. La fougue de la paffion , la néceffité du befoin les emporte. Ce befoin eft la fuite de la fievre dont il faut les guérir. L'excrétion fréquente de la femence eft en partie critique : fi on devient malade parce qu'on la perd , il eft vrai auffi qu'on la perd parce qu'on eft déja malade. Le temps eft le feul maître à cet égard : il amene d'heureufes révolutions dans le tempérament : il dérange le fpafme de cette efpece de rut précoce & continu , comme il l'ufe & le dérange dans les accès paffagers propres aux animaux. Chez eux la maladie eft très-aiguë ; elle l'eft moins , elle eft durable dans les hommes puberes. Tout bon mâle eft prédifpofé phyfiquement à fouffrir plus ou moins des effets de la furabondance & du développement de la femence. Les remedes des fages , les confeils des vieillards ont peu de droit fur cette fievre de la jeuneffe. Nous manquons de fpé-cifiques pour l'éteindre ; les médicamens qui femblent les plus appropriés, l'irritent quelque-fois, & peuvent, en l'arrêtant dans fa marche, porter ailleurs la fureur de la partie fenfible. J'ai vu de ces jeunes étourdis auxquels lés bains froids, par exemple , avoient procuré des crachemens de fang ; j'en ai vu que le lait de chevre avoit rendus plus furieux en les conftipant. Je dois même re-marquer que j'ai fuivi plus de vingt malades de cette maladie , du prurit amoureux , tombés dans la mélancolie , & même la manie bien décidée , par les contradictions qu'on leur avoit fait éprouver. Leurs Maîtres , leurs Directeurs avoient prétendu les guérir en leur faifant peur, & en leur infpirant de l'horreur pour la dépenfe de leurs forces ; la peur s'étoit changée en im-bécillité & en cette efpece de folie qui eft un des fléaux des Médecins. Il y avoit de ces Malades dans lefquels la crainte d'avoir failli, fe mêlant avec l'amour-propre, (trop fouvent de la partie , en pareille matiere ,) leur faifoit narrer , étaler & exagérer de prétendues proueffes qui n'étoient aucunement exceffives, & dont il n'y avoit qu'à rire. Ainfi la cachexie féminale & la foiblefle de l'imagination , irritée par des leçons trop réitérées, rendoient ces jeunes êtres plus malheureux que fi on les eut livrés à la Nature : les puberes lui doivent un tribut qui fe paye fouvent avec d'autant moins de conféquence , qu'ils font moins contrariés. Le grand point eft de les diftraire avec adreffe. Confultez ces vieillards encore verds & pleins de vie , ils vous diront fi j'ai tort ; fi certains excès les ont énervés : & fi ces mêmes excès (qui ordinairement ne paffent point un certain degré de laffitude où l'on s'arrête malgré foi ,) ne tenoient pas autant au befoin qui exigeoit un foulagement, qu'à la fantaifie & à l'oifiveté qui exigeoient quelques diftractions : ils vous diront enfin fi ceux qui fe plaignoient le plus de cet excès , parce qu'on leur en avoit fait grand peur , étoient ceux qui en faifoient davantage. Un cerf s'apprête au combat ; il fe renforce avant le rut ; il maigrit & femble épuifé , lorfque cette fureur eft paffée ; il n'eft que las ; le repos qui fuccede à l'accès, le rengraiffe. La tête des hommes (je le fais) ne comporte point cette marche naturelle , toujours pervertie par eux , toujours dérangée d'un côté ou de l'autre. Ce n'eft pas la faute des Médecins :

il faut s’en prendre à la tyrannie des paffions &
des faux jugemens qui influent fur toutes les
fonctions. Celle du labeur & de la dépenfe de la
femence, eft plus que toutes les autres , fujette
à cette influence ; elle occupe la partie fenfible ;
elle la pénetre & l’ébranle plus profondément
que les autres : en voici les raifons ; le département des organes de la femence s’étend dans tout
le corps ; l’*aura feminalis* fert plus que les autres
liqueurs de lien ou d’intermede entre le corps
& l’ame.

XLVI°. Aëce, Médecin Grec , remarque que
les Eunuques étoient moins fujets à la lepre que
les hommes. On en a voulu inférer que la lepre
avoit du rapport à la maladie vénérienne. J’en
conclus que le reflux de la femence rend les
hommes qui en font abondamment pourvus ,
bien moins propres que ne le font les Eunuques,
plus forts de la peau, plus écailleux, plus velus,
enfin plus odoriferes. Cela fe prouve par l’odeur
finguliere & notable due à la femence (n. 41.)
Or il faut bien fe garder de regarder cette odeur
& les autres phénomenes de la peau , comme
une maladie à combattre : il en feroit comme du
voilement & de l’épaiffiffement de la voix qu’on
iroit prendre pour un rhume , aux approches de

la puberté. L'état hirfute & écailleux de la peau, l'odeur qu'elle exhale, font des preuves de force, des effets d'une difpofition décidée à la génération, & des phénomenes de la cachexie féminale. Ceux qui ont beaucoup d'expérience fur ce point, ne s'y trompent pas. L'odeur des femmes (qu'un Médecin de Paris comparoit à celle des finges) ne rebute que les tiedes. On fait qu'elle n'étonnoit pas Henri IV. Les femmes plus inftruites que cette Dame Romaine, qui croyoit que tous les hommes puoient comme fon mari, ne craignent pas l'odeur féminale des mâles. Il faut même convenir qu'un excès mal entendu de propreté, fait fouvent prendre pour maladie ce qui ne l'eft pas, & peut auffi, en éteignant les fources de cette odeur, énerver, au détriment des enfans à naître, la vertu géné-rative. Cet accident arrive à ceux qui font fans ceffe occupés à fe laver & à s'embaumer. Les Habitans des Villes ne font peut-être pas affez attentifs, ou affez orientés fur les conféquences du luxe de propreté : il a auffi fes bornes & fes modes, & fes puériles manies : il faut le dire pour confoler ceux qui ne peuvent pas s'y livrer. J'en ai dit mon avis au fujet des femmes en couche, & des autres maladies *fuantes*. Il eft

vrai d'autre part, que ceux qui vivent dans la continence, mâles & femelles, ne prennent pas assez garde que leur négligence & la malpropreté dans laquelle ils semblent se plaire, ne sont pas les meilleurs moyens de repousser les tentations, & de corriger ou de vaincre le stimulus séminal. La Nature se fortifie, & l'amour germe sous la haire. Nos anciens Solitaires s'écartoient, à cet égard, de leur objet principal, en dédaignant les bains & la propreté, comme Saint Jean & Saint Pacôme qui ne changeoient jamais d'habits, & comme Saint Hilarion qui ne lavoit jamais sa chemise. Les émanations séminales qui n'étoient pas journellement noyées dans l'eau, n'en devenoient que plus piquantes. Les Calomniateurs de Saint Jerôme trouvoient mauvais qu'il passât sa vie avec quelques Dames Romaines : il répondoit qu'elles étoient trop dégoûtantes pour inspirer des desirs. Cette réponse étoit foible & peu concluante. » On ne me re-
» proche (dit-il) que mon sexe. . . . . Je n'ai
» jamais donné dans le luxe au sujet de la parure ;
» je ne connois ni l'usage des perles, ni celui
» des habits de soie, non plus que celui de peindre
» mon visage. . . . J'aurois pu, étant à Rome,
» m'attacher à des femmes bien différentes de

» celles qui passent leur vie dans le jeûne & les
» pleurs , qui sont très-mal propres , maigres
» & décharnées , & que le soleil levant trouve
» faisant leurs prieres : la continence est leur
» unique plaisir ; elles ne pensent qu'à pleurer ;
» on ne les voit jamais manger. ... Ainsi vivoient
» Paule & Mélanie. On ne parleroit point d'elles,
» si elles alloient aux bains publics , & si elles
» usoient de la liberté de leur état. .... Telles
» qu'elles sont , on les accuse de vouloir passer
» pour belles, & de perdre leur ame en macérant
» leurs corps. ... D'autres se plaisent à la parure
» & à la toilette ; elles méprisent ces sortes de
» propretés recherchées. ... D'autres ne parlent
» que de leurs repas somptueux. ... Nous vivons
» de feves. J'aime mieux Paule & Mélanie ,
» courbées sous la pénitence & pleurant leurs
» péchés, que tous ces beaux cercles où l'on ne
» fait que babiller & médire. ... Elles ne boi-
» vent que de l'eau fraîche , tandis que d'autres
» se gorgent de vins préparés & miellés «. Il n'y
a pas à se méprendre sur la pureté des intentions
de Saint Jerôme ; mais nous parlons en Médecins,
& nous pouvons mettre en these que toutes ces
macérations, cette diette , & cette malpropreté
de Paule & de Mélanie , n'étoient point les

recours les plus efficaces auxquels elles auroient pu avoir recours ; au contraire, elles se trompoient dans le choix des moyens , & S. Jerôme avec elles. Les Pacomes & les Hilarions s'étoient trompés de même. Les pauvres le plus grossierement nourris , sont plus sujets à l'aiguillon de l'esprit séminal , que les riches & les gens de bonne compagnie , quels que soient leurs beaux discours & leurs beaux sentimens. Il est certain que les acteurs des assemblées ordinaires du monde , ne font souvent que babiller , médire & mentir (comme le remarque Saint Jerôme ,) tandis que les malheureux couverts de haillons , jouissent de leur activité naturelle.

XLVII°. J'ai connu quelques personnes des deux sexes qui , étant livrées à tous les excès d'un tempérament âcre & vigoureux , étoient aussi abondamment pourvues de cette odeur mâle & *insuave*. Cette odeur cessa peu à peu , & les forces diminuerent à proportion : une propreté *inodore* ayant succédé à leur premier état, les desirs de Venus étoient devenus nuls , & il n'en restoit plus que le souvenir. La peau s'étoit nétoyée , les émanations & la transpiration fortes s'étoient détruites , mais tout ce qui caractérise le sexe étoit éteint. L'insensibilité avoit succédé aux defirs les plus vifs & les plus lafcifs. Un de ces fujets, qui étoit un homme marié, étoit parvenu à un point d'apathie fi caractérifée, qu'il ne fentoit plus fes chairs, même lorfqu'on les pinçoit fortement. Sa femme m'avertit du changement arrivé à l'odeur ordinaire de fon mari, & ce changement avoit fuivi de près l'impuiffance qui s'étoit déclarée peu à peu, & qui avoit flétri les parties de la génération. J'ai vu à peu-près les mêmes phénomenes dans un autre homme qui perdit fa vigueur à la fuite d'une médecine, qui laiffa dans l'eftomac une impreffion, fuivie quelque temps après, d'un fquirrhe mortel. Une femme, à la fuite d'une médécine, qui laiffa dans la région épigaftrique l'impreffion d'une chaleur & d'un refferrement confidérable, devint auffi très-propre, entierement fans odeur, fans fentiment; fes parties de la génération devinrent de même infenfibles & flétries. Ces faits démontrent l'empire des forces épigaftriques fur l'organifme de la femence. D'ailleurs (pour revenir à l'odeur fpermatique des bons mâles) c'eft un fait d'expérience aifé à vérifier. Le belier & le bouc, maîtres du troupeau, répandent une odeur d'autant plus infecte, qu'ils font plus fupérieurs à leurs femblables. Les plus eftimés, les favoris des femelles font précifément les plus maigres, les plus négligés dans leur marche, les moins bien nourris, les moins propres. Confidérez ces matoux qui courent les toîts: comme ils font efflanqués, mal peignés, & comme ils infectent les maifons : mais combien ils font fupérieurs à ces chats de chambre, douillets & bien peignés! C'eft, encore une fois, parce que la cachexie féminale fympathife fingulierement avec une odeur forte & particuliere; & même, (il faut en convenir) avec un certain fond de malpropreté : elle fe conferve mieux dans les individus mal foignés, & qui ne perdent pas leur tems & leur féve à force de fe nétoyer. Les eunuques, fuivant Aëce déjà cité, étoient moins fujets à la lepre : on peut ajouter que les lépreux étoient plus vigoureux & plus fujets à l'empire de la femence que les autres. Tel eft en effet cet empire ; tels font les fujets les plus diftingués : j'ai, en conféquence de ces vérités d'obfervation, craint autrefois que les étalons de nos Pyrennées qu'on a foin d'enfermer & de traiter dans des écuries clofes & bien fervies, ne devinffent parlà moins habiles, que fi on leur laiffoit prendre le grand air.

XLVIII°. Montagne difoit qu'un accès d'amour & l'orgafme de la femence mettoient les hommes dans un état d'enfance. Je les croirois, plutôt, en pareil cas, dans un accès de délire & de férocité plus ou moins violente. Ils n'entendent rien ; ils ne fouffrent aucune réfiftance ; ils font férieux, uniquement occupés de leur befogne. Ceux qui fe laiffent aifément déranger, & qui ne perféverent point dans une forte d'ivreffe, font les moins pris par la paffion, & les moins vigoureux. La colere & des propos fans mefure entrent auffi dans un accès d'amour. Le bouillonnement de l'efprit féminal déconcerte l'ame, & la détourne de fes plus profondes occupations. Il faut dire auffi que la Médecine a fans doute dû s'occuper dans notre fiecle des fuites & des malheurs de l'incontinence ; mais qu'elle trouve encore des occafions de traiter les effets fâcheux d'une furabondance des forces viriles & féminales : cette furabondance influe fingulierement fur le phyfique & fur le moral ; elle dérange toutes les fonctions : la tête s'obfcurcit & s'appefantit ; le fang s'agite & s'effarouche ; les reins deviennent lourds & douloureux ; les extrémités deviennent tremblantes ; les cuiffes & leurs environs fe brifent, & les aînes s'irritent ; une conftipation outrée ou de fréquentes évacuations

irritées, & par convulſion, s'emparent de ce
malades, ainſi que l'inſomnie, les rêves pénibles
le dégoût de tout bien. On en trouve des plu
chaſtes & des plus retenus, malgré la vigueu
corporelle, qui ſont ſur-tout frappés vis-à-vis de
Médecins d'une curioſité très-marquée, & qu
demandent des détails ſur les objets qui les oc
cupent. Leur imagination exaltée leur peint ſou
les plus vives couleurs des plaiſirs dont ils atten
droient beaucoup plus qu'ils n'y trouveroient e
effet. La maladie de l'amour, eſpece de mélan
colie chronique & différente des accès de cett
paſſion, a les mêmes principes & les même
ſymptômes, c'eſt-à-dire, qu'elle eſt accompagné
d'un prurit habituel des parties ſéminales, &
ſur-tout d'un fond de délire ſur l'objet aimé. L
vrai priapiſme & le ſatyriaſis ſont différens de l
maladie de l'amour, qui occaſionne une langueu
quelquefois mortelle, comme j'ai eu occaſio
de l'obſerver. Tous ces effets ſi variés, ſi multi
pliés ſont évidemment dus à la cachexie ſéminale,
& à ſes diverſes modifications. On conviendr
ſans doute de l'impoſſibilité où ſont les Chymiſte
de déterminer la nature de cet eſprit ſéminal, &
les propriétés par leſquelles il concourt, comme
on vient de l'expoſer, à tant de phénomenes de

la vie. Ils ne savent pas mieux comment cet esprit se mêle au sang qu'il impregne de ses vertus ; comme il en impregne l'œuf fécondé, & comme il en impregne aussi tout le système nerveux. Quant aux Anatomistes, ils sont muets sur ces importans objets : les Médecins y trouvent un des principaux matériaux du sang, une des principales causes de la vie, de la santé, de la force, & de bien des maladies.

XLIX°. J'ai dit (n. 41) que le sang s'agite & s'effarouche par la présence de l'esprit séminal ; ce qui me conduit à la cachexie que je nommerois sanguine ou *hémorragique* : c'est une disposition dans laquelle le sang, ne pouvant être contenu dans ses couloirs, s'agite ou est agité de maniere à se faire jour par des hémorrhagies plus ou moins fréquentes, périodiques, critiques & actives, qu'il faut bien distinguer de celles qui viennent par des causes extérieures, par des chutes, des efforts ou des plaies. Ce n'est pas ici le lieu d'entrer dans un grand détail sur ces pertes de sang : nous n'avons à considérer qu'une partie des causes qui les operent, & qui les prédisposent. Elles sont, sans doute, soumises à l'action des parties solides qui font trémousser & mouvoir en tout sens le sang dans les vaisseaux, suivant que les circonftances l'exigent, & fuivant l'intention de la Nature ; ou la direction des ofcillations de la partie mobile & fenfible : mais je ne puis croire que cette action des folides ne foit excitée & amenée par quelqu'autre motif que la pléthore pure & fimple, ou la furabondance de fang pur & fain. Les uns ont trop donné, & les autres ont trop ôté à cette pléthore : elle a quelquefois lieu : il eft des occafions où la vigilance de la fenfibilité vitale eft furprife au point de trop engorger les vaiffeaux fanguins. Ainfi un faux appétit, un faux inftinct, une paffion de la nature, la gourmandife & les mauvaifes habitudes engorgent trop l'eftomac & les premieres voies. Je crois auffi ces fortes de faux jugemens très-rares de la part des parties qui ne jouiffent principalement que de la fenfibilite vitale & non réfléchie : elles font moins fujettes aux caprices du fentiment & aux autres paffions : tels font les réfervoirs du fang : mais il y a tout lieu de penfer que le fentiment des vaiffeaux eft follicité aux hémorrhagies par quelque qualité particuliere, autre que la pléthore. Une perte de fang eft vraifemblablement le produit d'un labeur interne, que fuit à tems & à lieu le labeur de l'excrétion. C'eft une forte de fievre remarquable par fon

pouls

pouls approprié. L'Histoire de l'apparition & de la cessation des regles prouve cette vérité, non moins que plusieurs phénomenes de toutes les pertes de sang examinées de près.

L°. Les regles sont dans les femmes l'aurore & les compagnes de la puberté : celle-ci est due au développement des parties de la génération, qui font éclore l'*aura feminalis*, dont les impressions ont beaucoup de rapport à celles de la semence de l'homme. Une de ces impressions des plus notables est la perte de sang par la matrice, portée à son degré de maturation. De savans Modernes ont eu sur cette matiere des idées qui paroissent fort près de la Nature, & qui sont conformes, au fond, à celles de bien des grands hommes. Ils ont suivi dans la marche de la puberté la naissance & les progrès de l'humeur prolifique des femmes, à laquelle ils ont attribué les phénomenes des regles. Cette opinion ne manque pas de vraisemblance : bien entendu que l'effet principal de l'humeur prolifique est toujours conjoint à l'action personnelle de la matrice & à sa sensibilité vitale, à son appétit, toujours plus ou moins tourné du côté de la génération. Il est certain d'ailleurs que l'esprit séminal vivifie, renforce, & remonte tous les ressorts dans une femme

Tome I. E e

comme dans un homme , & qu'il maîtrise, conduit ou dirige tout l'individu dans le physique
comme dans le moral : tout cela est prouvé (n. 41) :
quant aux regles, elles seroient, à ce compte ,
une sorte de purgation ou d'excrétion en tout
semblable aux autres, & destinée à chasser du
corps quelque humeur surabondante, mêlée au
sang , & dont la présence nuiroit à l'individu. Les
regles seroient l'effet de la cachexie séminale, &
leurs accès ou périodes une crise d'une fievre particuliere. Les Anciens le pensoient ainsi , & les
petites épreuves des Modernes sur cette matiere
ne détruisent point l'opinion ancienne, ou du
moins elles n'en ont prouvé que l'abus & l'excès.
Les Anciens avoient cru trouver quelque chose
de venimeux dans le sang menstruel , & ils crai-
gnoient & respectoient les émanations ou la transpiration d'une femme ayant actuellement ses
regles. Les Modernes ont fait quelques épreuves
contre l'existence de ce venin : il n'en est pas moins
vrai que plusieurs femmes répandent , ayant leurs
regles, une odeur très-remarquable & fort différente de celle qu'elles répandent en d'autres
tems. Le sang des regles a une odeur bien plus
forte que celui de l'hémorragie du nez dans le
même sujet : les bons Accoucheurs s'orientent

par l'odorat fur les qualités du fang menftruel,
& ils le jugent plus ou moins naturel, & plus ou
moins laiteux dans les couches. Ils font accou‑
tumés à juger les humeurs plus ou moins fan‑
guines, dont leurs doigts fe teignent dans les
femmes qu'ils vifitent. Je vis, étant bien jeune
Médecin, une demoifelle qui, venant d'accoucher
fans me mettre de la confidence, en impofoit à
mon inexpérience, m'annonçant qu'elle avoit eu
une perte ou une furabondance de regles : je la
traitois en conféquence de fon dire : mais elle ne
put en impofer à fa mere, qui prononça que les
chauffoirs n'avoient pas l'odeur des regles ordi‑
naires de fa fille, & qu'il y avoit quelque chofe
de laiteux. Deux jours fuffirent pour vérifier la
chofe, & pour m'orienter. J'ai vu une femme
qui, dans le tems de fes regles, cailloit le lait
qu'on lui fervoit, pourvu qu'elle l'expofât pendant
quelque tems à fon athmofphere.

LI°. Il y a quelque chofe de caché : il y a une
grande quantité d'émanations invifibles dans l'ex‑
crétion menftruelle réduite par les Médecins Hy‑
drauliciens à une maniere d'écoulement forcé, &
qui n'a, fuivant eux, d'autre caufe que la plé‑
thore, de bon fang & d'autre deftination que celle
de la diminuer. Il paroît plus conforme aux loix

de la Nature de comparer cette excrétion à tous les autres, comme je l'ai fait il y a long-temps. Il y a aussi tout lieu de croire que, lorsque l'action vitale fait tant que de préparer & de façonner, pour ainsi dire, une perte de sang, c'est pour mettre dehors quelque partie excrémentitielle. On convient que le sang se purge par diverses excrétions, &, pour ainsi parler, en se décomposant : il peut de même se purger en perdant une partie de lui-même, avec l'humeur étrangere qu'il entraîne. On sait que le poison du serpent *Hémorrhoüs* a la propriété de procurer des pertes de sang par tous les vaisseaux : cette agitation extraordinaire n'a d'autre but du côté de la Nature, que le changement & l'expulsion du poison : c'est aussi ce qu'on peut dire du scorbut ; ainsi les regles des femmes sont excitées par une surabondance d'esprit séminal, qui se joint au jeu de la matrice. Je l'ai déjà dit (n. 49) : cet effort est un vrai mouvement fiévreux, marqué par son rithme du pouls, & suivi ou calmé par la crise qui est l'évacuation sanguine. Il est aisé d'appercevoir, en pareille circonstance que, dans beaucoup de femmes, tous les couloirs se mettent de la partie, & qu'ils regorgent d'humeurs excrémentitielles, qui se joignent à l'*aura seminalis*, & qui échappent par les routes que cet *aura* fait ouvrir. Cette abondance d'humeurs complette les regles qu'on appelle *maladies* dans quelques Provinces. Je ne saurois compter le nombre des jeunes filles qui , à l'apparition de leurs premieres regles , de même que les femmes reglées depuis long-temps , se couvrent vers les cuisses & dans d'autres parties du corps, d'éruptions dartreuses, érésypélateuses , muqueuses ; en un mot, les regles font une vraie dépuration des humeurs.

LII°. Les accès d'orgasme amoureux auxquels font sujettes les femelles des animaux , occasionnent un prurit , un engorgement , un gonflement considérable des parties qui laissent échapper du sang avec des liqueurs blanches : ce flux est marqué par tous les signes d'une sensibilité fiévreuse : on diroit que c'est un abcès qui creve. La chaleur, la fievre , au moins dominante dans la partie affectée, l'érétisme , le spasme , joints à la surabondance & au bouillonnement de la liqueur séminale , concourent à cette érection & à l'évacuation muqueuse & sanguine. Ce travail rappelle à merveilles les regles des femmes : les premieres des jeunes filles font sur-tout très-approchantes quelquefois de l'évacuation d'une forte d'abcès. Il feroit curieux de voir les Hydrauliciens appliquer à ces fortes de fcenes fouvent très-douloureufes, leurs belles découvertes fur la pléthore, la dilatation des vaiffeaux, leur pofition perpendiculaire, le poids de la colonne du fang. On pourroit auffi demander à quelques Modernes, s'ils croyent que la perte de fang qui, dans les chiennes, par exemple, imite les regles des femmes, eft d'un bien bon fang, fans virulence, fans une furabondance d'efprit féminal plus ou moins exalté. Mais j'ai parlé il y a long-temps (a) de cette fonction de la matrice & de fes pareilles, dues à l'activité du genre nerveux, à un furcroît ou un accès de fenfibilité générale & locale qui caractérife tout travail glanduleux, & tout labeur excrétoire. Ici nous confidérons l'objet particulier des regles du côté du bouillonnement, du picotement, & de la furabondance des humeurs, fur-tout de l'efprit féminal qui produit dans la matrice & dans tout le genre vafculeux, des effets qui imitent ceux que produit le venin du ferpent *Hemorrhoüs*. Vous obferverez dans toutes les hémorrhagies des deux fexes, & non moins évidemment que dans celle de la matrice, un travail fiévreux & préparatoire,

____

(a) Recherches fur les glandes.

un bouleverſement des fonctions naturelles , une
agitation conſidérable de la part du ſyſtême vital ;
& vous ne douterez point , ſi vous ſuivez exactement l'hiſtoire & tous les phénomenes des hémorrhagies , que le ſang qui ſe répand n'emporte avec lui quelqu'humeur combinée dans la
maſſe entiere , ou bien ſiégeant particulierement
dans la partie qui eſt le ſujet de l'hémorrhagie :
il y a , outre l'eſprit ſéminal qui préſide aux
hémorrhagies de la puberté , d'autres humeurs
qui excitent auſſi des pertes de ſang. Enfin vous
verrez avec ſurpriſe (pour le dire en paſſant)
combien les Anatomiſtes ſont reſtés en arriere
ſur un objet qui étoit entierement de leur reſſort.
Ils avoient à obſerver dans les ouvertures des
corps morts avec des hémorrhagies , par quel
méchaniſme l'hémorrhagie s'étoit faite , quels
changemens avoient ſoufferts les parties d'où le
ſang ſortoit. Morgagni n'a rien défini ſur cette
queſtion. Ceux qui l'avoient précédé n'en ſa-
voient pas davantage. J'annonce pourtant qu'il y
a des vérités anatomiques à découvrir ſur cet
objet, & qu'en un mot ceux qui croient bonne-
ment que l'hémorrhagie, par cauſe interne & à
la ſuite de la fievre *hémorrhagique* , (telle que la
fievre hémorrhoïdale , par exemple , ou la fievre

de l'hémopthisie, ou autres,) n'est due qu'à une pure & simple déchirure des vaisseaux, se trompent parfaitement. Il est enfin permis de prendre pour certain, qu'une hémorrhagie naturelle n'est jamais de sang parfaitement pur, & qu'elle dispose les parties par où elle se fait, de maniere à laisser des traces d'une humeur autre que le sang. Cela se prouve aussi par la raison que les pertes cessant, ou ne se faisant qu'à moitié, les traces de l'humeur qui s'évacuoit avec le sang, paroissent sensiblement dans les parties. J'ai vu, entr'autres, un jeune pubere toujours disposé à l'hémorrhagie du nez, laquelle ne venoit jamais qu'incomplettement : chaque mois, ou environ, l'hémorrhagie se montrant sans se completter, il survenoit une grosseur, tantôt aux glandes du col, tantôt à la peau, à la jambe, aux bras, & ces grosseurs, qui étoient de vraies concrétions lymphatiques, restoient de maniere qu'on pouvoit, par leur nombre, calculer celui des hémorrhagies. Ce jeune homme mourut hydropique, & complettement tuberculeux de par-tout. Ce que j'eus lieu d'observer dans le traitement, où les saignées ne furent point épargnées, me conduit naturellement à faire remarquer aux Praticiens, qu'ils peuvent se tromper s'ils croient que les faignées ou hémorrhagies artificielles peuvent fuppléer en tout aux naturelles. Ils verront celle-ci, lorfqu'elles viennent, par exemple, du nez, avec force & décifion, empêcher l'engorgement des glandes que les faignées ne font que développer : ils verront qu'une hémorrhagie naturelle fufpendue, eft fouvent fuivie de dartres, de divers flux féreux auxquels l'hémorrhagie fuppléoit, au lieu que les faignées ne font fouvent qu'aggraver les dartres & les autres flux.

LIII°. Paffons à d'autres cachexies : la graiffeufe ou huileufe, & l'aqueufe ou féreufe. La premiere, c'eft-à-dire la furabondance de la graiffe dans le corps vivant, fe préfente fous deux principaux afpects : 1°. lorfqu'elle s'établit, lorfque la graiffe prend le deffus, de maniere à imprimer dans le fujet où cette révolution arrive, le caractere de gras & de replet : 2°. lorfqu'elle fe détruit ; lorfque la graiffe figée fe diffipe, & qu'il lui arrive une révolution vulgairement comprife fous le nom de gras fondu dans la maréchalerie. Qu'on dife tant qu'on voudra que la graiffe n'eft autre chofe que la portion huileufe des alimens figée par un acide ; & cela parce qu'il y a des acides qui figent certaines huiles. Ce n'eft pas ce dont il s'agit parmi nous.

Les Anatomistes ont fort bien démontré que la graisse ne se forme pas ordinairement dans toutes les portions du système du cerveau, ni de ses prolongemens nerveux, non plus que dans les ligamens & les tendons. Ces parties, que les Anciens appelloient spermatiques, n'aiment point la graisse : elle est aussi bannie du système des visceres parenchimateux, tels que l'intérieur du foie, de la rate, du poumon, & du tissu intermédiaire & cortical des reins, & des glandes qui aiment pourtant à croître dans des lieux graisseux. Il y a donc des endroits du corps particulierement propres à ces amas de graisse plus ou moins surabondans. Il y a des organes qui leur sont destinés ; il y a une disposition particuliere du tissu cellulaire qui appelle, qui forme, qui contient la graisse. L'intérieur des os en est rempli ; car la moëlle n'est que de la graisse en effet. Il s'agiroit pour les Anatomistes, de distinguer l'espece & la structure du tissu dans lequel la graisse s'assemble : ils ont tenté la résolution de ce problême, mais inutilement. L'histoire des glandes sécrétoires graisseuses ne dura point : ainsi l'on n'est pas assez éclairé sur cet objet, malgré les travaux de beaucoup d'Anatomistes. Mais il est assez généralement convenu parmi eux , que la graiſſe a ſes cellules, ſes véſicules, ſes vaiſſeaux , & qu'elle circule & s'agite ſans ceſſe dans ſes réſervoirs , dans ces amas, que la chaleur de la vie liquéfie, & que la mort glace & fige au point d'en faire des maſſes qui ont l'air de ſuif figé & d'un corps ci-devant liquide & glacé par le froid, ainſi que cela arrive, par exemple , à l'eau. Ces aſſertions ſont avouées, quoiqu'il ne paroiſſe point aiſé de déterminer ſi c'eſt uniquement au degré de chaleur de la vie que la graiſſe doit ſon mouvement , ſi elle eſt paſſive & ſeulement ſoumiſe à cet agent général qui cauſe le froid & le chaud, qui fige ou liquéfie les liqueurs de l'atmoſphere. En effet, cette chaleur dure ſouvent après la mort, fort peu éloignée de ſon degré naturel, & cependant les amas graiſſeux dont on vient de parler, ſe forment dès que la ſenſibilité vitale abandonne ſon ſujet. Ce n'eſt point une choſe aiſée , dans les ouvertures des animaux encore vivans, de ſaiſir le moment précis où la graiſſe du cœur, par exemple, ſe fige, ou va ſe figer : je le déclare pour y avoir regardé de très-près, & pour n'y avoir rien pu découvrir de bien déterminé. Le mieux eſt de s'en tenir à penſer que ces maſſes & concrétions graiſſeuſes qui ne femblent que de la graiffe figée, comme dans un vafe expofé au froid de l'atmofphere, ne font en effet qu'un compofé de membranes particulierement repliées qui, fe reffentent de la motitation de la vie, & concourent à l'agitation de la graiffe, non moins efficacement que la chaleur. La graiffe a auffi fa petite vie ; elle la conferve même dans ces animaux qui, pendant l'hiver, femblent glacés. Il faut dire un mot de fa circulation prétendue. Cette expreffion eft trop vague : elle fuppofe que la graiffe, ainfi que le fang dans fes vaiffeaux, eft conftamment & continuellement pouffée des arteres aux veines, & qu'elle participe à la force du cœur. J'ai peine à le croire ; c'eft précifément comme fi on me difoit que la bile de la véficule du fiel circule. Non, elle s'arrête, elle croupit, elle s'agite, elle fort au befoin de la poche qui la contient, & dans laquelle pourtant elle demeure animée à fa maniere ; il en eft de même de la graiffe. Si les Anatomiftes n'ont voulu dire que cela, il eft aifé d'être d'accord avec eux. Le mot de circulation qu'ils ont adopté peut emporter une autre idée. Il n'en eft pas moins vrai que la graiffe fume pour ainfi dire, & qu'elle tranfpire fans ceffe, qu'elle pénetre à la maniere des émanations dont j'ai parlé (n. 33 ,) tout le tiſſu qui avoiſine ſes réſervoirs, & auſſi qu'elle demeure en dépôt pour ſervir aux beſoins de la Nature, à l'empire de laquelle elle eſt ſoumiſe. Voilà un double emploi ou un double uſage de la graiſſe dont nous reparlerons.

LIV°. Occupons-nous d'abord de la maniere dont elle croît & augmente quelquefois exorbitamment, avec une ſurabondance très-marquée. Voilà un phénomene dont nous ne connoiſſons ni la cauſe, ni le deſſein, s'il y en a quelqu'un dans cette eſpece de pléthore. Il faut ſe borner à la prendre ſur le pied d'une ſorte d'incommodité, ou de maladie dont on ne peut que ſuivre les progrès & quelques effets. Elle ſe montre & s'accumule quelquefois tout d'un coup, & par une révolution prompte dont le méchaniſme échappe à nos connoiſſances. J'ai, une fois ſeulement, trouvé une maladie, la fievre de vingt-un jours, dont la criſe principale fut une monſtrueuſe pouſſée de graiſſe : c'étoit dans une jeune fille qui avoit eu ſes regles depuis peu de temps. J'ai vu & ſuivi trois jeunes filles, toutes les trois devenues épileptiques à l'âge de la puberté ; chaque attaque, pour ainſi dire, les engraiſſoit & les fortifioit, au point qu'elles

devinrent coloſſales , *homaſſes* , ſi graſſes , ſi
pleines de ſucs graiſſeux, qu'elles faiſoient peur
à voir. On le ſait, la croiſſance & l'extenſion du
corps en tout ſens , eſt un phénomene qui ſuit
ſouvent les maladies ; mais la cachexie graiſſeuſe
arrive communément avec plus de lenteur que
dans les filles dont je viens de parler , & elle
n'eſt pas toujours de durée : c'eſt un amas paſ-
ſager : il y a même des convaleſcences caractériſées par un amas de mauvaiſe graiſſe. L'âge où
la bonne graiſſe ſe forme , eſt communément
l'enfance, puis le déclin de l'âge viril dans les
hommes, & la fin des regles dans les femmes.
Tout dépend auſſi du tempérament , de la conſtitution particuliere : d'ailleurs quoi qu'il ſoit vrai
de dire que les eunuques engraiſſent plus que les
autres hommes , ce qui fait penſer que la cachexie ſéminale s'oppoſe à la graiſſeuſe ; on voit
cependant de très-bons mâles prodigieuſement
gras, de même qu'on en voit de cette même
conſtitution , dont les paſſions ſont très-vives ,
l'eſprit fort délié , les ſens très-délicats , l'ame
& le cœur fort élevés ; je ne ſai pourquoi on croit
communément le contraire. Il faut en dire autant
des gros mangeurs qui ne deviennent pas toujours
gras, & qui, au contraire , demeurent quelque-

fois très-maigres. Il n'eſt pas vrai, dis-je, que les hommes & les femmes dans leſquels la graiſſe domine, ſoient conſtamment les plus gros mangeurs. Enfin il n'eſt pas vrai que les gens gras ſoient toujours les plus portés à l'aſſoupiſſement, aux maladies ſoporeuſes. J'en ai vu un monſtrueuſement gras , arriver à l'âge de quatre-vingt-quatre ans , ſans avoir jamais eſſuyé d'autre maladie que la ſurabondance de ſa graiſſe , dans laquelle il tomba pendant la révolution de l'âge viril , après avoir été très - maigre dans ſa jeuneſſe.

LV°. Encore une fois , on ne ſait à quoi tient la diſpoſition à la ſurabondance graiſſeuſe : quoiqu'on ſache l'amener, pour ainſi dire , à volonté dans quelques animaux domeſtiques : on les renferme dans l'obſcurité ; on leur creve les yeux, comme ſi la vue & le mouvement s'oppoſoient également à la formation de la graiſſe , & comme ſi le déplaiſir de la priſon où l'on renferme ces animaux , les portoit au ſommeil, & les tournoit à la graiſſe. La caſtration eſt encore un moyen connu pour engraiſſer la volaille, les cochons & les veaux, qu'on ſaigne ſouvent pour le même objet, afin que la cachexie graiſſeuſe prenne le deſſus ſur la ſanguine. On fait plus dans quelques-uns de ces animaux ; on les nourrit ; on les remplit & on les *guede* par force. C'eſt ainſi que les bonnes ménageres empâtent leurs oyes dans nos Provinces : elles leur rempliſſent deux ou trois fois par jour le jabot de pâte & de grain : ce ſac acquiert une étendue énorme ; il devient ſi lourd , qu'il emporte tout le reſte du corps par ſon poids : il rend l'animal immobile & déſormais occupé uniquement à digérer par force , à devenir un être approchant du végétal , ſans autre force que celle de la force vitale & digeſtive. Ce qu'il y a de ſingulier , c'eſt que ces animaux qu'on nourrit par force , & qu'on engraiſſe malgré eux , s'accou-coutument & ſe plaiſent à cet *avalement* pareſſeux & paſſif. Tout leur ſentiment eſt concentré dans celui de l'eſtomac : le deſir de la conſervation ou de la digeſtion a éteint tous les autres : ainſi , (on peut le dire à la honte de l'Humanité) quelques gourmands paſſionnés pour la table & pour le manger, s'engraiſſent & ſe nourriſſent paſſive-ment , par habitude ; ils ont accoutumé leur eſ-tomac à digérer ſans ceſſe. Il ne leur manqueroit, pour aſſouvir leur goût, que d'être *guedés* & *pâturés* par une main habile. Peut-être s'en trouveroit-il parmi eux qui, à ces conditions, renonceroient au ſens de la vue & à tous les autres , même à la liberté.

liberté. Il y a cependant des hommes de cette espece graffe & mangeufe, qui annoncent très-bien les inconvéniens de leur état ; mais ils ne peuvent contenir leur paffion, dont ils prévoyent à merveille les fuites : la raifon fe taît vis-à-vis d'un accès de fentiment : celui de la digeftion & & de la faim eft un des plus difficiles à contenir : il prend fouvent un ton de paffion indélébile : au refte un phénomene remarquable de ces animaux ainfi engraiffés eft la groffeur & la blancheur qu'acquiert leur foie. La cachexie graiffeufe a vaincu la bilieufe : la bile a perdu fa féve & fa vivacité : la graiffe n'auroit pas pris le deffus, fi la bile avoit dominé. Cette liqueur paroît au moins auffi oppofée à la graiffe que la liqueur fpermatique : ces confidérations mériteroient l'attention de ceux qui ont prétendu que la graiffe eft faite pour fournir un des matériaux de la bile, & qui ont fuivi le fang, s'engraiffant dans les rameaux de la veine-porte aux dépens de l'épiploon & des autres vifceres abdominaux.

LVI°. Les opérations pour engraiffer les animaux domeftiques réuffiffent en automne, d'autant mieux que cette faifon eft celle que la Nature a affecté au domaine de la graiffe. On voit le gibier engraiffer en peu d'heures : les chaffeurs favent vous dire qu’il fera plus gras aujourd’hui qu’hier. Une journée un peu fombre, un brouillard épais rendent les grives des Pyrenées qui ne valoient rien la veille, plus délicieufes que Lucullus ne pouvoit les manger : il eût envié le fort de ces gourmands (nommés *Truquetaulés*), qui font à la recherche de ces oifeaux engraiffés du foir au matin. La tranfpiration retenue femble fe changer en graiffe, & l’air rafraîchi la laiffe mieux germer que le tems chaud. On pourroit dire auffi que l’augmentation de la graiffe en automne eft due à une forte de prévoyance de la Nature, qui met en dépôt de quoi concentrer la chaleur, & conferver le jeu des fonctions pendant l’hiver ; de quoi réparer le défaut d’alimens à craindre en ce tems-là. Cela fe vérifie fur-tout dans les animaux qui fe terrent, & qui paffent l’hiver à dormir, ou à être dans un état pareil à cet affoupiffement qui gagne les gros mangeurs après leurs repas. On fait que ces animaux fe réveillent au printemps beaucoup plus maigres que lorfqu’ils s’étoient endormis en automne : ce qui prouve que la graiffe a fervi à leur fubfiftance pendant la faifon du fommeil. L’action vitale, confervatrice & fenfible n’a donc pas perdu fes droits fur le corps graiffeux, quelqu’éloigné qu’il paroiſſe des divers centres du mouvement d'où partent les principaux inſtrumens de l'animalité. Le repompement de la graiſſe ſe fait d'une maniere graduée & proportionnée aux beſoins de l'individu : il eſt même probable, ou plutôt démontré que le ſentiment de la Nature qui veille à la diſtribution & au reflux de la graiſſe, ſuivant le beſoin, préſide auſſi à la formation & à l'accumulation de la graiſſe par un inſtinct fondé ſur le beſoin, par une ſenſation particuliere qui peut devenir exceſſive comme toutes les autres. La collection de la graiſſe ſeroit, à ce compte, une ſorte de débauche ou d'erreur de la Nature dans les ſujets qui ne doivent pas manquer de nourriture : ce ſeroit un faux jugement de l'archée ou de l'ame conſervatrice, ſuivant l'opinion de Stahl : mais ces idées relevées ne ſont pas faites pour plaire à tout le monde. Convenons d'ailleurs que la formation de la graiſſe paroît avoir tant de rapport avec celle des amas huileux & réſineux dans les végétaux, que cette fonction des animaux les met tout à côté des plantes. C'eſt un des *latus* par leſquels les deux regnes ſe touchent. La formation & l'accroiſſement des ſucs huileux ſe faiſant dans les végétaux par une opération approchante des opérations purement chymiques & non animées, (quoiqu'on ne puiſſe refuſer aux plantes une diſpoſition particuliere à choiſir ce qui leur convient); on pourroit ſoutenir que la collection de la graiſſe ſe fait de même dans les animaux. C'eſt aux Chymiſtes à s'occuper de cette eſpece de méchaniſme qui peut être de leur domaine, & qui les rapproche des loix du corps vivant végétal, & même ſenſible ou animal. On ne riſque pas d'être démenti, en avançant qu'ils ne ſont pas juſqu'ici arrivés plus près du but que ceux qui, banniſſant du corps vivant toute opération corporelle, chargeroient, comme nous venons de l'indiquer, le principe ſenſible de toute la manœuvre & de toute l'économie qui concernent le corps graiſſeux.

LVII°. Quoiqu'il en ſoit, il eſt certain que les amas de graiſſe diminuent dans le corps vivant avec économie, graduellement & à proportion du beſoin qu'éprouvent les individus privés de la fonction digeſtive de l'eſtomac : cette fonction ſe tranſporte, pour ainſi dire, dans le corps graiſſeux, & y fait ſon travail, ainſi que la fonction productrice du lait paſſe de la matrice aux mammelles (n. 52). C'eſt une des manieres dont le corps graiſſeux ſe vuide & ſe défait du fardeau dont il étoit chargé, dans les animaux qui ne mangent

point en hiver. On peut le demander d'après cette
obfervation : eft-il donc fi raifonnable qu'on le
penfe, de forcer au mouvement, & de priver le
plus qu'il eft poffible du fommeil ceux qui font
fenfiblement affectés de la cachexie graiffeufe ?
Le jeûne prolongé, avec du repos & du fommeil,
ne produiroit-il pas des effets approchans de ceux
qui fe paffent dans les animaux qui fe terrent
pendant les temps froids, & qui fe renferment
dans un degré modéré de chaleur ; tandis qu'on
affecte d'expofer au plus grand froid les hommes
très-gras qu'on voudroit maigrir ? Eft-il prudent
de leur faire boire abondamment des liqueurs
rafraichiffantes, tandis qu'on ne doit point ignorer
que la tranfpiration aqueufe, retenue par le froid
extérieur, paroît fe changer en graiffe (n. 53)?
Paffons à une maniere de maigrir différente de
celle qui dépend du défaut d'occupation de la
part de l'eftomac : c'eft l'effet des maladies. La
graiffe fe détruit ordinairement dans le cours de
leurs révolutions, pendant leurs évacuations, &
quelquefois même fans qu'elles paroiffent bien
confidérables : pourquoi? Y a-t-il dans cette expulfion & deftruction de la graiffe quelque vue
particuliere de la part de la Nature confervatrice ?
Ou bien la diminution de la graiffe n'eft-elle

F f 3

qu’un effet néceffaire & la fuite pure & fimple du dégorgement des vaiffeaux ? Le parti des Méchaniciens eft fans doute trop tôt pris vis-à-vis de la réfolution de ces problêmes. Je les ai vus autrefois réfoudre par le Profeffeur Fizes ; il avoit adopté à Montpellier, & il foutenoit à fa façon le fyltême de Vieuffens, qui a eu depuis tant de vogue fous des noms empruntés, & dont on ne peut cependant refufer la création & la publication aux Profeffeurs de cette célebre école. Fizes, en expliquant les problêmes dont il vient d’être queftion, ne ceffoit de nous parler du *principe vital*, auquel il prétendoit que la fievre & fes fuites font directement oppofées. *Febris principio vitali directè oppofita* : notre Profeffeur l’a répété cent fois ; il l’a imprimé dans toutes les occafions qui fe font préfentées. Il ne manquoit pas de dire que la diminution de la graiffe, portée à un certain point, eft ainfi que la fievre oppofée au principe vital. Il nous permettoit quelques demandes, & nous lui en faifions pour nous inftruire. Nous lui demandions comment, la formation naturelle de la graiffe étant l’ouvrage du principe vital, la diminution de la même graiffe, quelquefois favorable, eft pourtant oppofée à ce même principe ; comment l’excès de la graiffe

produite par ce principe & fa diminution exceſſive
à laquelle il préſide auſſi, lui étoit pourtant directement oppoſée. Nous demandions de proche en
proche pourquoi ce principe créateur de toute
action dans le corps, & créateur d'une fievre
quelquefois falutaire, procuroit auſſi la fievre
deſtructive de la vie. Nous demandions enfin ce
que c'eſt que ce principe vital qui opere le blanc
& le noir, qui préſide à ce qui lui eſt oppoſé,
comme à ce qui eſt néceſſaire à ſon exiſtence ?
Fizes nous en donnoit pluſieurs définitions, mais
toutes obſcures, n'apprenant rien ; c'étoit des
vaiſſeaux engorgés ou libres, des ſucs épais ou
diſſous, des loix d'hydraulique & de méchanique : en un mot, nous crûmes découvrir que
ce que Fizes nous enſeignoit n'étoit (ainſi que le
vis vitæ d'une autre école méchanicienne) qu'une
ſuite d'énoncés, embarraſſés, inintelligibles, faux
& paroiſſant imaginés pour ne pas uſer du langage connu aux Médecins ; pour ne pas prononcer
le mot de *Nature*, ſacré chez les Anciens, ni
celui d'*ame conſervatrice*, ſacré chez les Ani-
miſtes que notre Profeſſeur n'aimoit point, non
plus que les Helmontiens. Sauvages, ennemi des
Méchaniciens, & Animiſte décidé, avoit toujours,
ainſi que Stahl, recours à l'ame raiſonnable qu'il

F f 4

mettoit à la place de la *Nature* & de l'*archée* : fes énoncés étoient plus clairs, plus francs, moins entortillés que ceux de Fizes. Lamure & Venel favent que notre fenfibilité & mobilité inhérentes à l'élément de l'animalité, & éclairées ou enrichies dans l'homme par la préfence de l'ame fpirituelle & immortelle, prit naiffance des difputes de Fizes & de Sauvages. Notre fyftême fut trouvé plus fimple & plus naturel que celui de nos Profeffeurs : nous l'avons vu reparoître depuis nos premiers effais fous le nom d'*irritabilité* ; dénomination fur laquelle peu de gens bien éclairés ont pris le change. Le fyftême de Fizes paroiffoit être dans l'oubli, le nom de *principe vital* commençoit à vieillir; mais il vient de prendre un nouvel éclat entre les mains d'un fucceffeur de Fizes. M. Barthés, s'élevant bien au-deffus de fon devancier, n'a retenu que fon expreffion. Il n'eft point Méchanicien comme Fizes ; mais il le fuit dans le dégoût qu'il avoit pour la *nature des Anciens*, pour l'*archée*, pour l'*ame* des Stahliens, & peut-être pour *la fenfibilité & la mobilité vitale*. Ainfi le *principe vital* n'eft plus la méchanique du corps dépendante de fa ftructure : il n'eft point la nature, il n'eft point l'ame, il n'eft point la fenfibilité de l'élément animal : comment &

en quoi en differe-t-il ? Ce fera à MM. Lamure & Venel, & enfuite à M. Fouquet qui s'eſt déclaré ouvertement pour la fenſibilité, à éclaircir ce qui peut avoir trait à cette queſtion. Je me contente de les interpeller en paſſant; ils diront s'il n'eſt pas vrai que nous faiſions jouer à la fenſibilité le même rôle qu'on attribue aujourd'hui au *principe vital*; ſi ce n'étoit pas depuis Fizes & Sauvages la doctrine ordinaire de Montpellier, à laquelle on doit féliciter des Savans étrangers de s'être attachés. Il peut y en avoir parmi eux qui ayent imaginé cette doctrine, & nous pouvons aſſurer que cette idée doit leur faire honneur. Qu'ils foient Efclavons, Vandales, Danois ou Ruſſes, peu doit importer à ceux de Montpellier; où l'on eſt accoutumé depuis tant de fiecles, à l'étude & à la difcuſſion de toutes les opinions de Médecine, originairement arrivées dans cette Univerſité & dans celle de Paris, par la voie des Grecs, des Arabes & des Juifs. Quelques Modernes s'y étant placés entre les Anciens, entre les Méchaniciens & les Stahliens, y cultivent encore leur doctrine. Quoiqu'il en foit, le problème de la diminution de la graiſſe, dans les maladies, n'eſt pas encore bien éclairci.

LVIII°. Nous retrouvons la graiſſe dans la

matiere des évacuations, dans les urines, les excrémens du ventre, & même dans les crachats & les fueurs. La graiffe ayant d'abord pris le deffus, & venant enfuite à fe fondre, elle inonde tout, par maniere de colliquation : fans cependant reprendre la difpofition qu'elle avoit à fe figer ; elle fe perd, un peu dénaturée, & mêlée à quelqu'autre fubftance. Ce feroit aux Chymiftes à déterminer cette opération (de la fonte & de la colliquation de la graiffe) directement contraire à fa formation & à fa collection. Un autre objet digne de leur curiofité, & dans lequel notre organifme ne paroît pas tout expliquer, eft la reproduction fubite de la graiffe dans les convalefcences des gens gras, qui parvenus après une maladie à n'avoir que la peau & les os, redeviennent, en peu de temps, non moins fournis de graiffe qu'ils l'étoient avant leur maladie. Elle n'a pu, non plus que les effets des remedes, empêcher la rechute de la cachexie graiffeufe : ce qui indique que cette cachexie tient radicalement au tempérament, à une difpofition indélébile, à l'action de quelqu'organe particulier, à l'intention de la partie fenfible qui cherche & préfere dans les alimens, les matériaux de la graiffe, &c. Je ne fais fi on

m'a trompé , lorſqu'on m'a dit que Cheine ,
Médecin Anglois , qui étoit très-gros & très-
chargé de graiſſe , ſavoit ſe maigrir par des
remedes , mais ſeulement pour un temps ; il ne
put jamais éviter de tomber dans la diſpoſition
exceſſive à la graiſſe qui lui étoit naturelle. On
voit tous les jours faire des eſſais , par des perſonnes chargées de graiſſe. Je n'en conſeille
aucun , n'ayant rien vu à cet égard qui ne fut plus
nuiſible que profitable. Un des grands abus de
la Chymie , ſeroit , en pareil cas , d'eſſayer des
drogues dirigées d'après les idées ſur la formation chymique de la graiſſe. Si comme je le
diſois (n. 54 ,) on alloit prendre pour principe
que la graiſſe n'eſt que de l'huile figée par un
acide , & partir de ce principe pour faire des
eſſais de drogues réputées propres à détruire
cette union , j'oſe avancer qu'on trouveroit des
obſtacles inſurmontables. Il faut attendre qu'un
hazard heureux nous éclaire.

LIX°. M. Bourgelat, célebre Hippiatre de notre
ſiecle , prétend que la maladie , nommée *gras
fondu* , dans les chevaux , n'eſt autre choſe
qu'une inflammation d'entrailles , avec des évacuations purement glaireuſes & muqueuſes. Cependant nous connoiſſons (n. 58) des excrémens

gras & des urines graiffeufes & huileufes. L’oc-
togénaire monftrueufement gras dont j’ai parlé
(n. 53), finit par un dévoiement colliquatif qui
paroiffoit graiffeux & huileux : il mourut comme
un fquelette , couvert d’une peau fi ample ,
qu’elle faifoit, en la repliant, le tour de chaque
membre. Il y a toute apparence que les chevaux
font fujets à de pareilles fontes qui feroient leur
gras fondu. Une dyffenterie amene fans doute
des évacuations glaireufes & muqueufes ; mais il
peut fe mêler aux glaires & au fang des fucs
gras & huileux , fur-tout lorfque la colliquation
fe met de la partie. Hyppocrate connoiffoit les
excrémens gras & les urines huileufes. Nous les
diftinguons journellement , du moins quant aux
excrémens du ventre ; & ils font toujours d’un
affez mauvais augure. J’avoue cependant qu’il
peut refter quelques doutes à cet égard. L’air
huileux , luifant, gras , dont nous jugeons à
l’œil, n’eft pas fuffifant pour affurer que ce que
nous appercevons eft de la graiffe pure & coulante. Il faudroit favoir fi elle eft inflammable ,
fi elle tache les étoffes de laine, fi elle fe fige
au froid : je n’en ai point fait l’épreuve. Il y a eu
de grandes difputes fur les urines huileufes &
graffes dans les vieilles Ecoles : tout cela ne nous

a pas parfaitement inftruits. Peut-être la graiffe ne fort-elle jamais que mêlée , que combinée avec quelqu'autre corps , & en maniere de favon , comme difent les Chymiftes. C'eft à eux à faire des recherches fur ces objets , & à bien déterminer ce que c'eft enfin que ces matieres graffes , fébacées , huileufes, qui fe trouvent dans les divers excrémens. Les Chirurgiens en rencontrent fouvent dans certaines tumeurs, dans les plaies & les fiftules des parties graiffeufes ; ils n'en trouvent point dans le tiffu des cicatrices où l'organe graiffeux eft détruit. Il me femble avoir vu couler de la graiffe de certaines ouvertures fiftuleufes : j'ai cru la voir fuinter fur des corps extrêmement gras , fur le dos & les autres parties des cochons , par de petites déchirures de la peau. Les glandes du croupion des canards , & autres oifeaux aquatiques , celles de la tête des poiffons contiennent une humeur graffe , & je crois inflammable. Il demeure toujours certain que le corps graiffeux fournit à toutes les parties , à toutes les fibres , une rofée huileufe qui les préferve de la concrétion, & qui fe mêle fingu-lierement avec la rofée aqueufe de la tranfpi-ration , & autres (n. 33.) Elle fournit auffi, dans bien des cas , une partie de la nourriture ,

& la portion de graisse qui va s’incorporer au sang, & s’y combiner, comme dans les évacuations grasses, avec un fond de glaires ou de suc muqueux, qui est toujours la base du sang. On pourroit dire qu’on trouve quelquefois du sang gras, & du sang maigre, apparemment suivant que la cachexie graisseuse a gagné plus ou moins cette liqueur rouge. Il faudroit savoir aussi si le sang qui paroît gras, est plus ou moins inflammable que celui qui paroît maigre.

LX°. J’ai déja parlé de la cachexie aqueuse ou séreuse (n. 34.) J’ai emprunté son nom pour le donner à toutes les autres surabondances d’humeurs. Ce n’est pas une petite affaire que de déterminer à quel point commence dans le sang, & dans toutes les autres liqueurs, la surabondance d’eau. Tout le corps n’est qu’une fumée aqueuse infiltrée dans une substance spongieuse (n. 39.) La proportion des parties constituantes du sang qui nagent dans une certaine quantité de sérosité, n’a pu jusqu’ici être saisie. On reste, à cet égard, dans le vague, comme sur beaucoup d’autres objets. Ce seroit à ces limites que commenceroit l’empire de l’analyse chymique, qui n’a pas encore appris quelle est la quantité d’eau nécessaire à chaque partie aliquote du sang. On ignore de même quelle eſt la quantité d'eau dans quoi ces parties doivent nager , pour qu'il en réſulte un tout bien proportionné. J'en ai dit mon avis ailleurs (*a*). Cela regarde la grande affaire des liqueurs épaiſſes , diviſées, diſſoutes , délayées ; dénominations trop vagues , trop indéciſes , & par conſéquent trop répétées. La cachexie aqueuſe ſe joint ſouvent à la muqueuſe , (n. 33 ;) elles ne ſemblent différer que du plus au moins ; elles ſiegent principalement dans le tiſſu cellulaire , qui quelquefois acquiert une énorme étendue. Ces expanſions jouent , pour ainſi dire , la graiſſe. On les voit être la ſuite d'une ſuſpenſion prompte de la tranſpiration, ſur-tout de celle qui , vers le point du jour , plus qu'à toute autre heure , ſort à flots, comme Sanctorius le ſavoit. Je compte huit ou dix ſujets qui , ſe trouvant expoſés à la fraîcheur & aux variations ſubites de l'air , à cette heure préciſément, devinrent généralement bouffis & d'une groſſeur énorme. Une ſtricture des entrailles un peu continuée , comme dans les attaques de vermine, amene auſſi ces bouffiſſures ; ce que les obſervations journalieres prouvent. Les obſtruc-

______

(*a*) Voy. ci-deſſus, cinquieme Partie.

tions des vifceres, la groſſeſſe, les reliquats des maladies de la peau, ſont ſouvent ſuivies d'engorgemens aqueux du tiſſu cellulaire, dans ſa totalité ou dans ſes diverſes portions. Ce ſont des faits connus des moins expérimentés en médecine. Il y a dans tous ces phénomenes quelque choſe de ſimple & de méchanique : je veux dire que le torrent des humeurs aqueuſes, arrêté vers la ſurface de la peau, ou dans les parties intérieures, ſe détermine tout naturellement vers le tiſſu ſpongieux, aiſément gonflé par ces humeurs égarées. Nos diverſes poches du tiſſu cellulaire (a), ſervent à expliquer ces phénomenes. D'ailleurs les compreſſions des vaiſſeaux lymphatiques, les déchirures ou meurtriſſures des petits vaiſſeaux, trouvent ici leur application. On ne peut diſputer aux Méchaniciens Anatomiſtes d'être ſur ces objets, en poſſeſſion de donner des explications aſſez lumineuſes & fondées ſur la poſition des parties. Les compreſſions, le poids du corps, ſes diverſes poſitions, tous ces agens corporels & méchaniques, trouvent ſouvent leur uſage dans l'hiſtoire des hydropiſies univerſelles ou locales.

____

(a) Recherches ſur le tiſſu muqueux.

LXIᵉ.

LXI°. Mais il y a fur cette matiere , des vérités effentielles à favoir , & que la médecine méchanique néglige un peu trop : elle a pour ufage de déguifer & même de nier des obfervations qui ne cadrent pas avec fes principes. C'eft , par exemple , une vérité d'expérience médicinale , que la tête doit être , fuivant l'expreffion des Anciens , regardée comme la métropole de la pituite , que le cerveau eft le plus aqueux , le plus humide des vifceres ; & que de cette partie fupérieure , regardée même par quelques Anatomiftes modernes , comme un amas de bouillie , les férofités fe précipitent plus ou moins fenfiblement fur les divers organes. Fernel faifoit ainfi voyager l'humeur goutteufe. L'hiftoire des maladies démontre ces tranfports. Il eft encore démontré aux Médecins connoiffeurs , que ces amas ou flux extérieurs d'eau furabondante , ne fuppofent pas toujours un relâchement total ; mais au contraire , quelque ftricture intérieure par les efforts de laquelle les humeurs font activement portées vers les lieux où elles s'accumulent. Il eft en effet des révolutions périodiques & critiques dans les hydropifies les plus confidérables , & qui , au premier coup d'œil , femblent les plus paffives , les moins

Tome I. G g

foumifes à la direction des forces fenfibles & motrices. J'ai vu des hydropifies du tiffu cellulaire qui fembloient les plus apathiques & les plus molles, difparoître fubitement, & être pouffées comme un torrent, vers la poitrine & le ventre : j'en ai vu une univerfelle difparoître tout d'un coup, & porter du côté de la tête, par une vraie attaque d'épilepfie qui diffipa le gonflement. Les Chirurgiens attentifs vous diront que les œdématies extérieures, & qui dominent certaines tumeurs, font fouvent l'effet du travail fuppuratoire établi dans le noyau de la tumeur. Auffi tous ces gonflemens les plus confidérables ont-ils quelque chofe de convulfif, & dépendent-ils, en grande partie, d'une forte d'érection des organes dont l'eau pénetre le tiffu. C'eft ce qui fait que les engorgemens les plus œdémateux & les plus faillans dans la fuperficie du corps, ne demeurent jamais auffi marqués dans le cadavre, qu'ils l'étoient dans le vivant : c'eft pourquoi auffi, aux approches de la mort, & même depuis, les cavités intérieures & libres fe rempliffent d'eau, par un refte de la *motitation* vitale des parties fenfibles qui font leur dernier effort. Ces obfervations diminuent le poids de beaucoup de remarques anatomiques, ou du moins elles militent contre l'utilité des oüvertures des corps.

LXII°. Les Partifans de l'autocratie Stahlienne ne manquent pas de raifons pour regarder les divers dépôts des férofités , comme des amas dirigés par la Nature , afin d'éviter un mal plus preffant , ou bien pour tenir lieu de quelque excrétion , dans les cas où les organes féparatoires chaument : de maniere que la cachexie muqueufe & féreufe , qui font les plus éloignées de l'action vitale, ne s'y dérobent pourtant pas entierement : elles font établies & dirigées en conféquence de quelqu'intention différente de la néceffité purement méchanique & chymique : elles font toujours fubordonnées aux loix de l'animalité. Au moins ces férofités , toujours plus ou moins chargées des débris des parties folides, & affez fingulierement élaborées par les forces de la vie , pour ne pouvoir être confondues avec toutes les autres liqueurs connues , font-elles la matiere principale des flux qui fe font vers les parties intérieures , comme de ceux qui font portés audehors. Tels font ceux qui fortent par la bouche , les aiffelles , les aines , les urines , & par toute la fuperficie de la peau. La pituite affecte la gorge & fes appartenances ; la veffie eft l'émonctoire des fucs urineux ; les aiffelles & les ainés ſuintent ſans ceſſe une humeur mêlée de ſucs graiſſeux abondans dans ces parties : les bulbes des poils aiment à y végéter & à s'y nourrir de cette ſéroſité graſſe & aqueuſe, dont les reflux & les refoulemens vers l'intérieur, cauſent, ainſi que ceux de la tête & d'ailleurs, tant d'incommodités & de maladies, tant de cachexies particulieres que les Obſervateurs trouvent occaſion de ſuivre dans leur marche. Je ne pourrois compter le nombre des fluxions que j'ai vu arriver par les dérangemens de ces couloirs, trop expoſés aux excès des Amateurs d'une propreté mal entendue. Je dirai pourtant, qu'occupé il y a long-temps, de ces flux & reflux dans le corps vivant, de ces divers torrens qui pénetrent le tiſſu ſpongieux des parties, ſoit dans l'état de ſanté, ſoit dans celui de maladie, je demandois s'il eſt poſſible, s'il eſt vrai, & juſqu'à quel point on doit penſer qu'une excrétion peut être ſuppléée par l'autre : s'il n'eſt pas au contraire naturel de croire que chaque organe eſt propre à l'excrétion d'une humeur particuliere, & différente de tous les autres : s'il n'eſt pas vrai que cette humeur affeſtée à un organe particulier, ne peut point s'évacuer par ailleurs (a). La ſéroſité pure &

____

(a) Recherches ſur les glandes.

fimple paroîtroit , dans tous les cas , faire une exception , puifqu'elle femble propre à enfiler toutes les voies. La réfolution de ces problêmes & de toutes leurs branches , importeroit à la pratique , & peut revenir dans le traitement de bien des maladies. Ceux qui n'y regardent pas de fi près , & qui fe vantent de pouvoir enlever les crachats du poumon , par la faignée , enlevent-ils auffi l'urine dans la rétention de cette liqueur? La même queftion pourroit fe faire au fujet de toutes les excrétions , & il feroit à craindre qu'il n'en réfultât un bouleverfement & un dérange-ment de plufieurs points de pratique regardés comme des vérités inébranlables.

LXIII°. Reftreignons-nous à quelques remar-ques au fujet de ces divers flux féreux & mu-queux. Confultons encore Withof. » Chaque
» animal, dit-il, a fon odeur particuliere, &
» cette odeur eft différente dans chacune de fes
» parties..... Il y a fept endroits remarquables
» dans l'homme, par l'odeur plus ou moins forte
» qui en fort : la partie chevelue de la tête , les
» aiffelles , les inteftins , la veffie , les voies fper-
» matiques , les aînes , les féparations des orteils.
» L'odeur de toutes ces parties eft forte & parti-

» culiere (*a*) «. J'ai déjà parlé de ces exhalaisons, de ces émanations singulieres dont la sérosité est le principal véhicule (n. 34). Les endroits indiqués par Withof, & auxquels il faut joindre la bouche (d'où sort sans cesse un torrent de transpirations dont l'odeur prend souvent des nuances plus ou moins expressives & suspectes) sont des aboutissans particuliers vers lesquels se dirigent des flux muqueux combinés avec la fumée de la transpiration, & les émanations ou signatures propres aux organes : ces flux ont chacun une odeur toute particuliere, & qui même varie dans les divers sujets, suivant leur âge & sur-tout leur couleur : elle apprend aux Médecins à classer & à distinguer les humeurs d'une maniere assez assurée. Tel est l'ordre de la Nature : telle est aussi la marche de la Médecine ; elle juge de l'essence des parties & de leur état sain ou malade par l'odorat. Tous les Médecins s'en sont aidés, & ont appris depuis Hyppocrate à calculer ou classer dans leur mémoire les odeurs propres à leur faire asseoir un jugement convenable sur le diagnostic & le prognostic. La dyssenterie, la petite vérole, la nature des excrémens du ventre, le pus des

______

(*a*) *Ubi supr.*

abcès long-temps croupis dans le poumon, les accidens des femmes en couche (n. 44.), tout cela se connoît & se distingue par l'odeur. Les Praticiens seroient encore mieux instruits sur cette partie, si leur odorat étoit mieux exercé & moins usé par des odeurs étrangeres à leur sujet. Un Journaliste judicieux le disoit il n'y a pas long-tems (a). Il se fût sans doute plaint de quelqu'un qui, pour jetter du doute & du ridicule sur son opinion & sur ses vues, seroit venu opposer que de grands Hommes & de bons Médecins n'avoient que faire de ses remarques, & s'en passoient bien. Il eût répondu que c'étoit tant pis pour ces prétendus *grands & bons*, puisque la véritable grandeur consiste à ne rien négliger en Médecine, & sur-tout à ne pas se donner de petits airs de mépris pour les choses que nous ignorons, & que d'autres disent ne pas ignorer.

LXIV°. La cachexie urineuse a des particularités remarquables : c'est une grande & grave maladie que le reflux de l'urine dans le sang. Je l'ai observé dans de vieilles maladies de la vessie : tout le corps est impregné d'urine d'une maniere plus ou moins sensible. Il est assurément des hy-

______

(a) Journal économique.

dropifies urineufes. J’ai vu plus d’une fois ces états fâcheux des voies urinaires fingulierement caractérifés par une affection gangréneufe de la gorge, par des aphtes dans cette partie ; comme fi l’urine retenue confervoit une forte de difpo-fition fpécialement défavorable à la gorge ; comme fi cette partie étoit de moitié avec la veffie pour l’expulfion de ce qu’il y a d’excrémentitiel dans l’urine. On connoît les vomiffemens urineux à la fuite de la rétention d’urine qui vient par l’af-fection des reins : ce reflux des reins à l’eftomac démontre la poffibilité du flux de la boiffon, de l’eftomac aux reins, fans paffer par la voie des vaiffeaux fanguins. J’ai vu une de ces rétentions d’urine rénale, telle qu’il n’y en a que bien peu d’exemples dans les Auteurs. Un fond de cachexie bilieufe & fcorbutique ayant prouvé dans un homme âgé de foixante-quatre ans un engorge-ment de la jambe gauche, cet engorgement rouge, tendu, douloureux, comme variqueux, inhabile à la fuppuration que j’aurois defirée, difparut tout d’un coup : les urines furent fufpen-dues, non par la faute de la veffie qui fut fondée à diverfes reprifes, fans qu’il fortît jamais une goutte d’urine. Elle gagnoit le tiffu fpongieux in-térieur, fans aucune forte de douleur. Le pouls étoit intérieur, profond, un peu inégal avec quelqu'agitation fiévreuse, tel qu'il est ordinairement lors de l'irritation du département des reins. Le malade éprouvoit du dégoût; il se sentoit foible; il n'étouffoit point; il dormoit peu : les remedes furent variés & déterminés d'après les indications journalieres : empyriques & rationnels, ils ne produisirent aucun effet sensible : le ventre étoit assez libre, sans être tendu ni douloureux : cet état dura quatorze jours précisément. Il m'étonnoit : il y eut ce jour-là une consultation. Deux Médecins sages & habiles joignirent leurs lumieres aux miennes. Nous considérâmes la chose par tous les côtés possibles. Le malade, qui étoit un homme de beaucoup d'esprit, rioit de notre embarras, de notre étonnement : enfin nous determinâmes un plan de traitement. Nous quittâmes le malade qui avoit l'air assez tranquille : il mourut subitement une heure après notre consultation, & précisément vers la fin du quatorzieme jour de la suspension des urines : le corps ne fut point ouvert. J'ai été en occasion de rencontrer des cas à-peu-près semblables, des engourdissemens, des assoupissemens léthargiques à la suite de l'arrêt des urines. La cachexie urineuse doit donc, à bon droit, être réputée très-ennemie de la vie. Elle cauſe la mort ſubite, ainſi que la cachexie laiteuſe, à la ſuite des couches, ainſi que la petite vérole confluente & autres. A quelle cauſe attribuera-t-on ces morts ſubites ? A l'âcreté des humeurs qui ronge & cautériſe la partie ſenſible. L'imagination peut trouver ſon compte à cette explication; mais elle laiſſe bien des doutes. Nous devons un éloge à Wan-Swieten, au ſujet de cette théorie des acrimonies rongeantes. Il avoit été nourri dans ſa jeuneſſe de ces idées cartéſiennes & méchaniques : il commençoit, dans ſa vieilleſſe, à en ſentir le vuide. S'il ſe fût raviſé plutôt, il eût fait un corps de Médecine plus durable.

LXVᵉ. Au reſte la cachexie aqueuſe & l'urineuſe ont des côtés par leſquels elles ſembleroient échapper entierement à la direction organique de la vie. Il en eſt comme de la cachexie graiſſeuſe (n. 44) qu'on peut augmenter à volonté, en accoutumant la nature à la ſurabondance des ſéroſités. Fizes traitoit un malade qui avoit, ſelon toutes les apparences, des pierres dans la véſicule du fiel. Je veux, dit-il, au malade, vous rendre hydropique à force de vous faire boire, & cette hydropiſie frayera les routes aux pierres. La choſe réuſſit au gré du Médecin. Le Malade devint bouffi à la fuite d'une ample & longue boiffon de liqueurs délayantes ; des purgatifs firent enfuite fortir des pierres de la véficule du fiel. J'ai travaillé heureufement pour de pareilles affeétions , fans que l'hydropifie s'en foit fuivie , fans qu'il ait été néceffaire de forcer de boiffon d'une maniere auffi peu mefurée. J'ai vu au contraire des Malades maigrir , & tomber dans un état fiévreux , par la reddition des pierres du rein & de la véficule du fiel : j'ai même obfervé que ces révolutions critiques étoient d'autant moins fuivies d'inconvéniens , qu'elles avoient été moins preffées & moins forcées par les re-medes. Les meilleurs deviennent fouvent peu favorables , lorfqu'ils font trop précipitamment adminiftrés. On a vu de nos jours l'excès des boiffons aqueufes porté auffi loin qu'il puiffe aller. Cet excès s'obferve fur-tout fur les lieux des eaux minérales. Cette méthode a pris beau-coup de faveur fous la direétion de quelques célebres & habiles Modernes , attachés à la feéte délayante adoptée par Fizes. Il eft étonnant de voir ainfi la Nature obéir à cette énorme boiffon , & aux évacuations aqueufes qu'elle procure. J'ai pourtant cru remarquer que les fecouffes périodiques & critiques entrent pour quelque chofe dans ces fortes d'événemens. Mais il demeure certain que le corps vivant fupporte, au fujet de la boiffon, des quantités fi différentes entr'elles, qu'il n'eft pas poffible de déterminer à quel point commence la furabondance des liqueurs aqueufes. On ne connoît pas de bornes à cet égard. Il faut même l'avouer, la théorie commode & fi flatteufe pour l'amour-propre, qui prétend maîtrifer & diriger le corps à volonté & à force de boiffons, & autres drogues, trouve ici fon compte. J'ai déja parlé (*a*) du fang fec, trop liquide, trop aqueux, & remarqué combien ces dénominations vagues & fufpectes fervent d'appui à des traitemens populaires & empyriques, mafqués par les dehors féduifans des explications, à la portée de tout le monde. Le violent defir des boiffons dans quelques hydropifies, ont fouvent attiré mon attention, comme celle de tant de nos Maîtres. Comment le corps, fi chargé de férofités dans quelques-unes de fes parties, la chaleur & la féchereffe d'une foif inextinguible, gagnent-elles la gorge & tout l'intérieur ? Pourquoi la pénétrabilité des parties fpongieufes ne permet-elle pas aux eaux

---

(*a*) Ci-deffus Partie cinquieme.

furabondantes dans l'extérieur, de pénétrer dans l'intérieur ? Pourquoi la Nature qui veille à la confervation du corps, ne fait-elle pas refouler l'eau de l'extérieur à l'intérieur ? Elle feroit peut-être mieux de rendre les hydropiques hydrophobes, que de les tyrannifer par la paffion du boire. Tous ces problêmes reftent à réfoudre, comme tant d'autres. Je n'en parle que pour rappeller aux Médecins que la cachexie aqueufe, toute phyfique, toute méchanique qu'elle eft, tient fingulierement aux écarts, aux accès, & aux paffions de la vie, & qu'elle fe dérobe par-là aux loix impérieufes des théories ordinaires.

LXVI°. Confidérons de plus près les grandes cavités du corps, qui ne font que des réfervoirs de férofités & d'humeurs dans lefquelles nagent des vifceres plus ou moins vivaces & fenfibles ; qui ont chacun leur atmofphere propre & diftinguée par fes émanations, comme ils ont leur département particulier d'action. Le bas-ventre eft le plus notable de ces cavités : c'eft le laboratoire d'un grand nombre de fonctions : c'eft un des objets fur lefquels les Médecins fe font le plus exercés. Les phénomenes qui arrivent à la pâte alimentaire, ceux qui caractérifent les divers changemens de la bile, l'accord ou le déſaccord de routes les liqueurs qui s'aſſemblent dans cette cavité , la cachexie hémorrhoïdale , la cachexie urineuſe , la cachexie utérine , la cachexie bilieuſe , la cachexie glaireuſe , les éruptions des flatuoſités , qui routes ont leur principal ſiege dans le bas-ventre , ſont auſſi fort importantes à connoître. J'ai déja parlé de la cachexie urineuſe qui prend ſa ſource dans les reins & dans la veſſie , de la cachexie de la matrice qui dépend de ce viſcere , de même que de la ſéminale qui eſt ſoumiſe aux parties de la génération ; la cachexie hémorrhoïdale exigera des recherches plus détaillées qu'elles ne peuvent l'être dans cet Ouvrage. Il nous reſte à parler encore de la cachexie bilieuſe (n. 45) , & de l'inteſtinale , excrémentitielle , fécale ou ſtercorale. L'hiſtoire des flatuoſités aura ſon tour. L'énergie & l'activité des entrailles , leur ſenſibilité , leurs efforts impérieux ſur toutes les parties , & qui concourent au complément de toutes les fonctions , leur contrebalancement perpétuel avec la tête & avec la poitrine , leurs mouvemens périſtaltiques , leurs ſenſations variées à l'infini , tous ces objets qui caractériſent les forces épigaſtriques & *archéales* ont été expoſés avec le détail qu'ils méritoient. Mais il s'agit de pénétrer dans le tiffu & les cavités de ces vifceres même. Il s'agit d'y fuivre le cours, la formation, & les effets des diverfes humeurs, qui, réveillant fans ceffe le genre nerveux, le mettent dans un état d'action & de fpafme plus ou moins remarquable dans les diverfes fonctions naturelles & dans les diverfes maladies.

LXVII°. La cachexie bilieufe ne fe montre pas toujours fous la forme de la jauniffe. La furabondance de bile eft fouvent plus locale que générale ; elle domine fouvent dans les conftitutions les plus naturelles ; c'eft-à-dire qu'elle fpécifie certains tempéramens, nommés bilieux par les Anciens, & que les Modernes n'ont pu s'empêcher de reconnoître. Or cette conftitution bilieufe dépend évidemment de l'activité du foie qui, par fa groffeur & fon labeur extraordinaire, prend le deffus, & affujettit tout le corps à fon domaine. Cette fupériorité organique en établit & en fuppofe une humorale ; c'eft-à-dire que l'influence de l'humeur bilieufe fe fait auffi, en pareil cas, appercevoir par les Connoiffeurs. Les Anciens appelloient *intempéries*, ces fortes de difpofitions auxquelles la plupart des Modernes n'ont pas fait affez d'attention. Sylvius Deleboé approcha du but. Ses

idées fur la fermentation de la bile , du fuc pancréatique , & des fucs chyleux dans le duodenum , paroiffent affez près de la Nature , lorfqu'on confidere la chofe par les lumieres de la
Chymie qui a pris fur elle l'explication de quelques phénomenes de la digeftion. Mais la Chymie
confidere principalement les changemens fpontanés de la pâte alimentaire fur lequel le champ
eft ouvert pour toute forte de combinaifons &
d'opérations plus ou moins curieufes. Les Chymiftes peuvent multiplier leurs expériences , en
renfermant dans des lieux chauds & humides
toutes les efpeces d'alimens dont ufent les
animaux , fur-tout les hommes. Ce n'eft pas une
petite befogne. Déja les livres académiques
font pleins d'analyfes des diverfes viandes &
autres alimens. Mais quelles analyfes ! Je m'en
rapporte aux Chymiftes mêmes.

LXVIII°. J'ofe demander s'il n'eft pas vrai
qu'elles fe réduifent prefque toutes à des faits
ifolés, précipitamment vus, avancés fans l'autorité dont ils auroient befoin pour paffer pour des
vérités authentiques & ufuelles : fi enfin il n'eft
pas démontré que la Chymie n'a encore pu lier
ces expériences aux phénomenes de la vie,
comme la Médecine l'a fait, par l'obfervation

du

du corps vivant ? En effet les Médecins ont réduit la préparation des nourritures (en général & quelle qu'en foit la matiere), à l'extraction de la matiere nourriciere , contenant en foi les nuances propres à chaque individu , & même à chacune de fes parties. Or ce choix ou cette extraction , & ce travail préparés, il eft vrai par des élaborations économiques auxquelles on a donné bien des tournures, & bien des dénominations , ont toujours fuppofé ou exigé (fuivant la maniere de confidérer ces objets, comme le font les Médecins) 1°. l'inftinct ou le goût de chaque animal, fans lequel goût aucun aliment n'auroit feulement été avalé : 2°. la même influence d'inftinct, de fenfibilité, d'une fenfation décidée de plaifir, fans laquelle toute digeftion eût été bâtarde, manquée & trop approchante des mouvemens de la matiere morte : 3°. la furveillance continuelle de la partie fenfible, toujours occupée à choifir, à admettre ou rejeter ce qui s'eft préfenté de profitable ou de nuifible : 4°. une affectation marquée, & l'habitude fuivie de vivifier tout ce qui peut l'être , d'incorporer la vie avec ce qui en eft fufceptible : condition fans laquelle l'eftomac & les inteftins n'euffent été que des organes paffifs, inutiles : 5°. à la délectation néceffaire dans toute fonction, fur-tout dans la digeſtion ſpécialement caractériſée par cette eſpece de ſenſation : 6°. mille vérités, mille accidens plus dépendans des diverſes paſſions de l'ame, de l'habitude, des mœurs, des uſages, que des changemens chymiques des nourritures. Je l'ai déjà dit (n. 2 1), la digeſtion eſt, aux yeux des Médecins, très-comparable au travail de l'incubation : elle concentre les miaſmes vitaux qui (de même que la ſemence anime le blanc d'œuf,) animent la pâte alimentaire. Il reſte après tout aux Chymiſtes moins de droits qu'on ne penſe dans l'examen de la fonction digeſtive : il en reſte encore moins aux Méchaniciens, s'ils ne prennent pour leur part le calcul des effets pro-duits par les alimens à titre de leſt ou de poids, ou d'un renouvellement de reſſort : encore la ſenſibilité vient-elle varier ſingulierement ces effets purement paſſifs. Les Anatomiſtes peuvent auſſi s'exercer dans la comparaiſon & la deſ-cription des organes digeſtifs de tous les animaux: il ſe rencontreroit peut-être quelques notions utiles aux Médecins : dans le grand nombre de petits faits qui occuperoient les Phyſiciens.

LXIX°. La cachexie bilieuſe ſe fait remarquer par les phénomenes qu'elle produit dans le ſang & dans tout l'individu. C'eſt encore à Sylvius qu'on eſt redevable d'avoir, après quelques Anciens, fait ſpécialement attention au reflux néceſſaire, utile & journalier de la bile dans l'état de la ſanté la plus décidée. Les Anatomiſtes modernes ont, comme on fait, éclairé les routes de communication établies entre tous les vaiſſeaux du foie, & ſuffiſamment preſſenties, connues même des Anciens. On a découvert une circulation particuliere de la bile. On a ſuivi cette liqueur dans ſes tranſports du foie aux inteſtins, & de ceux-ci au foie ou dans la maſſe du ſang. On a diſtingué la bile critique de la bile hépatique : ainſi l'anatomie du foie donne ſuffiſamment la connoiſſance des divers courans de la bile tantôt excrémentitielle, tantôt recrémentitielle, tantôt fluant vers les inteſtins, tantôt refluant vers le ſang & dans la véſicule du fiel ; ou elle ſe ramaſſe & ſe rend plus propre aux flux plus ou moins abondans à quoi elle eſt ſujette, par l'activité des parties qui la contiennent. Cette image eſt à-peu-près celle de tous les autres organes dans leſquels la Nature a formé des couloirs ſenſibles, actifs, ſurveillans, abſorbans, réſorbans, ſécrétoires, excrétoires, propres enfin à établir un foyer particulier à une humeur donnée qui roule ſans ceſſe, qui ſe mûrit, ainſi que les odeurs se mûrissent dans les fleurs, qui pénetre tout, qui fournit sans cesse à la masse du sang, au point qu'elle en est elle-même renouvellée. Tout cela est spécialement établi par les phénomenes des maladies. Plusieurs ouvertures de corps m'ont appris, comme à tant d'autres, que dans les sujets hépatiques & bilieux, le foie est en effet d'une grosleur considérable, que la vésicule du fiel y est de même très-étendue. J'ai vu de ces sujets qui, dans un âge encore tendre, avoient vécu sous le domaine du foie, lequel se trouvoit aussi formé, aussi gros qu'il l'est communément dans un âge avancé. Un appétit remarquable, des desirs vifs & singuliers, un esprit, une sensibilité précoces caractérisoient ces jeunes bilieux. Bien différens de mes jeunes Satyres (n. 44), ces bilieux avoient déja acquis toutes les passions, toute la délicatesse de sensations possible, jusqu'à la mélancolie même, dont ils se ressentoient déja. Démocrite cherchoit dans le foie la cause de la colere & des autres passions. Platon plaçoit dans ce viscere le siege de la concupiscence, & de l'amour de soi-même. Toutes ces remarques des Anciens, dont l'Ecole de Cos avoit jetté les fondemens, sont confirmées par les observations médicinales autant

& plus que par les diffections. L'empire du foie eft d'ailleurs fingulierement lié avec celui des forces épigaftriques & diaphragmatiques. Ainfi on conçoit à quoi tient le caractere radical des tempéramens bilieux : on voit les fources de toutes les nuances de la cachexie bilieufe.

LXX°. Il étoit naturel d'établir une comparaifon entre la véficule du fiel & la veffie urinaire. Ces deux réfervoirs ont quelques rapports évidens : leurs maladies fe reffemblent beaucoup. On voit de part & d'autre une poche mufculeufe fujette à fe remplir & à fe diftendre, ou fe refferrer plus ou moins ; un canal excrétoire fujet à des étranglemens finguliers, & qui fouvent ne permet l'évacuation que par regorgement. De part & d'autre, l'humeur (fi elle féjourne trop long-temps) acquiert des qualités particulieres ; elle fe dénature & s'appierrit. Jean-Louis Petit , Chirurgien , jetta un coup d'œil lumineux fur cette comparaifon ; il effaya un parallele des maladies chirurgicales des deux veffies. Mais il ne put voir , comme les Médecins , les phénomenes de l'engorgement de la véficule du fiel, les coliques qu'il occafionne , les fontes & diarrhées qui en réfultent , les temps des maladies où ces fontes ou évacuations ont lieu. Ces détails tiennent à l’observation médicinale. Elle montre journellement combien le foie & sa véficule font fous la dépendance de l’irritation & de la fenfibilité, quoiqu’ils paroif-fent, au premier coup d’œil, ne point y participer. Or la veffie urinaire fe trouve, indépendamment de fes ufages pour l’urine, liée de très-près aux révolutions qu’excite la femence, par fa collection, fon féjour, fon refoulement dans le fang, par fes accès d’évacuation, & par fon effet ftimulant le genre nerveux & l’appétit vénérien. Ainfi la véficule du fiel reçoit & conferve la bile ; ainfi elle la renvoye dans les inteftins & dans la maffe du fang, à proportion des divers degrés d’appétit ou de faim : ainfi enfin, cette véficule fe trouve comprife dans le département, &, pour ainfi dire, dans le foyer même d’action des nerfs gaftriques. Un fujet éminemment bilieux, eft celui dans lequel ce département hépatique fe trouve pourvu d’une action fupérieure à celle des autres organes, & qui, difpofé à une abondante formation de bile, eft auffi foumis aux effets de cette humeur refoulée dans le fang. Il faudroit, pour évaluer & bien claffer tous ces phénomenes, que les Chymiftes puffent déterminer exactement quelle eft, dans la bile, la qualité, l'efpece & la dofe de fel ou de terre, ou d'huile qui la rend propre aux effets qu'elle produit. Mais ils ne font pas plus avancés fur cet objet, que fur la connoif-fance de *l'aura feminalis*, ou de cette partie fpiritueufe & vivante de la femence qui animalife l'œuf. La bile a auffi fa portion fpiritueufe qui, à fa maniere, vivifie le fang & réveille la partie fenfible, qui imprime enfin à l'individu des caracteres particuliers dont il fuffit aux Médecins de connoître l'exiftence & les effets généraux.

LXXI°. J'oferois prefque faire une cachexie fplénique : c'eft d'après la décifion d'Hyppocrate, & d'après les difcuffions qui eurent lieu dans nos anciennes Ecoles. Les Malades qu'on appelloit à Cos *lienofi*, *fublienofi*, rateleux, demi-rateleux, étoient fujets à des gonflemens & des engorge-mens plus ou moins fixes de la rate, à des tirail-lemens de tout le côté gauche du corps, aux fuites de ces engorgemens, à des évacuations d'urine & de matieres fécales particulieres qu'on croyoit venir de la rate, à une forte d'ictere dif-férent, pour la couleur, de celui qu'on attribuoit au foie. Nous voyons tous les jours de ces fortes de Malades ; tous les jours nous fommes obligés de calculer les accidens qu'ils éprouvent, & qui se trouvent conformes aux obfervations anciennes. J'ai deffiné autrefois le département de la rate (a). Quoiqu'il foit vrai de dire que l'organifme hémorrhoïdal joue le premier & le principal rôle dans ces occafions ; quoique les rateleux foient caractérifés par la furabondance d'action , ou par un engourdiffement particulier de la rate & de fon département nerveux, il fe peut qu'il y a quelqu'humeur, ou miafme particulier qui , réfidant naturellement dans la rate , fe multiplie , s'agite , & fe répand au point de porter fes impreffions & fes caracteres dans toute la maffe. Les Anatomiftes modernes ont triomphé dans la démolition de l'édifice qu'avoit élevé l'Anatomie ancienne ; elle faifoit féparer à la rate une humeur à laquelle elle avoit affigné jufqu'à des vaiffeaux excrétoires , dont l'exiftence n'a pas été établie. Mais il n'en eft pas moins certain que la confiftance , l'odeur , la couleur de la rate & du fang qu'elle contient , indiquent que ce fang a quelque qualité différente de celles qu'il avoit lorfqu'il arriva dans ce vifcere. Il s'y accumule plus ou moins , fuivant les circonftances ; & il fort de ce réfervoir pour aller

______

(a) Recherches fur les glandes.

fe plonger dans le foie , & pour y fournir des
matériaux à la bile. Ne peut-il pas auffi fournir
quelque chofe à toute la maffe ? Une forte de
noirceur qu'il acquiert, ne peut-elle pas indiquer
qu'il fournit auffi quelque partie colorante pour
le fang ? Que des Chymiftes modernes attri-
buent tant qu'ils voudront la couleur du fang
au fer : on leur demandera pourquoi le fer ne fe
développe que dans les vaiffeaux fanguins , & non
dans les chairs d'où ils fauront, je crois, le tirer
quand ils voudront. On leur fera encore obferver
qu'en fuivant la chaîne des fonctions , il eft fort
naturel de chercher dans la rate & le foie cette
partie colorante quelle que foit fa nature. Ainfi
notre phyfiologie fe rapprocheroit beaucoup de
celle des Anciens qui faifoient jouer aux vifceres
des hyppocondres un rôle important , & auquel
la Nature femble fe prêter autant au moins qu'à
celui que les Modernes ont affigné à ces mêmes
vifceres. C'eft principalement au lit des Malades
qu'on trouve des occafions de revenir à ces
anciens dogmes.

LXXII°. La fiftule inteftinale, animal parafite,
qui revient fans ceffe dans l'étude de l'économie
animale, a auffi une place marquée dans l'hiftoire
des cachexies. Sa face intérieure eft fpécialement

fujette à une collection notable de fucs glaireux, albumineux & muqueux qui forment une forte d'enduit ou de colle : cet enduit a des rapports plus ou moins éloignés avec la cachexie glaireufe ou muqueufe (n. 31.) Souvent les glaires de toute la maffe font portées, en maniere de flux, vers la cavité inteftinale. On en voit rendre des paquets non moins confidérables que la quantité des crachats & de fucs glaireux qui inondent quelquefois la poitrine & fes appartenances, la veffie & la matrice. Ces glaires inteftinales fortent en maffes, & pareilles à des corps organifés. On peut s'y tromper : c'eft apparemment d'après l'infpection de ces maffes glaireufes, que ceux de Cos avoient été induits à penfer qu'elles avoient quelque chofe de vivant & d'immédiatement difpofé à une forte d'organifation ou de végétation d'où procédoit le ver folitaire. Ainfi les concrétions muqueufes des vaiffeaux fanguins ont été prifes pour des vers : ainfi l'idée de polipe & de concrétion polipeufe, rappelle toujours celle d'un corps végétant & croiffant, non fans quelque nuance de vie. Ces apperçues s'accordent avec ce que nous difions de la chair liquéfiée & fondue qui fait la bafe du fang (n. 15.) Cette forte de chair aime fingulierement à s'étendre & à végéter dans les entrailles. On fait auſſi que dans leur intérieur, il coule ſans ceſſe, & ſouvent par torrens, une humeur pareille à la ſalive, dirigée dans la cavité de la bouche, d'une maniere où brille ſingulierement la ſenſibilité, & que les Médecins méchaniciens avoient mal-à-propos voulu aſſujettir à leurs loix des corps morts (a). L'humeur ſalivaire inteſtinale tire ſon nom & ſa ſource du pancréas, ſiege & ſource trop féconde d'une ſorte de cachexie très-remarquable dans bien des maladies. On ſavoit du temps d'Hyp‑pocrate, que les ſéroſités accumulées entre l'eſ‑tomac & la veſſie, cauſoient beaucoup d'ac‑cidens. L'Anatomie moderne a éclairé cette partie. Sylvius Deleboé tira un grand parti des nouvelles découvertes, qui ne peuvent faire ou‑blier que le pancréas eſt le ſiege de beaucoup d'orages dans les maladies, & comme je viens de le dire, d'une cachexie très-notable. J'en ai vu des exemples frappans, accompagnés de tenſion & de douleur dans la région épigaſtrique, d'une pâleur particuliere du viſage & de toute la peau, d'un remontement aqueux vers l'eſtomac & la gorge, d'un relâchement marqué dans les

______

(a) Recherches ſur les glandes.

chairs, d'urines crues, claires, d'une conftipation confidérable, ou de diarrhées paffageres, d'un refferrement particulier du pouls : tous phénomenes tendans à l'hydropifie pancréatique. Enfin la fiftule inteftinale, confidérée fous ie point de vue dont il eft queftion, reçoit, contient, travaille ou modifie fingulierement: 1°. les fucs falivaires : 2°. la bile : 3°. beaucoup de fucs albumineux & muqueux: 4°. la tranfpiration de la peau fouvent concentrée ou portée en torrent vers l'intérieur : 5°. les divers alimens & les diverfes boiffons, ainfi que les médicamens, & une grande quantité d'air. Ces travaux, ces mélanges, ces divers flux, aidés de la chaleur & du mouvement que n'abandonne jamais à lui-même la partie fenfible, aboutiffent en derniere analyfe, à la formation ou à l'extraction des matieres chyleufes, à l'incubation, la collection & l'expulfion des matieres fécales, dernier produit de la vie animale.

LXXIII°. Cette extraction du chyle, & la formation des matieres fécales, femblent fe combattre & fe contrarier l'une l'autre : quelquefois l'une prend le deffus fur l'autre. Il eft néceffaire qu'elles marchent d'accord pour la perfection de la fanté. Nous avons réduit la fonction qui travaille le chyle , au choix de la matiere nourriciere incorporée dans les alimens , prédifpofée à la vie dont elle a déja joui précédemment , & fubordonnée à la fenfibilité des voies digeftives (n. 21.) Nous avons indiqué (n. 22), que cette matiere eft bornée à une très-petite quantité , qu'elle nage dans une abondante férofité ; de maniere qu'on comprend à peine comment fi peu de fuc nourricier peut réparer la maffe entiere. L'hiftoire de la femence (n. 43) & celle de l'incubation , nous ont induits à croire que le chyle eft radicalement compofé d'émanations ou d'atomes alimentaires dormans , pour ainfi parler , dans les alimens , & deftinés à aller trouver chacun leur organe. Nous avons penfé que ces atomes , femblables à la femence par leur infinie petiteffe , n'en font pas moins propres qu'elle à concourir à la force du tout & au complément des fonctions. Nous avons laiffé aux Chymiftes (n. 67) le droit dont ils jouiffent de multiplier leurs expériences fur toutes ces humeurs privées de la vie. Nous fommes demeurés convaincus que leurs travaux induftrieux , fort amufans & inftructifs pour les Phyficiens , n'ont pu jufqu'ici être d'aucune utilité réelle pour les Médecins. La plus fage analyse du lait qu'ils aient mife au jour, prouve cette vérité , & peut fervir d'exemple au fujet du chyle qu'on n'a pu , que par des conjectures , regarder comme une efpece de matiere laiteufe.

LXXIV°. Les Chymiftes ont donc reconnu dans le lait: 1°. (d'après les plus anciens Médecins) une partie cafeufe, une partie huileufe , & une partie féreufe : 2°. ils n'ont pu s'accorder fur la quantité de chacune de ces parties, difcuffion dont les Anciens ne s'étoient point avifés : 3°. Ils ont eu recours à une matiere albumineufe, à une matiere mucilagineufe : ils ont réduit le fromage en terre : ils ont trouvé , les uns de l'acide , les autres de l'alkali volatil : ils ont trouvé de l'acide dans le beurre , d'ailleurs comparable aux huiles ordinaires. Enfin la férofité laiteufe eft compofée , fuivant les Chymiftes modernes , d'une forte de fel doux & fucré, d'un peu de fel marin , & d'un fel alkali fixe végétal. Ils font remontés à l'origine du fel marin , que les uns ont trouvé dans les boiffons dont ufent les animaux , & auquel d'autres ont attribué la difpofition que le lait porte à la fermentation. Quant à l'alkali fixe , les uns le veulent développé , & les autres ne le veulent point; les uns l'ont attribué au nitre ; ce qui n'a pas été du goût de tout le monde.... Quels examens ! quelles affertions !.... Mais quand même on trouveroit un accord parfait entre les produits de toutes les analyfes , ce qui n'eft pas, à beaucoup près , eft-il poffible de dériver de ces connoiffances les vertus alimentaires & médicinales du lait ? Comment conçoit-on que l'huile , le fel , l'alkali volatil , le fel fucré , & tous les autres matériaux du lait , compofent un tout nourriffant l'animal , & fpécialement lorfqu'il eft jeune ? Comment & pourquoi ce tout devient-il médicamenteux dans la pthifie & d'autres maladies ? Eft-ce d'ailleurs aux Chymiftes qu'on eft redevable de la découverte de ces propriétés du lait ? Non affurément : il faut donc en convenir, il ne réfulte rien d'utile de l'analyfe du lait : elle n'en démontre que les matériaux les plus groffiers , & auxquels on ne peut lier aucune vertu propre à cette liqueur , fur-tout celle de conferver la vie.

LXXV°. Quant à la formation des matieres ftercorales , la Médecine fuit journellement les divers phénomenes que l'obfervation préfente , & qui conduifent au moins à quelques difcuffions utiles , à quelques apperçues dérobées à la Nature , fur une auffi finguliere fonction , commune à tous les animaux , & marquée par des caracteres particuliers fur chacun d'eux. L'homme n'exifte prefque que par cette fonction : il n'exifte que pour elle. Continuellement occupé à fe vuider & à fe remplir , il ne peut fe dérober à l'efpece d'humiliation qu'infpire une deftination pareille. La Philofophie , détournant la vue de ces objets , fuit , à cet égard , les paffions communes : on cherche à fe tromper & à s'étourdir. La Médecine franchit courageufement tous les obftacles ; elle prend l'homme pour ce qu'il eft , & lui prête une main fecourable au milieu des miferes qu'il voudroit , mais qu'il ne peut oublier. Chaque jour enfin fe paffe à la collection & à l'incubation des excrémens fi indifpenfablement néceffaires à la vie , que la Nature en prend le plus grand foin , & qu'il n'eft point de bonheur ni de plaifir pour les hommes , fans le plein exercice de cette fonction fur laquelle toutes les autres roulent. L'enfant n'a pas encore refpiré dans le ventre de la mere ; il n'a rien goûté ni rien avalé : moitié plante & moitié poiffon , fes fonctions animales ont à peine eu le temps d'éclore : cependant la fonction principale des inteftins a lieu ; ils travaillent à la production d'une matiere ftercorale , qui eft comme le

premier

premier effai de ce travail. On connoît cette matiere fous le nom de *meconium animal* : on fait que les enfans le rendent peu d'heures après leur naiffance : on connoît fa couleur noire, jaune & verdâtre, fa confiftance comme celle du miel. On lui a attribué quelque qualité ftimulante propre à folliciter la fiftule inteftinale. Mais on n'a prefque rien dit de fa formation, de fa nature, de fes ufages. Les Anatomiftes auront peine à fe laver du reproche qu'on peut leur faire, d'avoir négligé une chofe qui étoit de leur reffort. On trouve des traités complets & fort longs d'Anatomie & de Phyfiologie ; des hiftoires fuivies de l'anatomie du fœtus, où celle du meconium eft oubliée. Les Chymiftes n'ont point porté leurs vues fur l'analyfe de cette matiere, qui leur eut fans doute appris des faits particuliers. Frappé de bonne heure de la fingularité de cet objet, je l'ai fuivi à plufieurs reprifes : j'ai trouvé le meconium ordinairement fans odeur, & quelquefois d'une odeur défagréable, terreufe, moifie. Il m'a paru non inflammable, plus muqueux qu'huileux, & n'avoir aucune qualité dominante, acide ou alkaline ; il eft plutôt favoneux, foluble dans l'eau & dans les menftrues huileux & fpiritueux, noir fur=tout dans les gros inteſtins , moins noir & comme verdâtre dans les autres. Enfin j'ai tâché de m'éclairer par les lumieres de deux hommes ſages & habiles ; l'un Apoticaire-Chymiſte, c'eſt M. Bayen ; l'autre Chirurgien-Accoucheur , c'eſt M. de Leury. Je leur ai communiqué mes doutes, pour m'inſtruire avec eux. Voici le réſultat de leurs remarques que je les exhorte de pouſſer encore plus loin , chacun pour leur partie, & qui pourroient, je crois , donner lieu à un bon nombre de mémoires , ſi l'examen du meconium devenoit à la mode.

LXXVI°. Le meconium que j'ai examiné , (c'eſt M. Bayen qui parle dans tout cet article) étoit d'une couleur brune , tirant un peu ſur le jaune , ou d'une couleur olive foncé. Il avoit une conſiſtance pareille à celle de ces médicamens connus ſous le nom d'électuaires. Il reſſembloit aſſez à un mucilage épaiſſi. Il teignoit en jaune le linge ſur lequel il avoit été reçu ; & cette couleur tenoit ſi fort au linge , que pluſieurs lavages dans l'eau froide ne purent l'enlever. Les eaux de ces lavages étoient cependant teintes en jaune. Ce meconium étoit ſans odeur & preſqu'inſipide. En ayant trituré un gros avec deux onces d'eau , il ſe délaya ſans ſe diſſoudre en entier ; l'eau fe teignit en jaune , & il s'en fépara environ quarante-fix grains de matiere groffiere , qui, par une defficcation fpontanée , prit une couleur brune. Un autre gros mis dans une cuiller de fer , fur des charbons ardens , fe bourfouffla , répandit une vapeur d'abord aqueufe, enfuite huileufe , mais dont l'odeur étoit bien moins défagréable que celle des autres matieres animales. Quoique le feu fut pouffé au point de rougir la cuiller , le meconium ne s'enflamma point. Une once deux gros de cette fubftance , mife dans un vafe de verre , pofé fur un bain-marie , a été parfaitement defféchée en douze heures , & elle s'eft trouvée réduite au poids de deux gros cinquante-quatre grains. C'étoit alors une matiere opaque facile à pulvérifer , & de couleur brune , qui répandoit , même après le refroidiffement , cette odeur douce & agréable que répand le lait lorfqu'il a été defféché par le même procédé. On commençoit alors à difcerner un peu d'amertume. Les cinquante-trois grains qui étoient en fus des deux gros de meconium defféché , ont été mis en digeftion avec une once & demi d'efprit-de-vin , qui en a diffout une portion. Il s'eft coloré en jaune affez foncé : décanté & évaporé , il eft refté dans le vafe environ cinq grains d'une matiere jaune de safran, transparente, & d'une saveur amere, telle enfin que celle qu'on extrait de la bile par le moyen de l'esprit-de-vin : la partie qui ne s'étoit pas dissoute, étoit devenue plus noire, & avoit cependant conservé la propriété de teindre en jaune l'eau dans laquelle elle fut détrempée. Enfin les deux gros de meconium desséché, ayant été mis dans une petite retorte de verre, & poussés au degré de feu qui décompose les parties animales, il a passé un gros environ d'eau, une douzaine de gouttes au moins d'huile : il s'est dégagé de l'air, & il s'est attaché au col de la retorte un peu d'alkali volatil, sous forme concrete. Le charbon resté dans la retorte, pesoit vingt-quatre grains. Ce charbon ayant été exposé sur le feu dans un tet, il s'en éleva encore un peu d'alkali volatil, tenu rouge pendant cinq à six minutes. La superficie parut se couvrir de cendres, tandis que le centre avoit encore beaucoup de dureté : enfin ce charbon donna tous les signes que donnent les charbons du regne animal, qui, comme on sait, ne perdent que très-difficilement leur phlogistique. Après un quart-d'heure de calcination, celui-ci étoit encore noir, quoiqu'il eut perdu sa consistance : ce n'étoit plus que de la cendre dont le poids se trouva de quatorze grains ; quantité trop petite pour être soumise à des expériences d'un certain ordre. Je me suis donc contenté de verser dessus un peu d'acide nitreux qui a attaqué ces cendres avec effervescence. On peut conclure, d'après ces expériences, que le meconium est véritablement un excrément, mais un excrément laiteux dans lequel la bile se trouve déja comme dans ceux des adultes.

LXXVII°. Le meconium (dit M. de Leury, auquel cet article appartient) sorti de cinq enfans morts peu de temps après la naissance, mis sur le feu, a donné en se desséchant, une odeur fétide ; il s'est réduit en une masse noire friable. Cette masse conservoit, suivant le degré de chaleur où elle étoit exposée, une partie graisseuse très-puante. Mis dans de l'eau exposée au feu, l'eau a acquis une couleur noirâtre, & la vapeur produite par l'ébullition, étoit très-fétide. Le meconium desséché, ou sortant de l'intestin, ne donne aucune saveur sur la langue. Quelqu'un qui en a goûté, la trouve insipide, mais d'une odeur désagréable. J'ai ouvert les enfans morts en naissant, qui m'avoient fourni le meconium ; la vésicule du fiel étoit de différente grosseur dans ces divers sujets ; mais la liqueur qu'elle contenoit, toujours la même, tirant plus sur le rouge que sur la couleur ordinaire de la bile. J'ai trouvé dans des fœtus morts avant d'avoir respiré, qu'il n'y avoit point de liqueur dans l'estomac, mais seulement un enduit d'une matiere gluante rougeâtre, qui, enlevée & présentée au feu, s'est desséchée avec quelque pétillement, étant exposée à la flamme d'une bougie. Les intestins greles de ces enfans ont présenté les mêmes phénomenes. Dans le cœcum, l'enduit étoit plus blanc, plus épais : le colon a paru mériter plus d'attention : la liqueur qui l'enduit étoit plus épaisse & plus brune, prenant la couleur du meconium à proportion qu'on avançoit vers le rectum. La face interne de cet intestin étoit tachée & colorée de la nuance brune du meconium, & très-difficile à nétoyer. Le rectum étoit plein de meconium, & cet intestin a conservé opiniâtrément la couleur de cet excrément : il étoit très-difficile d'enlever la matiere visqueuse qui le tapissoit.

LXXVIIIe. Il demeure certain qu'une colonne de liqueur continue, remplit dans le fœtus, la vésicule du fiel, les conduits cystique & hépatique, l'estomac & tout le canal intestinal : cette colonne reçoit quelques filets de liqueur du pancréas qui , dans le duodenum , se mêle à la bile, ainsi que tous les filets de sérosité & de mucosité qui suintent de toute la face intérieure de la bouche , de l'œsophage & des intestins. C'est sur cette colonne de matiere que se forment & se modelent les intestins qui n'ont pu devenir creux autrement , & qui , sans cette espece de moule sur lequel ils s'étendent , auroient été comme des ligamens. J'ai vu un enfant qui n'ayant pas rendu son meconium par les voies ordinaires , le rendit par la bouche , & mourut de ce vomissement , sans que rien passât par l'extrémité du rectum , qui n'étoit pourtant point imperforée. Le petit cadavre fut ouvert , & on trouva une partie du colon , vers le côté gauche, précisément comme une corde , & avec si peu de cavité , qu'on y passoit à peine un stilet. C'est aussi sur cette matiere muqueuse, aqueuse , bilieuse , pancréatique , stomacale , contenue dans les intestins du fœtus , que s'exerce la faculté digestive & stercorale , en attendant que la naissance de l'enfant le mette dans le cas d'en faire un emploi plus suivi sur les alimens dont il aura à se nourrir.

LXXIX°. Pourquoi le meconium est-il d'une couleur verte & noirâtre ? Parce qu'il est composé foncierement de la partie la plus pure de la bile, qui, en s'accumulant & végétant dans le foie, est devenue jaune, ensuite verte & rembrunie dans la vésicule du fiel, (comme le comporte l'essence du miasme bilieux, qui se développe dans le foie, & se mûrit peu à peu). Ce miasme concentré & joint à plusieurs de ses égaux, dépouillé de toute la surabondance d'eau dans laquelle il nageoit, devient noir, & noircit tout ce qu'il touche, les membranes même des intestins, sur-tout des gros. Ainsi la-vésicule du fiel devient jaune par les miasmes bilieux, de même que tout son voisinage. Il faut donc que le meconium, en se formant & se ramassant dans les intestins, en y arrivant à sa maturité, envoie ses émanations particulieres ; il remplit de sa fumée toute la capacité du bas-ventre. N'est-il pas naturel de penser qu'il envoie aussi quelques-unes de ses émanations ou semences dans les orifices des veines lactées, & de-là dans le sang, même dans les orifices de la veine porte ? Je suis fort porté à le croire. Il paroît aussi qu'on pourroit trouver dans ces émanations la semence de la couleur du sang. Originairement développée dans le foie & dans les autres visceres du bas-ventre, cette teinture rentre par plusieurs voies dans la maffe des humeurs. Quelques Anatomiftes de réputation ont trouvé dans les reins fuccenturiaux une humeur noirâtre qui peut-être fert pour le même objet. On fait que cette teinture noire va dans l'état de la plus parfaite fanté, fe nicher dans l'œil, qu'elle teint les cheveux & la peau, &c.

LXXX°. On chercheroit envain à jetter des doutes fur l'exiftence de cette partie colorante dont il a déja été queftion (n. 74). Elle domine dans le meconium ; & on apprend par l'hiftoire & les révolutions des âges, fur-tout par l'étude des événemens de la digeftion, & par les phé-nomenes des maladies du bas-ventre, qu'elle cherche toujours à prendre le deffus. La grande vieilleffe fe rapproche beaucoup de l'état du fœtus, à l'égard de cette teinture. Elle eft très-remarquable dans les tempéramens bilieux, mélancoliques & hémorrhoïdaires, dans lefquels le fang abdominal prend fouvent une nuance plus noirâtre que dans les autres parties. Les Modernes ont fait bien des efforts pour détruire, fur ce point, les opinions anciennes ; mais la pratique de la Médecine a toujours ramené à cet opinions les bons efprits. *Probamus admitti debere melancholia & atra bilis exiftentiam . . . fatis fit si existentiam & varietates atræ bilis, ab Autoribus antiquis admissas, a Recentioribus, eò quòd receptæ non quadrarent theoriæ, prætermissas, aut levius tractatas extra dubium, ut confidimus, posuerimus. (a).* Cette décision me suffit & doit suffire à bien d'autres : je pourrois l'appuyer par plusieurs histoires de maladies où j'ai vu l'humeur noire teindre toutes les excrétions, l'urine, la transpiration, les crachats, les évacuations du ventre, & jusqu'au sang même qui acquiert quelquefois une couleur plombée, violette, noirâtre. Je pourrois rappeller la cachexie connue sous le nom de maladie noire, & faire voir que cette maladie est due autant à une humeur noire & bilieuse, qu'au sang : je pourrois suivre cette maladie jusques dans quelques vieillards, souvent bien portans, quoiqu'affectés de la cachexie noire. Les changemens auxquels est sujette la peau des Negres qui sont blancs en venant au monde, trouveroient ici leur place, sur-tout s'il est vrai, comme on me l'a raconté, que les fœtus negres ont quelque chose de particulier dans leur meconium. Enfin je pourrois faire remarquer que

---

(a) *De melancholiâ & morbis melancholicis,* 1765, Ouvrage de M. Lorry.

nos enfans deviennent quelquefois très-jaunes &
même noirâtres , dès les premiers jours de leur
naiffance , & que des gens inftruits fur ces
objets , m'ont dit qu'alors le meconium n'eft pas
bien rendu. Mon petit vomiffeur (n. 78) dont
le colon étranglé ne put laiffer vuider le meconium, devint d'un jaune noirâtre avant de vomir
le meconium. Toutes ces queftions en feroient
naître bien d'autres ; mais je fuis fixé ici à
l'examen de la cachexie, de la fonction, & de la
faculté ftercorale non moins fujette que toutes les
autres, à la direction du genre nerveux.

LXXXI°. Elle a deux excès remarquables ,
cette faculté ; elle fait exprimer complettement
toutes les parties liquides & nourricieres des
alimens. Alors les excrémens font réduits à une
très-petite quantité , dure , légere , noirâtre :
c'eft l'état de conftipation. Dans celui de relâchement , au contraire , tous les alimens femblent
fe changer en excrémens , les évacuations femblent fouvent plus confidérables que la maffe des
alimens & des boiffons. La jeuneffe , la foibleffe ,
& un fond de molleffe générale dans les tempéramens , font , ainfi qu'un grand nombre de
maladies , particulierement fujettes à de copieufes
évacuations. Le travail des entrailles eft fur-tout

d'une mobilité, d'une vivacité & d'un exercice notable dans l'enfance : la Nature semble hésiter & n'arriver que par degrés au complément de cette fonction, comme à celui de toutes les autres. On diroit qu'elle manque son objet en grande partie, puisque les excrémens des enfans à la mammelle, & ensuite ceux d'un âge plus formé, paroissent composés d'autant de parties recrémentitielles, que de celles qui font nécessaires à expulser, comme nuisibles ou inutiles. L'âge viril, au contraire, les tempéramens secs & bilieux, ceux de quelques femmes vives, sensibles, babillardes, étourdies, chaudes, ceux des gens les plus vigoureux, & ceux de la vieillesse, font, ainsi qu'un certain nombre de maladies, accompagnés d'une constipation outrée. La Nature avare, & portant tout en dedans, ne laisse rien à exprimer dans les alimens ; elle les dessèche & les brûle, pour ainsi dire, au lieu que dans l'enfance, elle rejette tout avec une forte de profusion, sans doute trop peu réfléchie.

LXXXII°. Combien de nuances & de degrés entre la constipation & le trop grand relâchement du ventre ! Combien de réflexions journalieres les Médecins ne trouvent-ils pas à faire sur ce sujet ! Forcés par les décisions des Anciens, &

encore plus par les obſervations bien étudiées , ils
ſe voient bornés à regarder la formation radicale
des excrémens , comme appartenant à une faculté
particuliere , comparable , à quelques égards , à
la digeſtion de l'eſtomac & à la déglutition des
alimens. L'eſtomac apprête & appelle à lui les
alimens , pour en exprimer la nourriture ; les
inteſtins attirent les reſtes de la digeſtion , pour
former les excrémens, & pour ſe défaire à propos
de ce ſuperflu. La faim , le dégoût , la ſoif ,
le vomiſſement, la vivacité ou la lenteur de la
digeſtion ; tous ces phénomenes appartenans à
l'eſtomac , trouveroient des phénomenes com-
parables & paralleles dans les fonctions des
inteſtins. Il y a plus , la préparation des matieres
ſtercorales a quelque choſe de particulier, ainſi
que la digeſtion de l'eſtomac , dans les diverſes
eſpeces d'animaux , même dans les divers individus. On connoît , il eſt vrai , quelques-uns
des matériaux , quelques-uns des inſtrumens de
cette préparation ou de ce travail ; mais le ſecret
que la Nature s'eſt réſervé , demeure inconnu.
Les Médecins , en partant de ce principe qu'ils
n'eurent jamais honte d'avouer , ont rangé en
claſſes particulieres & diſtinctes , les excrémens ,
quant à leur forme , leur conſiſtance , leur

couleur, leur odeur, leur uniformité ou leurs
variétés : ce qui leur a fourni depuis l'Ecole de
Cos jufqu'à nous, une abondante fource d'indications & de difcuffions utiles à l'humanité. Ils
n'ont jamais négligé de calculer dans cette fonction l'influence des paffions de l'ame, & toutes
les modifications journalieres qu'amene dans la
fonction ftercorale, l'agent fenfible qui la dirige
jufqu'à fes moindres détails.

LXXXIII°. Il eft dans cette fonction des phénomenes fpécialement liés à nos émanations &
à nos cachexies. On ne peut, par exemple,
oublier de remarquer que dans le cas de la
conftipation (qui paroît être le complément de
la perfection, ou peut-être le. degré exceffif de
la fonction excrémentitielle), une grande quantité
de miafmes exprimés des matieres retenues, va
fe répandre dans tout le corps. Quel effet ces
miafmes produifent-ils ? Bien loin de nuire, ils
amenent de la force, ils fervent comme d'aiguillon aux parties fenfibles. Auffi les fujets les
plus conftipés, font-ils ordinairement les plus
forts, les plus roides, fur-tout les plus portés à
la cachexie féminale, & à cette odeur exaltée
dont j'ai parlé (41). D'autre côté, ceux qui,
naturellement relâchés, fembleroient dans la

meilleure voie poſſible pour purifier leur corps
par des évacuations abondantes & réitérées, ſont
ſouvent les plus foibles , les plus mal ſains. On
dira qu'ils rendent autant de parties nourricieres
recrémentitielles , que d'excrémentitielles, d'où
procede leur foibleſſe. Cela peut être vrai : mais
il eſt certain auſſi que cette exceſſive dépenſe de
parties nourricieres tient à un vice de la faculté
inteſtinale : ce qui prouve que cette faculté ne
doit point être uniquement évaluée par la quantité
des matieres qu'elle produit, mais encore par la
qualité. Fitz-Gerald, Profeſſeur de Montpellier ,
alloit ſouvent dans les lieux écartés , aux environs
de la Citadelle , où le Peuple & les Soldats
ont coutume de ſe rendre chaque jour pour leurs
néceſſités. Le Profeſſeur nous menoit avec lui ,
& prétendoit décider l'épidémie & les maladies
populaires , à la couleur & à la conſiſtance des
matieres. Il faiſoit remarquer comment la bile
noire , verte ou jaune , prenoit ſouvent le deſſus,
ainſi que le ſang hémorrhoïdal ; comment la
conſtipation ou le dévoiement gagnoient le
Peuple ; comment les digeſtions étoient plus ou
moins parfaites, ſur-tout après des jours de fête ,
où l'on avoit bu , & ſuivant les révolutions des
ſaiſons. Il prétendoit que par cette inſpection ,

on pouvoit décider du tempérament, de l'âge,
de la conftitution du temps, des paffions, du
bonheur ou du malheur des Peuples, & même
du fexe. L'occafion de faire l'application de ces
regles générales, s'offre fouvent aux Médecins
Praticiens, que l'infpection des matieres conduit
pour la marche des maladies & de leurs redoublemens, fur-tout de leurs révolutions critiques.
Ils connoiffent les matieres crues, cuites, louables,
glaireufes, bilieufes, colliquatives : ils diftinguent
fur-tout cette forte de purée jaune & bien liée,
qui eft ordinairement le figne de la victoire de
la Nature : elle eft, dans les maladies, tellement
occupée de la perfection de cette excrétion critique, qu'il n'y a point d'infirmité qui ne finiffe
par cette excrétion, & qui ne cede à la formation
des matieres d'une bonne confiftance. Or cette
formation eft une forte de digeftion caractérifée
par tous les fignes qui accompagnent la vitalité ;
bien éloignée d'être une préparation purement
fermentative, ou putréfactive. C'eft une vraie
maturation animale, que la plus légere paffion,
ou le plus léger dérangement de la partie fenfible, va bouleverfer : elle eft l'annonce & comme
l'aurore du complément de la fanté & du fentiment intérieur qui la gouverne. En un mot, le

fort

fort de l'humanité est intimement lié à la fonction & à l'opération excrémentitielle, à la faculté qui la dirige. Je l'ai déja dit (n. 78.)

LXXXIV°. Les Chymistes sont restés bien loin des Médecins dans l'examen des excrémens, & dans les discussions que cet examen fait naître. Les mots populaires d'excrémens, de pourriture, de corruption, de fétidité, ont été prodigués, suivant le courant des idées vulgaires. Mais la Médecine apprend que ces dénominations vagues ne peignent point assez exactement l'état des matieres stercorales ; elles n'ont point ordinairement acquis dans le corps, le dégré de malfaisance que la pourriture dont on les taxe peut leur donner, lorsqu'elles ne participent plus à la vie : leur fétidité n'est que le produit de leurs qualités exaltées, & souvent d'autant moins suspectes pour la santé, que leur odeur paroît plus frappante. Elles ne sont même excrémentitielles, c'est-à-dire entierement inhabiles à la nutrition, qu'en partie. Il y auroit, à cet égard, quelques reproches à faire à ceux qui, abusant des idées vulgaires, estiment les évacuations d'après les sensations qu'elles impriment aux témoins qui n'ont point d'expérience. On insiste trop sur ces sortes de qualités. Il ne faut, pour le prouver, que

réfléchir fur l'ufage médicinal que nos Pré-
décefleurs ont fait de toutes les efpeces d'excrémens des divers animaux. Ils les ont réduits
en diverfes claffes, dont l'ufage leur a appris les
effets : les uns purgent ; les autres guériffent de
la jauniffe ; d'autres font fuer : ceux-ci guériffent
la fievre ; d'autres la colique : ils ont enfin des
qualités particulieres & individuelles fort éloignées de celles que procure au corps animal la
pourriture proprement dite. On connoît d'ailleurs
la maniere dont fe nourriffent les cochons de la
Weftphalie : ils font enfermés & engraiffés dans
les latrines. Chamouzet, efpece de Médecin
Amateur, Empirique, fut fi frappé de cette
pratique, qu'il propofoit de nourrir des trou-
peaux de cochons à la fuite des armées. Quelle
que foit la valeur de ce projet fingulier, il
demeure bien prouvé aux Médecins, que la
putridité attribuée aux excrémens, eft de même
que leur fétidité, une qualité qui ordinairement
n'a pas détruit dans ces matieres la vertu vivi-
fiante ; qu'elles n'ont point été expulfées par la
Nature, précifément parce qu'elle n'y trouvoit
plus de fuc nourricier. Il faut que la faculté
expulfive y trouve des qualités qu'on ne peut
déterminer. Or cette faculté a fes bizarreries,

ſes habitudes , ſes maladies , ſes variations ,
comme celle qui produit la graiſſe , & les autres
cachexies : c'eſt-à-dire qu'elle eſt régie par la
ſenſibilité vitale , bien plus que par les changemens purement phyſiques qui peuvent arriver
aux nourritures dans la cavité des inteſtins , comparée aux vaiſſeaux chymiques dans leſquels les
Artiſtes font leurs mélanges & leurs fermentations.
L'Auteur de l'Encyclopédie , au mot *excrément* ,
a dit trop généralement , que *les matieres fécales*
ſont pouſſées hors du corps où elles ne peuvent
être d'aucune utilité pour l'économie animale ,
étant dépouillées de toutes les parties qui pour-
roient contribuer à la formation du chyle.

LXXXV°. La préparation des matieres ſtercorales eſt une vraie coction , un mélange particulier , qu'on diroit être deſtiné primitivement
à engluer , & enſuite mettre dehors cette humeur
particuliere , réſidu de la bile (n. 76 ,) & qui
forme le vrai miaſme ſtercoral , celui que la
Nature a autant de ſoin que d'intérêt à rejetter ,
lorſqu'il eſt parvenu à ſa maturation. Mais c'eſt
aux habitudes & aux uſages de cette faculté
inteſtinale , qu'il importe de faire non moins
d'attention qu'aux révolutions humorales des
évacuations , ſans oublier , ſans doute , ce qui

tient aux alimens & aux autres chofes avalées. On voit par l'hiftoire des tempéramens, & furtout par celle des maladies, combien la fenfibilité vitale a d'empire fur ces révolutions; avec quelle attention elle les prépare; combien la fanté & le bien-être, ou fon fentiment intérieur, font dépendans de cette préparation. Encore une fois, la liaifon de la vie avec la cachexie & la fonction excrémentitielle, ne peut fe calculer ni fe décrire. On ne peut cependant la méconnoître, lorfqu'on veut éviter les bévues de ces Empyriques qui ne penfent qu'à nétoyer, laver, évacuer les entrailles, & qui ne favent briller que par l'étalage d'une grande quantité de baffins. Ceux même des Médecins dogmatiques qui ont affis leur fyftême fur l'idée de la réforbtion des matieres chyleufes dégénérées, & propres à épaiffir la maffe du fang; ceux qui ne s'occupent que de la faburre des premieres voies, & qui en craignent fans ceffe les amas & les effets, peuvent craindre auffi de fe trop laiffer entraîner par l'envie que les Malades ont d'évacuer. Il faut en convenir, elle eft étonnante cette envie. L'hiftoire des diverfes fcenes de garde-robe, des effets des médecines & des lavemens, feroit longue & des plus fingulieres. On en reviendra

toujours à dire que tout cela eſt fondé ſur la
ſenſibilité & la mobilité propres au canal inteſtinal : ces deux qualités prennent un nombre
infini de nuances, par les habitudes & les conſti-
tutions particulieres. Enfin il n'eſt point d'état
d'incommodité ou de maladie où un Médecin
connoiſſeur ne ſoit forcé de penſer à l'état des
entrailles de ſon Malade, & à cette eſpece de
fievre qui eſt l'effet de leur irritation & de leur
labeur ; qui revient dans toutes les périodes des
maladies, ſur-tout lors des évacuations finales
que la Nature aime fort à terminer par le couloir
inteſtinal.

LXXXVI°. L'analyſe chymique, aſſez peu
avancée ſur les matieres ſtercorales, s'eſt, en
revanche, fort exercée ſur la bile. On a prouvé
qu'elle a beaucoup de reſſemblance avec le ſavon,
qu'elle eſt, comme lui, compoſée d'huile & de
ſel. On a dit que ce ſel eſt celui du ſang ; c'eſt-
à-dire un ſel ammoniacal volatil. On a tiré de la
bile, ſuivant les uns, cinq ſixiemes d'eau, deux
vingt-quatriemes d'huile & de ſel volatil, & un
cent quatre-vingt-douzieme de ſel fixe : ſuivant
d'autres, on trouve dans la bile douze vingt-
quatriemes d'huile & de ſel volatil, un cent
quatre-vingt-douzieme de ſel fixe : d'autres enfin

ont extrait de la bile quatre cinquiemes d'eau ,
un onzieme d'huile , & dix trois cents vingt-
feptiemes d'huile empyreumatique , point ou
très-peu de fel volatil , mais deux trois cents
vingt-feptiemes de fel fixe impur , & deux cents
neuviemes de terre. C'eft ce qui fe trouve con-
figné dans l'Encyclopédie , au mot *bile*. On y
ajoute que quelques Chymiftes difent avoir tiré
de la bile des efprits inflammables , des fels
volatils en affez grande quantité, du foufre, un
peu de fel fixe & de la terre ; & après la putréfaction , des fels volatils & des efprits. Pourquoi
(s'écrie enfuite l'Auteur de cet article) ces
Chymiftes n'ont-ils pas donné les poids exacts
de chacune de ces matieres ? . . . On pourroit lui
demander à quoi cela auroit été bon , & fi quelqu'un auroit cru ces Chymiftes fur leur parole ,
fur-tout après la diverfité des produits , & celle
du poids des mêmes produits dont l'énumération
vient d'être faite. Cet Auteur apprend , en continuant fon hiftoire , que fuivant Boerhaave, il
fortit de douze onces de bile , neuf onces d'eau ,
deux onces & demi d'huile , & un ou deux gros
de fel fixe : (un ou deux gros). Enfin notre
Encyclopédifte ne doute pas que tant de contradictions qui fe trouvent dans les Auteurs au

fujet de l'analyfe de la bile, ne viennent fouvent de ce que les uns auront opéré fur une bile fraîche, & les autres fur une bile vieille & comme pourrie, fouvent auffi de l'inexactitude & de l'ignorance des Artiftes. Il faut l'avouer, ces aveux généreux font peu propres à fixer les idées des Lecteurs qui veulent s'inftruire, & on en peut conclure que l'analyfe de la bile eft encore à faire. Je fais que depuis peu, de favans hommes fe font appliqués à réparer les fautes des Chymiftes précédens. Il eft jufte d'attendre que les nouvelles découvertes aient reçu l'approbation de tous les gens inftruits dans cette matiere. Il eft auffi à defirer qu'on faffe l'application d'une analyfe de la bile, moins incertaine que celle dont on vient de voir l'expofé, aux phénomenes du corps vivant. C'eft toujours l'écueil de la Chymie. Il eft fur-tout à craindre pour les Chymiftes, qu'en travaillant fur la bile & fur les autres matieres animales, on ne foit forcé de leur reprocher ce dont ils femblent convenir eux-mêmes au fujet de leur examen des excrémens : c'eft que *ces travaux font fort dégoûtans & d'une parfaite inutilité*. C'eft l'aveu qui fe trouve au mot *excrémens* de l'Encyclopédie.

LXXXVII°. Les Médecins peuvent fe contenter de remarquer que tout ce que les Chymiftes ont dit, & peut-être ee qu'ils peuvent dire de l'analyfe de la bile, n'apprendra rien fur les ufages fuffifamment connus de nos écoles anciennes. En effet, dira-t-on qu'il réfulte de l'analyfe de la bile qu'elle doit irriter & ftimuler les entrailles, qu'elle eft une forte de cliftere naturel? Galien l'avoit dit en propres termes. Prétendra-t-on que cette liqueur eft fujette à s'épaiffir, à fe rancir, à fe divifer plus ou moins: ce font auffi des affertions confignées dans les Ouvrages de nos anciens Maîtres. Veut-on qu'elle concoure à la digeftion: jamais les Anciens n'ont dit le contraire, ou, pour parler plus exactement, ils n'ont dit que cela. Peut-être les Chymiftes prétendront-ils que les remedes correctifs de la bile dégénérée ou furabondante, font naturellement indiqués par leurs analyfes, & que les acides font fur-tout de ce nombre : mais ceux de Cos & toutes les Ecoles poftérieures favoient & avoient dit que le vinaigre émouffe l'activité de la bile (*biliofo ftomacho malum punicum eft optimus fuccus*). Gal., &c. Ils faifoient en un mot autant d'ufage des acides que nos Docteurs modernes. Les Anciens étoient auffi parvenus à cette pratique par une voie plus fûre que les analyfes,

celle de l'expérience & de l'inſtinct des malades.
Un Accoucheur Anglois eſt, je crois, le premier
qui dans ces derniers temps (où les épreuves &
les expreſſions chymiques ſont dans toutes les
bouches), a débité qu'un jaune d'œuf crud, ou
légerement cuit, eſt merveilleux pour la jauniſſe,
& cela parce que le jaune d'œuf ſe mêle aiſément avec la bile. On auroit pu, pour la même
raiſon, dire que la térébenthine, la réſine & la
gomme lacque conviennent pour la jauniſſe : mais
il n'a fallu que cette petite apperçüe chymique
pour réveiller l'attention de tous les *expérimen-
teurs*. Leurs Gazettes ſont pleines d'hiſtoire de la
jauniſſe guérie par le jaune d'œuf. Cependant quel
eſt le Médecin qui ne puiſſe rapporter par dou-
zaines de ces ſortes de guériſons de jauniſſe faites,
avec quoi? Avec l'eau pure ; préciſément & uniquement avec l'eau, que la Chymie ne mettra
pas au rang des meilleurs diſſolvans de la bile.
Au reſte Galien avoit remarqué que la bile amaſ-
ſée dans l'eſtomac occaſionne une ſoif violente,
& que le jaune d'œuf avalé crud appaiſe la ſoif.
(*Bilis in ventriculo facit ſitim..... Ovum ſi
crudum bibatur, ſitim prohibet*, &c.). Il diſoit
auſſi que les jaunes d'œufs ſont bons pour la
fievre tierce, & qu'étant mêlés avec les cata-

plafmes, ils émouffent l'âcreté des phlegmons.

LXXXVIII°. Je n'ai pas trouvé dans l'Encyclopédie l'analyfe de l'urine. Je puis m'être trompé ; mais je ne la cherchois que pour vérifier fi elle étoit auffi jufte & auffi naïve que celle de la bile (n. 86). Il n'en refte pas moins certain que de toutes les analyfes de l'urine, à commencer par celle de Van-Helmont, fort approuvée des connoiffeurs, aucune ne donne la clef des phénomenes obfervés dans l'urine par les Médecins, aucune ne démontre pourquoi, par quels moyens & dans quel objet de la nature l'urine eft tantôt ténüe, aqueufe, claire, trouble, rouge, noire, avec un fédiment rouge, jaune, grisâtre, fabloneux, filandreux, brun, noir, blanc, glaireux, avec un fufpens léger & plus ou moins confidérable. Les connoiffances des Médecins font très-étendues fur les préfages à tirer de toutes ces efpeces d'urines. La cachexie urineufe & fes phénomenes exigent de leur part une attention journaliere (n. 61) : mais on eft forcé de convenir au moins que les Chymiftes ont beaucoup d'effais à faire avant de rien prononcer fur cette matiere. Leurs charmantes expériences fur le phofphore, fur le fel microcofmique ; toutes ces vérités amufantes, délicieufes, n'ont été jufqu'ici d'aucun ufage pour la Médecine : ce font des objets de pure curiofité. Puiffe quelque bonne tête chymique, profitant de ce qui eft déjà découvert, & ouvrant quelque route nouvelle, pénétrer auffi avant qu'il eft poffible, dans le laboratoire de la nature animée, & décider fi le fel microcofmique eft conftamment l'effet de l'animalité, qui le crée ; ou bien fi ce fel répandu en tout ou en partie, dans tous les êtres, ne fait que fe développer dans les animaux ; s'il y exifte tout formé ; quels ufages il peut y avoir, & quelle influence il a fur la partie fenfible ; s'il eft lié à cette partie pour en contenir, diriger ou augmenter les forces ; enfin jufqu'à quel point il y a lieu de penfer que le fel microcofmique peut agir, fe former, fe développer par les forces de la vie, pouvant jufqu'ici être regardé comme le produit de plufieurs opérations de l'art, entierement deftructives de l'urine qui jamais n'arrive en pareil état dans les animaux. Voilà des objets fur lefquels nos neveux feront peut-être plus inftruits que nous.

LXXXIX°. En voici un qui ne promet pas moins à la poftérité, & dont on s'occupe fingulierement aujourd'hui : c'eft l'hiftoire des vents ou des flatuofités, celle de l'air contenu & opérant des phénomenes particuliers dans les liqueurs animales. Il n’eft queftion que d’air fixe, fixé ou défixé, d’air combiné & fe combinant, ou bien fe développant dans diverfes circonftances : on le pefe ; on l’injecte ; on le lave ; on le trouve par-tout. Telle eft la révolution excitée fous nos yeux par Halles & par Venel. L’un a dégagé l’air fixé, concret & incorporé dans des parties animales, où il s’étoit réduit à un volume d’une incroyable petiteffe, eu égard à celui qu’affecte une pareille maffe d’air mife en liberté. Venel a trouvé & fuivi l’air fe combinant avec l’eau ; il a pris la nature fur le fait dans la formation de quelques eaux minérales ; il en a formé de toutes pieces, comme difent les Chymiftes. Leur ardeur a re-doublé depuis ces découvertes. Jettons un coup d’œil fur ce que les Médecins ont dit de l’air & de fes phénomenes, eu égard au corps vivant. Il leur a été aifé de trouver dans le cours de leurs obfervations des malades tellement fujets aux mouvemens & aux éruptions de l’air dans les entrailles, qu’ils n’ont pu s’empêcher de les re-garder comme foumis à cette action tumul-tueufe des vents qui forment de véritables orages dans la cavité inteftinale. Ils ont apperçu que ces vents font dus à l’air qui s’avale avec les alimens., & qui fait, pour ainfi dire, l'atmofphere qui les fuit dans l'eftomac, de même qu'a l'air qui fe dégage dans la pâte alimentaire, pendant les mouvemens de la digeftion, fur-tout lorfqu'elle n'eft pas parfaite & fuivant le vœu de la Nature. Ils ont calculé les effets de ces raréfactions qui tiraillent & irritent les parties les plus éloignées du ventre ; de maniere qu'il y en a eu qui ont cru, avec le peuple, que les vents voyagent dans le tiffu des chairs. Ils ont reconnu que le bouillonnement de l'air intérieur avoit des rapports finguliers avec celui de l'atmofphere ; de forte que les révolutions de l'air extérieur fe peignent à merveille dans l'air intérieur. Ils ont très-bien jugé que, dans ces mouvemens intérieurs, l'air n'eft pas feul la caufe des phénomenes qui s'obfervent, mais que cette caufe tient en grande partie aux ftrictures, aux fpafmes, aux convulfions des parties folides & fenfibles, qui, en s'étranglant dans diverfes portions, caufent des bourfouflemens particuliers, & forment des efpeces de bourfes ou de veffies pleines d'air, & plus ou moins gênantes dans diverfes portions du canal inteftinal. Ils ont obfervé avec foin divers exemples qui leur ont prouvé que les mouvemens de l'air renfermé dans ce canal dépendoient fouvent de la fenfibilité vitale, & même de la volonté ; puifqu'il y a des fujets qui, par habitude ou par des difpofitions particulieres, favent, à volonté, faire éclater les vents par tous les bouts. Enfin les Médecins de tous les fiecles ont, depuis ceux de Cos, fait une attention très-réfléchie à la nature des vents qui fortent du corps, & à la maniere dont fe fait cette éruption ; phénomenes qu'ils ont trouvé avoir des liaifons remarquables, avec diverfes maladies. Ces vérités générales ont fait dans nos Ecoles anciennes & nouvelles le fond & les matériaux de la théorie & de l'hiftoire des vents, dans l'état de fanté & dans celui de maladie. Combalufier, Médecin de Montpellier & de Paris, en a fait, il y a quelques années, le fujet d'un affez bon traité connu fous le nom de *Pneumato-Patologie.*

LXXXX°. Les Médecins ont été plus loin : leurs obfervations faites fur l'air contenu dans le conduit inteftinal ne les ont point détournés de celles qu'il étoit poffible de faire fur l'air qui entre dans le poumon par le moyen de la refpiration. C'eft de cet air qu'ils ont cru que dépendoient la vie, la fanté & les maladies : ils l'ont fuivi des poumons dans le fang, dans les arteres, dans les plus petits couloirs, où ils ont cru qu'il se combinoit avec les humeurs, qu'il vivifie, qu'il entretient dans l'état de santé, ou qu'il corrompt lorsqu'il est corrompu lui-même : ils l'ont poursuivi jusque dans les cavités du cerveau & celles des autres visceres, où ils ont prétendu qu'il se mêloit diversement aux sérosités pour devenir esprit vital, animal ou naturel, c'est-à-dire, pour prendre des formes particulieres dans chacun de ces visceres principaux. Tels furent sur-tout les principes d'une Secte entiere connue vers les premiers siecles de notre ere, sous le nom de *Pneumatique* ou aérienne. Elle nâquit cette Secte à peu-près en même temps que celle des Méthodistes, & elles se partagerent l'une & l'autre les suffrages jusqu'au temps de Galien. On peut croire que les expériences modernes auroient été du goût des *Pneumatiques* ; & il est aussi permis d'avancer qu'à parler vrai & sans aucune sorte de partialité, les Chymistes de notre temps ne font que démontrer, par des opérations d'un détail particulier, les assertions générales des Médecins. Je me contente, sans aller plus loin, de rapporter ici quelques décisions des *Pneumatiques*, quelques passages de leurs Ouvrages. On en trouve sur-tout un dans le recueil des Œuvres attribuées à Hyppocrate, qui, s'il n'est pas de l'ancienne Ecole de Cos , appartient au moins à quelqu'Auteur du siecle des *Pneumatiques* defireux d'incorporer fon Ouvrage avec ceux d'Hyppocrate. Galien nous fournira auffi quelques affertions remarquables.

LXXXXI°. » L'air, que les yeux ne peuvent » appercevoir, fe connoît par la reflexion & par » fes effets : (*confideratione cognofcitur.*).... » Qu'eft-ce qui fe fait fans lui ? Quelle eft l'opé- » ration de la Nature, à laquelle il ne parti- » cipe?... Il eft le premier Auteur de tout ce » qui arrive aux corps des animaux... Ils fe » nourriffent d'alimens, de boiffons & d'air ou » d'efprits , ce qui eft la même chofe... L'air » fert d'aliment au feu qui ne peut fubfifter fans » l'air... L'air fe reproduit par la vertu du feu » qui fond & liquéfie le corps... L'air concentré » & devenu compacte fe change en eau... L'air » ayant abandonné une certaine quantité d'eau , » elle paroît de moindre volume, mais la même » quantité refte... L'eau de la mer elle-même » n'eft point privée d'air... Les poiffons ne fau- » roient vivre dans l'eau privée d'air... Ils favent » l'extraire de l'eau... L'air eft néceffaire à tous » les animaux & à tous les inftans de leur vie... » Il eft même l'auteur de la vie....L'air contracte

les

» les vaiffeaux fanguins dans le poumon.... La
» chaleur chaffe l'air de la maffe du fang....
» L'air fe niche dans les chairs , comme de
» petits coins. ... Tout le monde fait qu'il eft
» la caufe des flatuofités dans les entrailles.....
» Il eft auffi celle de toutes les maladies. ... Il
» fe joint à diverfes efpeces de corps qui le
» rendent malfaifant. ... Il agit fur les corps à
» proportion de la reffemblance qu'il fe trouve
» avoir avec eux. ... Le fang s'agite comme de
» l'eau bouillante , & il en fort de même des
» bulles d'air. ... L'air concourt même à la for-
» mation & au volume confidérable des hydro-
» pifies..... Les maladies foporeufes , telles que
» la paralyfie, dépendent de l'air. ... Il occafionne
» des engorgemens (*oppilationes*) dans les vaif-
» feaux ». Ainfi s'exprimoit , il y a deux mille
ans , le Médecin , Auteur du livre *de flatibus*.
Oferoit-on demander à nos Chymiftes , s'ils
croiroient apprendre à cet Auteur des chofes
qui lui paroîtroient bien nouvelles , & bien
éloignées de fa maniere de penfer ? Toute la
fecte *Pneumatique* penfoit comme lui. On voit
quelle étoit fa logique ; elle fe fondoit fur l'obfervation , & elle cherchoit à connoître les

chofes cachées à l'œil, par la méditation, l'ana-logie, la réflexion (*confideratione*).

XCII°. Ecoutons Galien. ,, L'air , qui eft la
,, même chofe que l'efprit , eft contenu même
,, dans l'eau. . . . Il fe change en eau par l'éva-
,, poration des parties du feu qu'il contient , lorf-
,, qu'il n'eft pas élémentaire. . . . Il fe change de
,, même en d'autres élémens. . . . L'air eft moins
,, mobile que le feu. . . . L'air ne fe trouve jamais
,, pur & fans mélange. . . . L'air conferve le feu ,
,, non en le rafraîchiffant , mais en le nourriffant,
,, ou lui fourniffant un aliment. . . . L'air fe trouve
,, partout & pénetre tout. . . . Il fe trouve dans
,, l'intérieur des animaux. . . . Il fert à la Nature
,, pour modeler les diverfes cavités du corps des
,, animaux. . . . Un animal qui refpire reçoit &
,, abforbe l'air. . . . Il eft mêlé au fang dans les
,, arteres. . . . Les chairs même contiennent de
,, l'air dans leur intérieur. . . . Il nourrit la cha-
,, leur du cœur , dans lequel il entre peu à peu
,, par des voies infenfibles. . . . L'air frais guérit
,, ceux qui ont été très-échauffés , & comme
,, brûlés au foleil. . . . L'air s'épaiffit à proportion
,, qu'il s'approche des corps humides. . . . La
,, flamme n'eft que l'air allumé. . . . L'air humide

» relâche les cordes des inftrumens , & dérange
» fingulierement les corps des animaux. . . . L'air
» fait exaler du corps une grande quantité de
» tranfpiration , fur-tout en été. . . . L'air ne
» pénetre pas comme le feu les pores des mé-
» taux. . . . L'air eft contenu dans la neige en
» grande quantité. . . . La glace fe forme par
» l'expulfion de l'air contenu dans l'eau ». Les
Médecins ne s'étoient donc pas reftreints à confidérer l'air dans le corps humain ; ils ayoient
auffi fuivi l'hiftoire de fes effets fur divers corps
de la Nature , à la maniere des Phyficiens.

XCIII°. M. Bayen , bien loin d'imiter quelques Philofophes qui fe font inftruits aux dépens
de l'Ordre des Médecins , fans lui faire honneur
de ce qui lui appartenoit , vient de rendre à cet
Ordre un hommage authentique & exemplaire ,
en remettant fur la fcene l'ouvrage de Jean Rey ,
Médecin du pays & du fiecle de Montagne , qui
avoit formellement connu & annoncé des phénomenes dépendans de l'air , dans la calcination
des métaux. Les Chymiftes modernes n'ont fait
que répéter , fur ce point , ce qui avoit été dit
par Rey : ils n'ont fait que fe ranger dans la
claffe des Médecins *Pneumatiques*. Nous devons,

à l'exemple de M. Bayen, & par reconnoiſſance pour ſon honnêteté trop peu imitée, mettre ſous les yeux des Chymiſtes deux autres paſſages de Galien , qui prouvent encore mieux que ceux qui viennent d'être rapportés , combien la logique des Médecins les avoit conduits heureuſement dans leurs opinions ſur l'air ; combien les Modernes ne font que les répéter. M. Bayen voulant donner de l'air une idée propre à faire ſentir ſa maniere d'être dans l'atmoſphere , la compare à l'eau de la mer. Voici comme il s'exprime : » La » Chymie moderne (ſi elle veut un terme de » comparaiſon) doit regarder l'atmoſphere » comme un ſecond océan , & voir dans l'un » & dans l'autre un fluide ſimple , élémentaire , » ſi on veut, qui ſert d'excipient & de diſſolvant » à un grand nombre de corps ». Galien s'exprimoit ainſi ſur cette comparaiſon priſe dans un autre ſens , mais expreſſément établie par les expreſſions ſuivantes : » *Haud alius videtur aeris* » *ſtatus ac mais ; ſicut illic fluctus eſt in alto vel* » *major vel minor , qui interim ob parvitatem* » *non advertitur . . . ſic aer quoque plane immotus* » *& quietus haud videtur unquam eſſe ; tamen* » *interdum nos , quia motus eſt parvus , fugit ,*

» *ac nullus : frequenter nobis confiftere videtur,*
» *cum revera moveatur (a)* ». L'autre paffage de
Galien regarde la calcination des matieres dans
un fourneau. Frappé de la maniere dont l'air fe
précipite dans un brâfier, ou dans les matieres
qui fe calcinent, il prétendoit que cet air s'incorpore dans ces matieres, pour y tenir lieu du
feu qui s'évaporoit par l'effet de la brûlure, laquelle produit des fcories dont l'air tient la
place. Voici comme Braffavole exprime l'idée de
Galien (b) : *Aer influens per poros cineris ignitur
ad reftaurationem evaporationis ignis.* Voilà une
apperçue qui approche bien de la décifion de
Rey, & de celle des Chymiftes qui l'ont fuivi (c).
Certainement Galien eut été de l'avis de Rey,
& il eut prétendu qu'il avoit conçu la chofe à
peu-près comme nos Modernes, qui, encore
une fois, fe rapprochent, on ne peut davantage,
de nos Médecins *Pneumatiques.* Ce rapproche-

(a) *In* 3. *de morb. vulg-comm.* 3.
(b) *De utilitate refpir.*
(c) Voy. l'extrait de l'ouvrage de Jean Rey, publié par
Bayen : dans le Journal de Phyfique, cahier de Janvier
1775, ainfi que les expériences de ce dernier ; dans le
cahier de Février, même année.

ment paroît aussi dans les belles expériences de
Venel, qui a prouvé que l'air minéralise certaines eaux. Agricola donne une idée assez exacte
des opinions anciennes : ›› *Aer omnem locum*. . . .
›› *ab aliis elementis & exhalationibus vacuum suâ*
›› *mole complet. Simplex autem non est, aut si*
›› *unquam fuerit simplex diu talis manere non*
›› *potest : sed expirationibus inficitur*. . . . *in aere*
›› *existit varietas frigoris, caloris, humoris, sic-*
›› *citatis ; cum enim propter frigus, sit frigidus ;*
›› *in ardentibus locis est calidus & siccus. In cana-*
›› *libus per quos calidæ fluunt, propter vapores*
›› *quos expirant, calidus & humidus. Ipsæ verò*
›› *exhalationes perfectam formam non habent ;*
›› *sed fluctuant adhuc incertæ, & medicæ sunt inter*
›› *elementa* (*a*) *: halitus quidem qui calidus &*
›› *humidus est inter aquam & aerem : vapor qui*
›› *calidus & siccus, inter aerem & ignem : etenim*
›› *halitus humidus quidem est, quod aquæ cum*
›› *aere commune ; sed quo calidior fuerit eò proprius*
›› *ad naturam aeris accedit, &c.* (*b*).

____

(*a*) Cette indécision ou incertitude de la Nature se
retrouve dans l'histoire de tous les *gas*, ou émanations
des divers corps, sur lesquels les Chymistes ne peuvent
rien définir.

(*b*) De naturâ eorum quæ effluunt è terrâ. *Georg.
Agricola*.

XCIV°. Il eſt enfin démontré que nos anciens *Pneumatiques* avoient rencontré fort juſte, en prenant pour ſynonimes les mots *eſprits* & *air*. Des eaux *ſpiritueuſes*, ſuivant leurs principes, étoient des eaux *aërées* ou *aërienes*. Il n'eſt pas concevable que des Médecins aient prétendu infirmer les aſſertions de Venel, en diſant que les eaux minérales qu'il nomme *aërienes*, contiennent des eſprits, mais non de l'air. Que cet air, au reſte, ſoit plus ou moins pur, ou chargé de divers corpuſcules qu'il entraîne avec lui, les *Pneumatiques* vous apprendront que cela arrive ſans que pourtant on puiſſe méconnoître l'air qui eſt toujours le même, mais qui paroît avoir quelques différences, ſuivant les matieres auxquelles il eſt joint, ainſi que l'eau ſe joint à différens ſels. Une nouvelle dénomination donnée aux eaux aërienes par quelques Savans diſtingués, ne change rien : ils les nomment *gazeuſes* ; mais ceux qui entendent la langue Allemande, diſent que *gazeuſes* vient de *geiſt*, qui eſt la même choſe qu'*eſprit*, & par conſéquent que *gazeuſes* ſignifie *ſpiritueuſes*. Van Helmont avoit appellé *gas*, ce que les anciens *Pneumatiques* appelloient *air* ou *eſprit*. Quant à la découverte de Halles ſur le calcul animal, qu'il a dit être preſque tout formé par de l'air concret, fixé, & comme coagulé; il eſt bien ſingulier que les *Pneumatiques* euſſent attribué les obſtructions, *oppilationes*, (n. 91,) à l'air. On pourroit, en ſuivant cette idée, regarder les matieres des obſtructions comme de l'air fixé & rapproché. Il ne ſeroit pas ſurprenant que quelque Chymiſte, analyſant ces matieres d'obſtruction, prouvât qu'elles ont ſouvent du rapport avec les calculs ; qu'elles ne ſont que l'air contenu dans les humeurs, lequel s'eſt mis en maſſe par la décompoſition du ſang. On fera peut-être quelque jour une cachexie oppilatoire (n. 63). On a déja parlé des corpuſ-cules platreux ou terreux qui durciſſent les os.

XCV°. Il ſeroit heureux de trouver ainſi quel-que moyen de conciliation entre les Chymiſtes & les Médecins : mais il faut rendre à ceux-ci ce qui leur appartient : il ne faut pas que les Chy-miſtes croient être ſi loin qu'on ne puiſſe les atteindre. Après tout, ils ont ſouvent abouti au même but que les Médecins, mais quelquefois par des voies différentes. C'eſt aux plus ſages d'entr'eux de fixer nos idées ſur tous ces points. Ils y travaillent à l'envi. La Chymie ſe gliſſe par-tout : on l'invoque ſur des matieres & dans des lieux où elle fut juſqu'ici parfaitement inconnue

& non moins inutile. Il arrive un malheur ; c'est qu'il que les Chymistes en ont dit assez depuis quelques années, pour faire craindre quelque scission entr'eux. Cette scission ne pourroit arriver à l'avantage de leur Art , qui prétend tout démontrer. Rien ne paroissoit , par exemple , aussi assuré que l'existence du phlogistique , & la jolie doctrine que Stahl avoit édifiée. Voilà que des Chymistes *pneumatiques* commencent à jetter des doutes sur cette existence. Il y en a de cette classe , moitié Chymistes , & moitié Physiciens ou Médecins , qui ont fait quelques essais d'injection d'air fixe , en lavement & sur des plaies , dans la vue de révivifier les parties privées d'air fixe , mortes ou corrompues , comme ils le croient. On peut le dire , ces essais se rapprochent beaucoup de la prétention des Médecins de la Chine , qui vont faire chercher au haut des montagnes des ballons pleins d'air vierge , pour le donner à respirer à leurs Malades. Cet air se vend dans les rues de la Chine. Nos Modernes pourroient de même vendre le leur , garnir les arsénaux des Chirurgiens de ce nouvel instrument pour les plaies , ou les boutiques des Pharmaciens de ce nouveau composé. Belle matiere pour briller , pour arrêter les curieux & pour disserter !

Au moins cette invention (quel qu’en foit le mérite, & par laquelle nous avons déja vu quelques femmes tentées de fe rajeunir, comme par une nouvelle transfufion qui ne manquera pas de prôneurs) ; cette invention, dis-je, n’eft pas dûe complettement à nos Chymiftes pneumatiques. Elle avoit, comme on le voit par l’exemple des Chinois, paffé par la tête des Médecins. On en trouveroit peu, concernant le corps vivant, qui ne pût remonter aux mêmes fources. Quant à nous, fuivant, avec quelques reftrictions, les principes de l’Ecole *pneumatique* , nous nous bornons à confidérer l’air comme un aliment néceffaire au fang (n. 19 ,) & comme produifant dans le corps humain un nombre de phénomenes dont la confidération eft indifpenfable à quiconque veut en connoître la compofition intime & médicinale. Nous ne héfitons pas de le dire après nos anciens Maîtres ; il eft des cachexies aëriennes ; il eft des conftitutions du fang dépendantes de l’air & des divers corpuf-cules, des diverfes émanations (fi variées dans la Nature) auxquelles il fait fe joindre , comme l’eau fe joint à divers fels , ou de quelqu’autre maniere que ce puiffe être.

XCVI°. Maintenant je puis m’expliquer plus

clairement fur la compofition du fang, ou de cette chair coulante qui remplit les vaiffeaux du corps, & qui eft toujours prête à fe concretre, à perdre fa fluidité, fi le mouvement & la chaleur qui la lui confervent, font fufpendus. Semblable au fond au blanc d'œuf fécondé (n. 43), le fang eft animé par la femence ; c'eft-à-dire qu'il contient une certaine quantité d'émanations féminales qui le vivifient : il contient de même une portion de bile (n. 29 ,) & auffi une portion de fucs laiteux, fur-tout dans l'enfance & dans les femmes depuis leurs groffeffes (n. 40) : il contient une partie colorante qui fe travaille dans les entrailles (n. 74 :) de la férofité en abondance (n. 22 ;) un extrait de chaque corps glanduleux qui fournit fa cotte part aux émanations dans lefquelles nagent toutes les parties folides (n. 23 ;) une certaine quantité d'air (n. 20 ;) une portion de fubftance muqueufe (n. 15 :) Toutes les cachexies dont il a été queftion jufqu'ici, ne font que des furabondances d'humeurs qui indiquent la maniere dont s'en fait le mélange dans l'état de la meilleure fanté. On ne peut remonter à cet état d'équilibre où la combinaifon eft la plus réguliere poffible, que par celui où chaque humeur fe rend prédominante & reconnoissable par son excès. La masse du sang est donc le résultat de l'assemblage d'une quantité donnée de petits corps, lesquels doivent être mis au nombre des premiers instrumens de la vie, en ce qu'ils sont à portée de réveiller les diverses nuances de sensibilité vitale. Ils rendent, en un mot, le sang propre à toutes les fonctions auxquelles il est destiné, dans chaque partie qui y trouve son aliment, son stimulus, des sucs propres à réveiller son sentiment propre. Le travail intérieur résultant de l'action de tous ces corps (insensibles & méconnoissables à nos yeux, mais très-sensibles pour la vie radicalement inhérente aux nerfs), est une des causes premieres de toutes les révolutions qui arrivent au corps. Nous ne voyons, nous ne calculons que les effets & les impressions qui en résultent dans les organes sujets à notre Anatomie. La Nature s'est réservé les mouvemens & les combinaisons intérieures qui nous échappent, & que les Chymistes ne peuvent saisir, puisqu'ils commencent par les détruire dans leurs essais ; & que dans ces objets soumis à la vie animale, ils ne peuvent pas défaire & refaire, décomposer & recomposer, suivant leur logique, qui n'est applicable qu'à très-peu de corps inanimés.

XCVII°. On doit conclure de ces vérités d'obfervation médicinale, que les Anciens avoient compris la compofition du fang , mieux que les Modernes. Les Méchaniciens fur-tout qui , pour analyfer le fang , l'avoient dit compofé de globules rentrans les uns dans les autres , s'étoient puérilement écartés du but. Il faut en convenir , on ne l'atteindra jamais ce but, ni par le fecours de l'Anatomie , ni par celui de la Chymie, ni enfin par les expériences phyfiques & académiques. C'eft en fuivant & méditant les maladies, qu'on a faifi la vraie compofition , les combinaifons & la nature des humeurs animales. Il faut le répéter fans ceffe ; la connoiffance de la compofition du fang eft inféparable du calcul des effets qu'il produit continuellement fur les organes fenfibles. Ces effets fe renouvellent à chaque inftant de la vie , qui eft fpécialement dirigée à la confervation de l'individu & à celle de la maffe des humeurs. La Nature a pris pour tâche de remuer , de dépurer , de détruire , de reproduire fans relâche les matériaux de ces humeurs. Elle ne fe plaît qu'aux combinaifons réfultantes de toutes ces parties féminales & vivantes. Telle eft la fuite du premier ébranlement occafionné par la fécondation de l'embrion , soutenu par l'incubation, ensuite par la chaleur, par l'exercice de la respiration, enfin par celui de toutes les sécrétions & digestions singulierement liées les unes aux autres : par l'effet des passions, &c. on ne peut se former une idée de la fécondation de l'embrion ; mais l'examen de l'incubation qui seroit dérangée & tourneroit à la mort, au lieu de tourner à la vie, si elle n'étoit continue, non interrompue, indique quels doivent être l'enchaînement, l'ordre & la continuité des fonctions, pour assurer l'existence de l'individu, toujours poursuivi par des causes extérieures allant à sa destruction, si le principe de la vie ne veille, comme dans l'incubation. Ira-t-on, pour pénétrer le travail & l'objet de l'incubation par la voie de la Chymie, interrompre la poule qui couve ? Le petit animal qu'elle faisoit croître est déja mort, ses humeurs rentrent dans la classe des corps inanimés ; elles ne peuvent déformaïs servir que d'aliment pour d'autres individus ; elles font mortes & livrées aux mouvemens de la fermentation générale, mais non vitale ni animale. Ainsi le raisin séparé du sep, va fermenter par des mouvemens différens de ceux de la végétation, de la croissance, du développement de ses parties, qui tendent à l'établiſſement d'un tout organique, au lieu que la fermentation tend à la diſſolution & à la deſtruction de ce tout. Ces idées peuvent, je le ſais, ne pas ſatisfaire les Chymiſtes, les Phyſiciens & les Anatomiſtes. Elles éludent leur logique, leurs inſtrumens, leurs opérations, & ſur-tout leurs démonſtrations (ſi propres à gagner les ſuffrages des Spectateurs) : mais la médecine ne doit ni ne peut aller plus loin. Si j'oſois le dire, elle eſt comparable à la poule qui couve la vie ; elle n'abandonne jamais ſon ſujet aux atteintes des arts diſſéqueurs & deſtructeurs ; elle ne ſait pas ſe faire entendre par ceux qui ne l'ont point étudiée, & qui croient tout connoître quand ils ont vu & palpé quelque machine à expériences, à opérations.

XCVIII°. J'ai dit (n. 96) que la chaleur eſt un des agens néceſſaires à la fluidité du ſang ; ce qui ſe prouve autant par l'hiſtoire de l'incubation qui allume la premiere étincelle de la vie, que par l'hiſtoire de la reſpiration, & ſur-tout par l'exemple de ces animaux qui, encore vivans, ſemblent pourtant inanimés, à un certain degré de froid : ils ſe raniment, ſe réveillent, & reprennent leurs mouvemens intérieurs par un degré de chaleur convenable. Il ſeroit long &

très-difficile de suivre toutes les recherches que les Anciens & les Modernes ont fait pour éclairer l'histoire de la chaleur animale. Les Méchaniciens, souvent malheureux dans leurs prétentions, ont encore échoué dans l'examen de cette question. Envain ont-ils eu recours à leurs mouvemens, leurs secousses, leurs *attritus*, les regardant comme la cause de la chaleur. Il paroît au contraire démontré par l'histoire de ces animaux moitié gelés, & ensuite dégelés par la chaleur, que leurs mouvemens ne commencent que lorsque le sang est arrivé au degré de fonte suffisant. On les fait revivre ; on remue leurs organes en les réchauffant : ainsi la chaleur pénetre ces organes & leurs humeurs, les liquides & les solides, avant que ceux-ci donnent quelques signes de la vie qu'ils conservent encore, & qui n'est que la disposition au mouvement & au sentiment, en vertu des causes données. La chaleur est une de ces causes. Les Chymistes sembleroient avoir mieux rencontré au sujet de cet agent, par leur théorie des effervescences & des mouvemens fermentatoires ; mais on a peine à concevoir que la chaleur animale, qui augmente & diminue graduellement, suivant les besoins ou les efforts de l'animal, soit uniquement livrée

aux

aux hafards des mouvemens fpontanés. D'ailleurs les liqueurs animales n'ont pas une conftitution propre à favorifer ces chaleurs incoercibles des volcans & des corps fermentans, pour fe dé-truire. Il paroît plus naturel de penfer que la partie animale & fenfible exerce jufqu'à un certain point fa vigilance & fon action, même fur la chaleur, pour en prendre ce qu'il lui en faut dans un temps ou dans un autre, pour la tranfporter d'une partie à l'autre, pour l'aug-menter ou la diminuer. En effet, cette chaleur animale paroît dépendre d'une matiere parti-culiere qui l'allume, qui l'entretient, qui la fait fe concentrer ou fe développer fuivant les occa-fions. La refpiration eft fur-tout très-comparable aux torrens d'air & aux foufflets qui allument un brafier. Les Anciens infiftoient beaucoup fur ces fortes de confidérations, auxquelles l'hiftoire des maladies mene encore mieux que celle de la fanté.

XCIX°. Nous conviendrons auffi que l'hiftoire du feu vital & animal, peut fe lier avec quelque vraifemblance, à celle des phénomenes phof-phoriques, de même qu'à celle de l'électricité. On doit, fur ces objets curieux & intéreffans, confulter l'Encyclopédie. Si les articles qui s'y trouvent fur la bile & fur l'urine peuvent être jugés trop peu inftructifs : il n'en eft pas de même de l'article *Chaleur*, fait par M. Vénel, qui laiffe à defirer l'application de fes principes aux divers phénomenes de l'économie animale, & leur connivence avec ceux des Anciens, qui s'étoient fort occupés de cette matiere. Le Docteur Quefnay s'eft auffi appliqué à l'étude de la chaleur animale. Nous venons de le perdre & de le voir louer comme Académicien, comme Economifte & comme Chirurgien. Il fe fit gloire d'être Médecin ; c'étoit fon vœu. J'en dirai un jour ce que j'en fais, & que je n'ai point trouvé dans fes éloges. Il eft jufte que la Médecine ait auffi fon tour pour juger un de fes Membres, & lui donner la place qu'il peut mériter parmi ceux qui l'ont cultivée. Voulez-vous auffi nous apprendre ce qu'il faut penfer de nos Auteurs. En attendant nous regarderons la chaleur comme un principe de l'animalité, & nous nous en tiendrons à penfer qu'elle eft dirigée, modérée par le moyen de la refpiration, qu'on a cru rafraîchir le fang, qui le rafraîchit, fi l'on veut, non en affemblant fes globules, fuivant les petites idées de quelques méchaniciens, mais en enlevant les fuliginofités, comme difoient les Anciens. La respiration échauffe aussi le sang, en lui apportant avec l'air nouveau & frais un nouvel aliment, un nouveau souffle vital, pour le renouvellement & l'entretien convenables à chaque individu, devenu lui-même foyer de chaleur, en devenant foyer de vie.

C². On ne lit presque plus le Traité de Fernel, *de abditis rerum caufis ;* on a tort : c'est dans cet Ouvrage, & dans ceux des Anciens qui ont traité à-peu-près les mêmes questions, qu'on s'instruit sur le jeu des corps organisés, autant au moins que par le détail des expériences & des expofitions par lesquelles il est si aisé d'en imposer à notre siecle. On apprend dans Fernel & ceux de son parti qui l'ont suivi & précédé, qu'un monde invisible sujet à des loix particulieres dirige le monde visible : celui-ci, sujet par lui-même aux loix imposées aux masses de matiere purement passives, est sans cesse ébranlé & conduit à ses fins par des ressorts intérieurs, ou par des agens d'une nature active, & qui ont leur marche & leur action propre. Les corps organisés, sur-tout le corps animal & les molécules prédisposées à le composer, lorsqu'elles se joignent à la partie sensible & nerveuse, font à quelques égards sujets aux loix des masses de matière inerte &

paffive ; mais ils font relevés par les effets de cette partie nerveufe (ennoblie & dirigée dans l'homme par l'ame fpirituelle) & réveillée auffi par l'action & les propriétés particulieres d'une foule invifible de petits corps qui, doués chacun de leur fignature déterminée, fervent d'inftrument & de caufe ftimulante à chaque organe. La partie morte & inerte du corps humain eft réfervée pour les Anatomiftes & pour les Chymiftes ; mais les Médecins font en poffeffion de l'étude du corps vivant : cette vérité, qu'on ne peut fe laffer de répéter, peut fe prouver fort aifément. Il y a des maladies (dont on ne difputera pas la connoiffance exclufive aux Médecins) qui fixent entierement les idées fur cet objet. Ces maladies font en effet dues à des corpufcules invifibles & d'une nature fixe & inconnue autrement que par l'obfervation médicinale. Telles font les cachexies véroliques, dartreufes, vénériennes, écrouelleufes, fcorbutiques, galeufes, cancéreufes, goutteufes & autres de cette efpece. Leur miafme féminal eft généralement avoué. L'hiftoire de ce miafme, fa germination dans le corps vivant & fes autres effets éclairent fur toutes les autres cachexies dont j'ai parlé jufqu'ici ; je veux dire la bilieufe, la laiteufe , & les autres : il en réfulte que la présence ou l'absence de tels ou tels corpufcules amenent dans l'individu des révolutions notables, dans le phyfique comme dans le moral. Ces révolutions décelent les refforts par lefquels les forces naturelles fe conduifent.

CI°. Ce ne fera que dans l'examen détaillé des affections dartreufes, vénériennes, cancéreufes, &c., que nous pourrons donner à ces affertions tout le développement dont elles font fufceptibles. Nous. nous bornerons ici à deux réflexions : 1°. Quelle eft la compofition, l'origine, la nature de ces miafmes ? Tout le monde l'ignore : les formes pointues & angulaires, imaginées par les Méchaniciens, n'ont aucun fondement plaufible. Les Chymiftes n'y voient pas plus clair avec leurs acides & leurs alkalis. Ils ne peuvent faifir ces petits corps pour les analyfer. Ces petits corps ne font aucune impreffion fur les cadavres ; ils n'irritent & ne réveillent que le corps vivant, dans lequel ils aiment à fe nicher & à fe multiplier. On ne fait d'où ils arrivent originairement ; mais leur nature fe fait à quelques égards connoître par les Médecins qui fe contentent de les juger par les événemens arrivés au corps vivant impregné de ces corpufcules. Voilà donc plufieurs efpeces de miafmes fur lef quels la Chymie & la Phyfique perdent entierement leurs droits. Il n'y a qu'une licence d'imagination qui puiffe les leur faire, pour ainfi dire, habiller à leur fantaifie. Malheur aux malades qui tomberoient entre les mains des Médecins qui auroient de pareils principes ! On ne peut cependant le déguifer ; le monde eft plein d'infenfés qui traitent les maladies d'après de pareilles rêveries. Quelqu'un imaginera que le levain dartreux eft acide ; & voilà qu'il partira de fon rêve pour employer inconfidérément tous les alkalis poffibles : un autre le voudra alkali, & voilà tous les acides en train. Vains & puériles efforts de quelques têtes mal organifées ! Combien ils ont caufé de maux, d'effais, de dépenfes ! A quel pillage ne font pas expofés les malades !... Mais, convenons-en, ils font fouvent les premiers à exciter l'induftrieufe charlatanerie, par laquelle ils fe plaifent à être dirigés & careffés. Le Médecin fage a tout fait quand il a parlé vrai.

CII°. Paffons 2°. à la deuxieme réflexion fur nos miafmes ou petits élémens malfaifans. Il y en a parmi eux qui ont la vertu de fe reproduire dans le corps. Un atôme de petite vérole ou de gale va fe multiplier au centuple par les mouvemens de la vie ; chacun, fuivant fa marche fixe

& indélébile, va germer, croître, fleurir, fructifier. Par quel méchanifme, par quelle finguliere
vertu ? Tantôt ces femences feront long-temps
fans donner le moindre figne de leur exiftence ;
tantôt elles fe reproduiront par faifons, & (plus
fouvent qu'on n'y prend garde) fuivant les diverfes paffions de l'ame. Ces phénomenes ne
peuvent que très-groffierement être comparés à
l'action du levain qui aigrit la pâte : ils font fpécialement fubordonnés à la partie fenfible, & fe
rapprochent auffi de la végétation des plantes.
Il n'y a qu'à fuivre leur marche pour s'en con-
vaincre. Il y en a quelques-uns qui paroiffent à
peine dépendre d'une caufe phyfique. On diroit
que le moral les entretient & les reproduit. Quelques goutteux, par exemple, même après des
attaques qui femblent avoir épuifé tous les miafmes, retombent dans un nouvel accès, par un
faififfement, par une contradiction, par la colere:
le chagrin ne manque jamais d'aggraver la maladie; la gaieté diffipe la matiere morbifique
avec une aifance marquée. Il y a des dartreux
dans lefquels le plus léger événemeut moral
double & triple l'éruption dartreufe : en un mot,
il n'eft point de miafme dont le développement
ne foit troublé, accéléré ou retardé par les paffions.

M m 4

D'ailleurs, l'effet principal de ces corpuscules eft toujours d'irriter les nerfs, de troubler l'économie de la partie fenfible : l'hiftoire de toutes les efpaces d'inoculation l'indique. Les nerfs étant irrités, toute la machine s'ébranle, l'agitation qui prépare la germination de l'atôme féminal devient plus ou moins générale ; les organes dans lefquels il a un penchant naturel à fe fixer, pour y croître & pour y fructifier ou pour s'y reproduire, s'affectent : il furvient enfin une révolution organique, fiévreufe, nerveufe, que j'ai déjà comparée à celle de la fécondation de l'embrion. (*Voyez premiere partie*, *Th.* 34).

CIII°. Il y a plus : comme la femence des animaux ne fe multiplie jamais que dans les parties de la génération, comme le lait ne peut fe former dans le corps que par le travail des organes qui lui font deftinés, les mammelles & la matrice ; comme la bile part toujours du foie, *&c.* : de même tous les miafmes maladifs ont leurs organes marqués & prédifpofés pour leur germination. C'eft dans ces organes que le miafme fe niche ; c'eft pour eux qu'il a une tendance marquée : le dartreux attaque la peau & toutes les parties qui font de fa nature ; l'écrouelleux attaque les glandes & leurs dépendances ; le véné-

rien les parties de la génération & celles qui y
ont le plus de rapport, celles aussi qui se nour-
rissent principalement de sperme, qui ont une sympathie évidente avec le virus vénérien. Le miasme
goutteux harcelle tout le genre nerveux, & se
développe complettement dans les membranes
articulaires, &c. : la Nature dirige tous ces travaux ; elle y préside par l'influence de la sensibilité
qui se livre plus ou moins à l'admission, à l'impression, à l'incubation & au développement du
miasme ; celui-ci se multiplie donc par une force
vraiment animale & vitale, à laquelle les mouvemens purement physiques ou chymiques n'atteignent point. Tel est le laboratoire de la vie ;
telles sont ses loix générales. Le détail de tous
ces phénomenes appartient à celui des effets de
chaque virus en particulier. Chacun donne à
l'individu dans lequel il germe, des modifications
particulieres, souvent contre nature, *maladives*,
souvent aussi constitutives d'une matiere d'être
particuliere d'un tempérament caractérisé. On
peut même assurer que tous les orages, toutes
les passions dues aux virus ne doivent point être,
aussi généralement qu'on le fait, prises pour des
effets destructifs de la vie. Répétons-le : les organes de la digestion savent séparer les parties

nutritives, confondues dans la maffe des alimens: chaque organe fait tirer du chile & du fang les corpufcules dont il a befoin pour fubfifter & pour s'acquitter de fes fonctions: tout cela eft dévolu aux effets de la fenfibilité (*a*) Ainfi chaque miafme maladif va fe fixer à la partie où il doit s'attacher: il s'y multiplie par l'action naturelle de cette partie: il part de-là pour exercer fes forces fur les diverfes fonctions. C'eft une nouvelle preuve de ce que nous difions fur l'action des caufes invifibles (n. 96) qui dirigent le corps, qui entretiennent la vie, qui concourent à modifier, fuivant le befoin, la fenfibilité radicale & nerveufe, qui enfin operent toûs à proportion comme la femence, dont les effets font avoués, quoiqu'aucun Chymifte n'ait ofé concevoir le projet d'en fixer la nature: ils doivent porter la même réferve & la même fageffe dans l'expofition des autres humeurs: ils doivent convenir que le monde animal & invifible n'eft pas de leur reffort.

CIV°. Tout n'eft pas dit fur nos corpufcules infenfibles. Nous venons de parler de la maniere dont chacun fe combine, & dont il fe reproduit dans le corps, en y excitant divers accidens de

______

(*a*) Recherches fur les glandes.

maladie : ils fe trouvent quelquefois en foule , &
d'efpeces différentes dans le même fujet. Chacun y
garde fon caractere fpécifique , & il en réfulte des
accidens plus ou moins compliqués. Quelquefois
l'un des miafmes naturels, comme la bile, manque,
ainfi que la femence dans les Eunuques. Ce font autant de caufes ou de raifons de la complication &
du mélange des maladies, fi fouvent difficiles à
débrouiller & à réduire. C'eft dans la pratique
journaliere que fe rencontrent ces difficultés : au
refte on ne peut, en parlant des allures des
miafmes morbifiques, s'empêcher de rappeller
que des Médecins avoient tellement fenti à quel
point ces miafmes approchent de l'état vivant,
qu'ils en avoient fait des animaux qui viennent
par effains s'emparer des corps : ainfi les dartres
& la vérole ont été confidérées comme des fa-
milles d'infectes qui viennent fe nicher dans les
parties, s'y nourrir & s'y reproduire. Cette idée
paroît plus près de la nature animale que celle
des mouvemens chymiques, des diffolutions, des
précipitations & des affinités que d'autres ont
voulu mettre en jeu , détournant les yeux, foit
par inattention, foit de propos délibéré, des
phénomenes qui réclament pour l'action de la
fenfibilité vitale, pour l'exiftence d'une chymie

vivante, génératrice des corps organisés, si différente de celle qui travaille sur la combinaison des corps sans ame. Ce n'est pas qu'il n'y ait des poisons qui, de leur nature, ne sont que des masses de matiere brute : il y a aussi quelques médicamens de cette espece ; mais quelle que puisse être leur constitution, on a toujours recours pour expliquer leur action, à la force de la vie qui s'irrite plus ou moins contr'eux, qui unit ses forces aux leurs pour les faire ressortir. On peut mettre dans cette classe les odeurs & les autres corpuscules, les émanations & les venins animaux & végétaux, les émanations propres à porter les ressemblances des peres & meres aux enfans. Les phénomenes de tous ces corpuscules, sur lesquels on croit superflu d'entrer dans quelque détail, démontrent entierement l'existence de notre petit monde animal, invisible, reconnoissable par ses effets, inconnu & irréductible à la chymie : ce monde n'est fait que pour les spéculations des Médecins. Ils n'ont pas besoin de savoir, par exemple, si le venin de la vipere ou celui des cantharides sont acides ou alkalis : ils se contentent de connoître les effets qu'ils produisent sur le corps vivant, en observant que, ces effets étoient de pure & simple fermentation

ou putréfaction, ces venins agiroient fur le cadavre, ce qui n'eft point : ce corps a perdu le
fentiment qui veilloit fur les venins, & qui ex-
citoit des révolutions particulieres par leur préfence, &c. Je rappellerai auffi en paffant l'exiftence de certains fels dans le fang : les Chymiftes
fe font donné tant de peines pour les y découvrir, fans être convenus de leurs faits ! Hippo-
crate avoit pourtant dit qu'il y a dans le corps
du falé, de l'amer, de l'aigre, du doux. S'en-
fuit-il que ces fels foient le principe des fonctions
animales? Ils doivent, à mon avis, être regardés
comme une infinité d'émanations qui vont &
viennent dans le corps fans tirer à conféquence,
ou en y excitant feulement des changemens paffagers. Ce feroit ici le lieu d'examiner ce que
les Méchaniciens ont publié de l'action des médicamens, fur leur théorie des petites maffes
longues, obtufes, pefantes, rondes, aiguës, &
autres de cette efpece : mais j'en ai parlé ailleurs
(a), & je dois finir par deux cachexies importantes, dont il n'a pas été queftion jufqu'ici, la
cachexie purulente ou la fuppuration, & la cachexie gangréneufe ou la pourriture.

***

(a) Recherches fur la colique des Potiers.

CV°. La fuppuration tient aux flux muqueux & féreux : elle eft lé produit de la furabondance de fuc nourricier qui, s'étant cantonné dans une partie, ne peut fe dégager par les voies ordinaires, & forme un dépôt dont le travail, plus ou moins inflammatoire (*Part. j.*, *Th.* 27) entame les chairs. Dans les maladies qui fe guériffent le plus complettement qu'il foit poffible, la matiere du pus s'échappe par les urines & par les autres excrétions; elle fournit aux fontes de coction, inteftinales, critiques (n. 68). Il y a long-temps que j'ai comparé cette forte de dépuration à la clarification des liqueurs par le blanc d'œuf; & je ne doute point que la fuppuration n'emporte toujours avec elle le réfidu des miafmes malfaifans, furpris & invifqués dans le pus, afin d'être expulfés. Cette manœuvre de la nature fe voit évidemment dans la petite vérole & d'autres éruptions & maladies humorales. Mais qu'eft-ce que le pus en foi ? N'eft-il pas le produit d'un travail qui paroît être du reffort de la chymie? Les Chymiftes ont-ils analyfé cette fubftance? Le pus n'a pas été bien analyfé : il en eft de cet excrément comme de ceux du ventre (n. 66). On s'eft borné à en annoncer la fétidité & les autres qualités malfaifantes. Je l'ai autrefois examiné par des lotions & des coctions dans l'eau, par l'addition de divers réactifs, en le faifant cuire feul à un feu lent : je l'ai fur-tout travaillé avec nos eaux de Bareges : il m'a paru fe réduire, quant à fa partie groffiere & vifible, à de la vraie mucofité plus ou moins glaireufe & albumineufe. Epaiffi dans l'eau bouillante & enfuite lavé, il reffembloit à du blanc d'œuf : enfin j'en ai fait manger à des chiens après l'avoir épaiffi au feu ; ils ne le rebuterent point. On fait qu'étant mêlé avec l'eau froide, il la trouble plus ou moins ; qu'enfuite cette eau dépofe des filandres, des glaires, lefquelles ne donnent aucun figne notable de vraie acidité, ni de pourriture : enfin la graiffe, qui paroît être un des matériaux du pus, ne peut ordinairement être découverte dans ce compofé fingulier : fa maffe ou fon fond n'eft que de la mucofité qui contient les miafmes morbifiques qu'on ne peut faifir. Ainfi la principale portion du pus, fon caractere fpécifique, ou fon ame, fi on peut parler ainfi, échappe à la chymie : d'ailleurs l'organifme & les efforts de la nature fenfible & vigilante jouent un grand rôle dans la formation, l'évacuation & le tranfport du pus. Il fut tant queftion du méchanifme de la fuppuration à Montpellier du temps de

Fizes ! J'en parlai fi fouvent avec Quefnay avant qu'il publiât fa Differtation fur cette matiere ! Quoi qu'il en foit, le reflux du pus dans le fang fait, pour ainfi dire, autant de cachexies particulieres qu'il y a d'organes différens, par la raifon que chaque partie organique donne au pus qui fe forme dans fon fein quelque qualité particuliere. Les Médecins font fans ceffe à la fuite du pus dans la phtifie pulmonaire & autres : ils le voient inonder tout le corps. Mais jamais les Chymiftes, malgré leurs promeffes, n'ont pu trouver un fpécifique qui arrête & modere ces fontes purulentes. C'eft à la nature feule à fe débarraffer & à faifir l'excrément purulent, pour le porter au-dehors. Le pus, tant qu'il exifte dans le corps, eft, à plufieurs égards, foumis à la partie fenfible, à moins que celle-ci ne foit vaincue par la quantité : c'eft le cas des colliquations des derniers efforts de la vie : c'eft le paffage de l'état médicinal à l'état chymique ou phyfique.

CVI°. Nous ne penfons point que des fucs tels que la partie rouge du fang & la blanche, s'étant une fois arrêtés dans leurs couloirs, puiffent rentrer dans la maffe fans avoir éprouvé aucune forte d'altération ; au moins, ces phénomenes n'ont lieu que dans des cas de fpafmes paffagers, qui

occafionnent

occasionnent des étranglemens passagers aussi , & font mouvoir en tout sens les humeurs contenues dans les vaisseaux : mais les humeurs faisant obstruction , faisant matiere d'inflammation , faisant corps avec les membranes des vaisseaux, ne conservent jamais toutes leurs qualités : concentrées dans un foyer particulier pour former un noyau inflammatoire, elles sont brûlées, dissoutes, épaissies, sur-tout mal mêlées ; elles ne peuvent plus désormais reprendre leur liant & leur vie : elles deviennent la matiere nécessaire des excrétions générales : ce sont les fuliginosités des Anciens, produites par la brûlure de l'inflammation. Oui, l'observation bien suivie apprend aux Médecins que le plus petit engorgement inflammatoire ou seulement capable d'ôter aux humeurs le mouvement, la chaleur & la liquidité dont elles jouissent, fournit une matiere étrangere qui doit s'échapper par les excrétions urineuses & autres. Il n'est point de résolution sans coction, & il n'est pas de coction sans l'altération des sucs. La coction chyleuse que la nature tourne à son profit, toutes les autres coctions ont leurs excrémens. Il y a dans tous les cas de maladie, dans toute inflammation une coction dénaturante, l'humeur qui croupit : vient ensuite le transport de cette humeur par les couloirs excréteurs. La coction prétendue, qui, suivant quelques Théoriciens, remet les parties dans leur état parfait & natutel, auroit été un être de raison pour les Anciens : je l'ai expliqué dans un autre endroit (a). Ils ne connoissoient pas ces petites maladies *idéales* & de cabinet, qu'on dit être la suite de l'engorgement d'une humeur qui vient à reprendre toutes ses qualités naturelles. Au moins est-il incontestable que dans toute suppuration un peu notable, & qui doit être l'expression ou l'image en grand de celles qui sont d'une moindre conséquence, les urines, les évacuations du ventre, tous les couloirs souffrent, & les excrémens qu'ils devroient mettre dehors, sont entraînés sur la partie qui va s'abcéder ou suppurer. Un abcès n'est donc qu'un amas de mucosité surabondante, de sérosité & de sucs graisseux : l'excrément urineux y domine sur-tout, & c'est lui qui fait la portion la plus notable par ses qualités particuliere. C'est ce qui se prouve par la raison que dans les cas de résolution, les urines ont coutume d'évacuer les produits & les débris de l'inflammation ; & en cas d'abcès au contraire,

____

(a) Recherches sur les crises.

les urines ne charient rien , & il se combine une partie de leur excrément naturel avec les autres matieres de la suppuration. L'effort des parties sensibles amene un état fiévreux qui concentre , retient & combine ces sucs hétérogenes : ensuite ce dépôt devient lui-même un centre d'émanations malfaisantes , qui portent le désordre dans les fonctions. Telle est la cachexie purulente.

CVII°. Quant à la cachexie gangreneuse , elle est , pour ainsi parler , le dernier terme de la vie , celui où le corps passant de l'état vivant à celui de l'état de mort , n'est presque plus préservé par la Nature des atteintes des causes physiques propres à exciter une fermentation cadavéreuse. C'est un état pareil à celui de l'œuf non fécondé que la chaleur va pourrir , tandis qu'au même degré d'intensité , elle organise & développe celui que la semence vivifie. La gangrene est encore moins vivante que la suppuration : la vie rayonne pourtant encore dans une partie qui tombe en gangrene. C'est un fait utile à remarquer , pour ne pas confondre la gangrene avec la pourriture cadavéreuse. Le sphacele lui-même , qui est le dernier période de la gangrene , est ordinairement entouré d'un cercle vivant qui semble être le rempart par lequel la Nature cherche à préferver le vif de l'action méphitique du mort. C'eft une ligne de démarquation entre le corps qui végete encore , & celui qui a perdu toute végétation & toute animalité. De plus , la gangrene eft fouvent une forte de dépôt critique. Il y a enfin toute apparence que l'affection gangreneufe, prefque toujours dépendante de caufe interne (hors les cas où les chairs font , par des contufions & des poifons rongeans, dénaturées & féparées du tout,) dépend aufli de quelque mauvaife émanation qui n'a pu fortir par les couloirs généraux. Les Anciens penfoient que ces émanations tiennent à l'atrabile , à des dépôts fourds formés dans les entrailles. Ce qu'il y a de certain , c'eft que jamais on ne voit de gangrene , fur-tout par caufe interne , qu'on ne découvre en y regardant de près , que les entrailles font engorgées & impregnées d'humeurs noires , & de cette partie excrémentitielle ftercorale que la Nature chaffe journellement (n. 78) , & qui n'ayant pas été expulfée à propos , vient détruire la partie qui fe gangrene. Malheureufe & perfide cachexie qui fe retrouve fouvent dans les maladies aiguës & chroniques , & qui laiffe , pour ainfi dire , germer dans le corps , fur-tout ceux des vieillards dont les organes font flétris , ufés , dominés par l'atrabile , des émanations , des miafmes qui , ainfi que le feu & les poifons , ont la vertu de tuer la partie fenfible , en détruifant & décompofant le tiffu nerveux. C'eft aux Praticiens à noter & à évaluer les phénomenes de la partie fenfible , qui accompagnent la formation de la pourriture gangreneufe : c'eft à eux à voir par quels efforts la vie cherche à chaffer la mort. On retrouve dans ces combats l'activité vitale & animale qui fe débat contre les excrémens urineux, ftercoraux, l'atrabile , la mélancolie , comme elle le fait contre les poifons extérieurs. Au refte je dois remarquer que la privation pure & fimple de mucofité dans le fang , éclaire fur ce qu'on appelle la diffolution de cette liqueur. Cette diffolution n'eft que le défaut de mucofité affez apparent dans certaines fievres malignes & dans le fcorbut (a) : c'eft la cachexie qui approche le plus de la gangrene & de la furabondance des fucs qui amenent la pourriture (n. 31) , la cachexie excrémentitielle , ftercorale.

CVIII°. Il y a donc à rabattre des prétentions des Chymiftes , qui croient qu'au moins les

____

(a) Voy. Part. IV. Th. 114. Voyez auffi Recherches fur le pouls , à l'article de la fievre maligne.

derniers inftans de la vie d'une partie qui fe gangrene, font de leur reffort. Ils ont confondu la gangrene avec la fermentation putride cadavéreufe, & établi de proche en proche l'exiftence d'une acrimonie du fang alkaline ou alkalefcente (a), produit de cette fermentation putride. Joubert de Montpellier avoit déja combattu avec beaucoup de fagacité, ceux des Galeniftes qui donnoient trop à la pourriture. Les Chymiftes ont, à l'imitation de ces Galeniftes, fingulierement infifté fur cette même pourriture. Elle eft, il faut en convenir, bien fouvent rappellée! Ce feroit un petit malheur fi les Ecoles n'étoient parties de là pour établir le dogme & la théorie des remedes antifeptiques, comme fpécialement deftinés à corriger l'alkalefcence, qui joue un fi grand rôle dans la médecine moderne. Les acides ont été confacrés comme les principaux correctifs de ces acrimonies. Mais ces remedes pour lefquels plufieurs Auteurs ont eu un attachement trop tendre & trop peu réfléchi (b), ne tiennent

---

(a) Dénomination foible, indécife, vague, autant & plus que tant d'autres.

(b) Voyez les Recherches fur le pouls, troifieme édition.

pas ce qu'on en attend dans la pratique. J'aurois
plufieurs preuves à donner de cette affertion.
Voici la derniere obfervation que je viens de
faire, avec le Confrere auffi favant que célebre
dont j'ai déja invoqué la décifion (n. 80). Une
jeune femme accufée par un Chymifte, d'une
difpofition putride & alkalefcente des humeurs,
fut mife à l'ufage des végétaux & des laitages.
Il n'eft acide végétal ni minéral qui ne fut mis en
œuvre. Le Chymifte bannit tout bouillon, toute
viande, toute boiffon qui ne fut point muqueufe,
farineufe, acefcente, acide, antiputride, & fouvent antifcorbutique. Ce traitement rigoureux
& chymique dura dix-huit mois, au bout defquels la Malade eft attaquée d'une forte de fievre
pourprée, compliquée avec la petite vérole. Cette
derniere maladie eut à peine le temps de faire
fon éruption. Le corps fe remplit d'échymofes,
de taches violettes qui couvroient le vifage &
tout le refte du corps : la gorge, les yeux, le
nez en furent infectés : la matrice n'en fut point
exempte ; ce qui fe prouvoit par l'écoulement
des regles fanieufes & fétides : les crachats devinrent noirs, fanguinolens, bruns ; les évacuations étoient de la plus mauvaife odeur. La
Malade dans cet état, fut traitée fuivant le

fyſtême moderne. Il n’eſt aucun des moyens réputés antiputrides qui ne fut employé. Les acides, les boiſſons miellées & aigrelettes, le quinquina, l’air froid & même glacé (car il geloit beaucoup en ce temps-là, & la Malade étoit expoſée nuit & jour à l’air le plus froid): les boiſſons froides, les vins légers, le vinaigre ; en un mot, tout ce qu’il y a de plus vanté pour arrêter la pourriture, fut mis en uſage. La Malade mourut vers le ſeptieme jour com-plettement gangrenée, ſphacelée, violette : tout le corps, rembruni en bien des endroits, livide & d’une infection à laquelle les Gardes ne pou-voient tenir, plein d’écorchures, d’ulcérations ichoreuſes. A quoi ſervirent donc & dix-huit mois de préparations antiputrides, & une ſemaine d’un traitement le plus chargé qu’il fut poſſible des remedes fondés ſur la théorie de nos jours ?

CIX°. Je dirai auſſi que dans une maladie à peu-près pareille, il m’arriva de prononcer, comme par maniere de converſation, à côté du lit de la Malade, que cette cachexie gangreneuſe avoit l’air d’un ſcorbut aigu : il n’en fallut pas davantage pour décider un Amateur de la Chymie qui m’écoutoit, à faire tout de ſuite empaqueter la Malade dans des cataplaſmes de

creſſon & de beccabunga arroſés de vinaigre &
d'eau-de-vie camphrée : la Malade mourut affaiſſée
ſous ce poids inutile. J'ai vu des Malades ayant
la petite vérole , avec ſoupçon de gangrene ,
nourris de limonade , ſans bouillon , ſans aucun
aliment , à l'air glacé , la tête nue , le corps à
peine couvert d'un drap : on prétendoit encore
les préſerver de la pourriture , avec des lavemens
de vinaigre , & autres ingrédiens de cette eſpece.
Tout aboutit à aſſurer & peut-être à accélérer le
moment de la mort. Ces Malades mouroient
préciſément comme ceux que je voyois dans ma
jeuneſſe traiter par des Théoriciens aheurtés dans
leurs opinions exceſſives , & par une méthode
bien contraire à celle des acides. C'étoient des
remedes chauds , alkalis , cordiaux , ſudorifiques , appuyés par un grand feu dans la
chambre , par des couvertures multipliées. Ces
exemples m'ont fait penſer que la gangrene n'eſt
point préciſément une altération des humeurs ,
tendant à la putréfaction que les acides & les
remedes froids doivent arrêter , & que des remedes d'une autre nature doivent accélérer.
J'ajouterois , s'il falloit ici nous occuper du
traitement de ces maladies , que le grand point
eſt d'évacuer les humeurs nuiſibles , puiſque les

urines, les crachats, les évacuations du ventre, bien difposées par la Nature & l'Art, délivrent quelquefois les corps de ces poifons, ou de ces excrémens répandus dans la maffe. Telle eft la marche de la Nature à laquelle il paroît que l'ufage des acides n'eft pas auffi favorable que notre méthode châtiée des légers cordiaux, échauffans, relâchans, aqueux, aromatifés, laxatifs, fondans, nourriffans & fortifians, tenant d'ailleurs les Malades dans un degré de chaleur qui foit favorable aux coctions, comme la chaleur de l'incubation l'eft à la formation du poulet, & comme la chaleur de la mere l'eft à la formation de l'enfant qu'elle porte (a) : en attendant toujours les fpécifiques que le fort pourroit amener.

CX°. C'eft, j'ofe le répéter, en évacuant le fuperflu des humeurs contenues, fur-tout dans les entrailles, que le fang fe purifie : il fe dé-pouille de cette cachexie ftercorale, mélan-colique, urineufe, excrémentitielle qui quelque-fois prend le deffus. C'eft à cette furabondance que paroît due la cachexie putride quelquefois

____

(a) Voyez l'Hiftoire des fueurs, Recherches fur le pouls, troifieme édition.

fi dominante, que le fang en a perdu fon liant, fa mucofité ; il paroît s'être entierement dépouillé de la partie muqueufe & albumineufe qui en unit les parties (n. 80) ; je le difois en parlant du fcorbut & de certaines fievres malignes (a). Ces deux maladies font quelquefois au point que le fang n'eft plus propre au travail inflammatoire par où commence toute dépuration, toute coction. Fernel remarquoit, d'après Ariftote, que les excrémens eux-mêmes font fubordonnés au principe vital, qu'ils en font, pour ainfi dire, animalifés. *In illis calorem effe dicimus & principium vitale* (b) : cet état les éloigne de la difpofition *inerte* & paffive dans lefquels les Chymiftes les réduifent en traitant leurs acrimonies. Leur expulfion arrête la putridité, leur préfence conftitue la gangrene & la putridité médicale. On verra auprès des Malades, que cette maniere de confidérer leur état met plus à portée de fuivre les accidens & la marche des maladies, que tout ce qui fe débite fur les altérans, & qui fait la bafe d'une doctrine trop

______

(a) Recherches fur le pouls, & ci-deffus IV. Partie.

(b) *De abd. rer. çauf.* Voilà le principe vital dont je parlois (n.).

incertaine. Un trait singulier de l'histoire d'un des plus fameux Chymistes de ce siecle, va nous éclairer. Je veux parler de Meyer. Voici ce que son Historien lui fait dire dans l'Eloge funebre qu'il a publié. ,, J'étois depuis vingt-huit ans in-
,, commodé d'un vomissement hyppocondriaque
,, très-fâcheux qui me faisoit rejetter tous les
,, jours plus de deux pintes de pituite & d'acide...
,, Je dirai seulement , comme une chose peut-
,, être inouie dans l'histoire de la médecine , que
,, pour adoucir mon cruel acide , j'ai pris plus
,, de douze cent livres d'yeux d'écrévisse en
,, poudre , pendant vingt-huit ans ... en em-
,, ployant une livre dans chaque semaine ,,. Meyer emporta son acide au tombeau. Fiez-vous aux altérans , & dirigez les opérations chymiques dans le corps vivant. Mânes du savant Meyer , le flux pituiteux qu'il éprouva tenoit à un éta-blissement organique , qu'il falloit détruire , & à la cachexie pancréatique dont j'ai parlé! (n. 72)

CXI°. On peut ajouter que les Médecins-Chymistes ont singulierement varié dans leurs opinions ; au point même que les uns ont accusé les acides là où d'autres ont accusé les alkalis. Le sage Michel a déja fait là-dessus des remarques fort judicieufes (*a*) ; & chaque jour voit naître des contradictions entre les Partifans de ces opinions chymiques , eu égard à l'état des humeurs : plufieurs d'entr'eux reviennent aux pratiques qui furent préconifées par l'Ecole de Silvius-Deleboé. L'ufage des alkalis prend journellement faveur ; ce qui ne peut manquer d'étonner ceux qui étoient voués aux acides , comme au principal correctif des acrimonies, & comme directement oppofés à tout alkali qui ne peut (fuivant eux) que fomenter la difpofition à la pourriture , qui eft l'acrimonie la plus ordinaire, la plus pourriffante. Voici la preuve de ce que j'avance ; je la prends dans un Ouvrage des plus modernes. Frappés de l'éclat qu'on a donné au remede de Mademoifelle Stephens , quelques Chymiftes ont effayé de le fimplifier : ils ont prétendu le réduire : ils lui ont fubftitué la leffive des favoniers , la diffolution d'un fel alkali dans de l'eau de chaux. Le Docteur Blackrie a publié l'ouvrage que je viens d'indiquer (*b*) : il rapporte (pour prouver la vertu

______

(*a*) Nouvelles obfervations fur le pouls.

(*b*) Recherches fur les remedes capables de diffoudre la pierre & la gravelle , 1775.

liptontriptique de cette diſſolution d'alkali dans l'eau de chaux) des expériences par leſquelles il paroît que des calculs mis à infuſer dans cette liqueur, s'y ſont fondus ; il conclut que ce remede agit par ſes qualités ou ſa vertu alkaline. Le ſage Traducteur de cet Ouvrage, qui eſt un de nos Docteurs de Paris, commence par prévenir *qu'il faut du tâtonnement pour apprendre à quelle doſe il faut adminiſtrer ce remede*. Il ajoute expreſſément, que la leſſive des ſavoniers neutraliſée, fond auſſi les pierres. Il s'en eſt aſſuré en diſſolvant un fragment de pierre de la veſſie dans *le mélange de quatre cuillerées de bon vinaigre, & de deux cuillerées de leſſive*. Il cite la guériſon parfaite de *M. Narciſſe*; elle fut due *au ſavon & à la limonade du ſieur Faſcio, qui eſt un ſel neutre avec excès d'acide*. Voilà des expériences chymiques qu'on peut regarder comme contradictoires ſur le même fait, ſur la même maladie. L'un fond les pierres, & il prétend les fondre dans la veſſie, guérir ou ſoulager les pierreux avec une leſſive alkaline : l'autre fond les pierres, & il prétend les fondre dans la veſſie, guérir ou ſoulager les pierreux avec des ſels neutres, contenant un excès d'acide, avec la limonade. A qui faut-il s'en rapporter ?

Dans quelle claſſe ranger l'acrimonie qui accompagne la formation de la pierre? Si tous les faits qu'on énonce ſont vrais, n'eſt-il pas évident qu'ils ne doivent pas s'expliquer par les vertus acides ou alkalines des diſſolvans, & que ces opérations chymiques n'ont pas lieu, ou ne ſont d'aucune conſéquence, d'aucune valeur dans le corps humain?

CXII°. L'ouvrage de la Blackrie a reçu des éloges & trouvé des Protecteurs. J'ai même vu que de fort honnêtes gens, trop peu inſtruits, en prenoient occaſion de blâmer les Médecins François, qui ne s'occupent pas à faire des découvertes. Cette attaque me met dans le droit de rappeller nos travaux & ceux de nos Confreres, préciſément ſur l'article des pierreux. Il y a long-temps que, ſuivant les traces de nos Litre, de nos Deſſault, Juſſieu & autres, je parlois ainſi (a): » Nos eaux fourniſſent, à mon avis, » le diſſolvant de quelqu'eſpece de calcul.... » car je ſuis perſuadé qu'il y en a de différentes » eſpeces qu'on ne connoît pas bien encore.... » Qu'on prenne une pierre de la veſſie, qu'on

____

(a) Lettres ou Eſſais ſur l'hiſtoire des eaux du Bearn & du Bigorre, 1746.

» la plonge dans une certaine quantité d'eau
» bonne … ou de Bareges & de Cauterès ….
» qu'on examine avec exactitude cette pierre ;
» qu'on la pefe avant de la mettre dans l'eau ;
» qu'arrivera-t-il fi ces eaux font le diffolvant du
» calcul ? Il perdra de fon poids & de fon
» volume ; il fera prefque réduit à rien…. C'eft
» auffi ce qui arrivé : je l'ai vu, non point une
» fois, mais trente , & je l'ai vu avec admi-
» ration : j'allois examiner chaque jour le calcul
» plongé dans l'eau minérale ; il étoit environné
» d'un nuage glaireux & comme du blanc d'œuf :
» pour peu que je fecouaffe le vaiffeau qui con-
» tenoit l'eau , ces glaires fe détachoient en
» lames, en feuillets, & le calcul diminuoit
» d'autant ; je trouvois le même effet le len-
» demain : ainfi la pierre difparoiffoit, ou il ne
» reftoit qu'un grain qui auroit facilement paffé
» par toutes les voies. … Je ne fais point fi cela
» arriveroit dans toute forte de calcul…. Peut-
» on s'empêcher de tenter ce remede ? … Si
» j'avois à traiter un pierreux, je le ferois
» baigner dans nos eaux ; je lui en ferois boire
» en abondance….. je lui ferois prendre des
» douches fur les parties affectées ; & fi la pierre
» étoit dans la veffie , j'y ferois fouvent injecter

de

» de l'eau minérale. . . . . Je joindrois à l'usage
» des eaux quelques prises de savon & de co-
» quilles d'œufs calcinées. . . . . Nous avons des
» observations sur cette matiere. . . . celles de
» Dessault paroissent concluantes ». Il n'y a donc
pas tant à se plaindre de notre négligence. Voilà
des expériences faites dans le goût de celles de
Blackrie, & sur la maladie dont il a parlé, sans
rappeller ce qu'on avoit dit avant lui (a). J'ajoute
qu'il n'est pas d'eau minérale en France, où l'on
ne conserve la mémoire de quelques guérisons
de colique néphrétique graveleuse, & où l'on ne
montre plus ou moins de graviers rendus par la
boisson des eaux. Le traitement par les injections
auroit sans doute eu plus de vogue, sans celle
qu'on a donnée en France à l'opération de la taille.
La mode s'en est aussi mêlée, & le Public agité
a décidé. Ainsi l'opération de la fistule, à laquelle
Louis XIV se livra, en fit risquer des milliers.
Le temps pourra apprendre aux pierreux à se
vouer à la patience de nos peres, & à ne pas se
décider à des opérations, à cause du bruit que

(a) Le titre de son Ouvrage l'y obligeoit pourtant.
Voyez ce titre ci-dessus n. 101.

Tome I.   O o

font les Opérateurs, & à caufe des applaudiffe-
mens du Public, qui aime l'hiftoire des plaies &
des diffections, comme celle des fauts périlleux.
Mais puifque nos eaux ont fait jufqu'ici rendre
plus de graviers, & foulagé plus de veffies que
tous les prétendus fpécifiques Anglois, pourquoi
notre méthode innocente & non dangereufe, ne
trouve-t-elle pas des Approbateurs comme celle
qui vient du Pays étranger ? Y a-t-il donc tant
à vanter les découvertes Angloifes fur ce fujet ?
Ne parlons que de la théorie chymique. Y a-t-il
à la tant préconifer après toutes ces obfervations
contradictoires ? Où eft fa certitude, puifque nos
eaux, qui ne font ni acides ni alkalines, donnent
au fujet des calculs les mêmes produits que la
leffive des favoniers ? Où eft la néceffité &
l'utilité de fon application aux phénomenes du
corps vivant ?

CXIV°. Le Docteur Blackrie, qui tient beaucoup à la crainte que l'alkali de la leffive des
favoniers ne donne au fang une tournure alka-
efcente, remarque que bien d'autres ont eu la
même crainte, & fur-tout Ihro Excellentz
hoch-wohl-edel-geboren, hoch-'gelehrt
der Artzney-Wissenschaft Doctor de

Haen (*a*). Ce grand homme parle dans ses Ouvrages, „ d'un Cordonnier attaqué de la pierre,
„ qui prit depuis le mois de Novembre 1756,
„ jusqu'au mois de Juin 1757, dix-sept livres
„ de savon, & quinze cens livres d'eau de chaux,
„ avec autant de lait ; qu'il conserva toujours la
„ pierre ; qu'on la lui trouvoit avec la sonde,
„ malgré cette quantité de savon & d'eau de
„ chaux .... que sa constitution fort foible fut
„ changée en mieux; qu'il devint bientôt si plé-
„ thorique, qu'il fallut le saigner, & que le
„ Professeur (de Haen) démontra à son au-
„ ditoire, que le sang de ce Malade étoit, à
„ tous égards, extrêmement bon. ... Cependant
„ (ajoute M. de Haen) l'usage d'une aussi
„ grande quantité d'ALKALI ne pouvoit il pas
„ communiquer aux humeurs une dissolution
„ putride ? *Usus tantus* ALKALINORUM *an so-*
„ *lutionem humorum putridissimam non mini-*
„ *tetur* (*b*) „ ? Blackrie se tire de cette difficulté

(*a*) *Excellentissimus, prænobiliter natus, maxime
eruditus Dominus Medicinæ artis Doctor de Haen.*

(*b*) *Ratio Med. Part.* 2 *, cap.* 12 *,* & le Cordonnier revient sur la scene deux ou trois fois dans les
autres parties du *Ratio Med.*

comme il peut. Son Traducteur rapporte que le Docteur Huxam avoit publié des Observations bien différentes de celles du Docteur de Haen. Il met ces deux Médecins en opposition : ce qui diminue la valeur de tous ces faits plus ou moins chymiques. Nous nous contenterons de remarquer , par rapport à M. de Haen, qu'il s'est un peu oublié , sans doute à cause de ses grandes occupations , en avançant que son Cordonnier avoit pris une grande quantité d'alkali. *Une si grande quantité d'alkali ne pourroit-elle pas communiquer aux humeurs une dissolution putride ?* Certes le Cordonnier n'en avoit pas pris un grain ! Le savon n'est pas un alkali ; l'eau de chaux n'est pas un alkali. Ainsi les remarques de M. le Professeur ne portent sur rien : ce qui est un peu fâcheux. Nous pourrions prendre la liberté de lui parler d'un Charlatan de Paris , auquel nous avons vu donner l'alkali à poignées , dans des hydropisies. Nous avons vu boire la dissolution des cendres , la lessive , pour toute boisson ; on en mettoit dans la soupe ; on y trempoit les alimens. Voilà ce qui s'appelle donner des alkalis. C'est sur des sujets ainsi martyrisés , que M. de Haen pourroit proposer à *son auditoire* l'examen du sang. Ce seroit peut - être avec quelque fruit. Ceux qui l'ignorent pourroient au moins apprendre que ces diffolutions alkalines n'agiffent pas plus fur les humeurs que fur les folides ; qu'elles brûlent , qu'elles fcarifient , qu'elles cauterifent tout ce qu'elles touchent : c'eft par-là qu'elles font à craindre , & non par l'acrimonie qu'elles peuvent procurer au fang.

CXV°. Puifons la doctrine chymique des humeurs dans des fources plus célebres. On l'a fondée fur la diftinction & la combinaifon des vices fimples & fpontanés des humeurs. C'eft de-là que font nées : 1°. la vifcofité glutineufe : 2°. l'acrimonie méchanique , (ou la fracture & l'éclat des globules du fang) : 3°. l'acrimonie faline fous-divifée , 4°. en muriatique , 5°. ammoniacale , 6°. acide , 7°. alkalefcente , 8°. fixe , 9°. volatile , 10°. fimple , 11°. ou compofée , 12°. l'acrimonie huileufe , qui , à force d'être brifée , peut fe réduire en efprit ; 13°. l'huileufe faline ; 14°. l'huileufe terreftre ; 15°. l'huileufe âcre produite par une calcination du falin & du terreftre ; 16°. l'acrimonie favoneufe comparable aux venins des animaux & des végétaux ; 17°. enfin l'acrimonie compofée des quatre précédentes ; & 18°. le réfultat des mauvaifes tournures des humeurs qui proviennent de l'acrimonie acide & de l'acrimonie alkalefcente. Voilà le grand nombre des claffes auxquelles ont été réduites les maladies des humeurs. Mais, j'en dois faire l'aveu : je n'ai pas encore trouvé un feul Médecin accoutumé à voir des Malades & à les fuivre autrement qu'on ne le fait en leur donnant quelques confultations vagues & de cabinet, qui ne foit convenu avec moi que ce fyftême des acrimonies ne fut point établi d'après les obfervations faites fur le corps vivant, mais imaginé & calculé d'après quelques expériences chymiques faites fur les liqueurs livrées à des mouvemens fpontanés auxquels elles n'arrivent pas pendant la vie. J'ai foutenu & je foutiens encore que ces diverfes acrimonies font impoffibles à faifir ; que leurs fymptômes fe confondroient, fi elles exiftoient telles qu'on les annonce ; que l'aigre, l'amer, l'âcre, le falé fe trouvent fouvent exifter dans le même Malade, fans que cela tire à conféquence. J'ai demandé & je demande encore dans quelle claffe d'acrimonies on doit, fuivant ce fyftême artificiel, placer les dartres, la vérole, la gale, le cancer, la goutte, &c. qui fe préfentent journellement ; & auxquelles il femble que les Théoriciens qui établirent les acrimonies artificielles n'euffent pas penſé ? J'ai autrefois eſſayé de ramener les écrouelles à l'acrimonie acide qui tient, à quelques égards, à la cachexie laiteuſe. Je ne pouvois tout dire alors (a). Comment me ferois-je fait entendre à travers les préjugés qui ſont aujourd'hui un peu moins forts. Mais je n'en étois pas moins convaincu qu'à préſent de l'exiſtence d'une ſemence écrouelleuſe , laquelle ne peut être rangée dans aucune claſſe des acrimonies artificielles ; quoiqu'il ſoit vrai de dire que cette ſemence germe plus aiſément avec la cachexie laiteuſe qu'autrement : (ce qui arrive à proportion à chaque ſemence morbifique germant aiſément lorſqu'elle trouve la cachexie qui peut lui ſervir de matrice). J'ai cherché & je cherche encore quelque remede décidément ſpécifique & deſtiné à combattre ces prétendues acrimonies. On ſe flatte de poſſéder ces remedes : mais les altérans n'atteignent pas le but ou l'objet auquel on les deſtine : ce qui prouve que ces âcretés artificielles qu'on prétend maſquer , combiner & corriger à volonté, n'exiſtent point telles qu'on les imagine. J'ai penſé & je penſe encore que la partie ſenſible & vivante joue le premier rôle

____

(b) Recherches ſur les écrouelles , 1753.

dans l’hiſtoire de ces âcretés, dont les Partiſans avoient trop négligé l’action nerveuſe, qui s’op-poſe aux changemens ſpontanés & purement chymiques du ſang. J’en appelle, ſur tous ces points, aux Médecins exercés. J’eſpere qu’ils conviendront que nos cachexies, exactement puiſées dans le corps vivant, & décrites d’après nature, ſont préférables pour la théorie comme pour la pratique, à tous les ſyſtêmes nouveaux (a) : car les Anciens étoient moins éloignés du but.

CXVI°. Il eſt temps de conclure & de ter-miner ce volume. Les cinq premieres parties contiennent l’hiſtoire des ſolides, celle de leur mobilité, de leur ſenſibilité, *l’organiſme* du corps vivant. La ſixieme partie roule ſur l’hiſtoire des liqueurs, celle de leurs propriétés ſéminales, coopératrices de la ſenſibilité des organes. Atta-chés à la logique timide & conjecturale de la Médecine ; fixés à l’étude & à la peinture de l’état ſain ; ſpécialement occupés de l’état de maladie dans lequel les reſſorts & le jeu de l’économie animale ſe montrent plus à nud,

____

(a) Voyez l’Ouvrage de M. Minvielle (chez Ruault, 1774) où il eſt prouvé que ces acrimonies ont paru ſuſ-pectes il y a long-temps.

nous avons effayé de profiter des découvertes
& des vérités connues. Il a fallu ajouter quelque
chofe à la parure fimple & modefte des *Anciens* ;
il a fallu retrancher du luxe des *Modernes*. On
le fait, ils fe partagerent (les Anciens & les
Modernes) en deux grandes fectes, les *Humo-*
riftes & les *Solidiftes*. Ceux-ci diftingués &
très-connus dans les temps brillans de Rome,
donnerent à la doctrine du *ftrictum* & du *laxum*
toute l'étendue dont elle eft fufceptible. Ils négli-
gerent l'étude des humeurs, & fe perpétuerent
d'une génération à l'autre : leur *méthode* a trouvé
des Approbateurs jufqu'à nous. Ils fe lierent peu
à peu aux *Anatomiftes*, aüx *Méchaniciens*, aux
Sectateurs d'*Afclépiade*, qui ont tant fait de
bruit avec leurs *automates*, leurs *calculs* & leurs
expériences *phyfiques*. Les *Humoriftes*, dont
l'origine remonte aux temps reculés de la Grece,
reprirent de nouvelles forces parmi les *Pneu-*
matiques, & dans les Ecoles de *Galien*. Ils fe
joignirent enfin aux *Chymiftes*. Nous avons ref-
pecté ces deux fectes & profité de leurs leçons,
en les combinant & en les adouciffant l'une par
l'autre. Il étoit important d'éviter les écueils des
fyftêmes outrés & exceffifs. Nous fommes demeurés attachés à ce dogme mixte & compofé,

qui a été du goût de beaucoup de bonnes têtes, & qu'on défigna autrefois par le nom de fecte *Eclectique*. Nous nous fommes reftreints à la confidération du monde animal, invifible, inacceffible aux *Phyficiens*, où fe préparent & s'exécutent les opérations de la vie, par l'action, le concours & les accords réciproques des parties folides, nerveufes, fenfibles, primitives, avec les miafmes, les femences, les élémens des humeurs. Nous avons effayé de nous rapprocher, le plus qu'il eft poffible, des *Méthodiftes* mitigés par les *Pneumatiques*; en nous préfervant des décifions tranchantes & hazardées des *Hydrauliciens*, des *Chymiftes*, des *Méchaniciens*, des *Afclépiadiens* anciens & nouveaux qui dédaignerent ou méconnurent l'étude & les phénomenes de la vie & de la *fenfibilité animale*; ceux de l'exiftence, de la germination, de la fructification des humeurs dans leurs couloirs propres où fe décident les fonctions. Cette vie & cette fenfibilité des folides, nous ne pouvions que la lier aux principes des *Naturaliftes*, qui remontent jufqu'à l'Ecole de Cos, & qui firent de la *Nature* un être particulier, veillant à la confervation du corps. Les *Animiftes* qui fe retrouvent parmi les derniers *Galeniftes*, les *Sthaliens* fur-tout, ont fixé & mérité notre attention ; comme les plus éloignés de tout soupçon de matérialisme, & de ces puériles & vains systêmes *Asclépiadiens, Epicuriens*, enfans d'une imagination détraquée & libertine. L'étude de l'ame, les notions morales, métaphysiques, théologiques & révélées sur sa spiritualité, & son influx dans les opérations animales, & dans les effets des passions, nous ont servi de guide & de fondemens en bien des points. Trop heureux de pouvoir nous appuyer sur des dogmes aussi généralement avoués des Sages, & auxquels la pratique & l'exercice journalier de notre Art ramenent à tout moment ! Mêlant donc, & combinant les faits, & les assertions avérées dans chaque secte, dans chaque opinion principale, dans chaque parti, nous avons tâché d'arriver à une suite de principes propres à expliquer les phénomenes de la vie, & à faire un corps de doctrine suivi, sur l'état de la santé & celui des maladies. *Nous avons essayé d'imiter l'abeille qui compose son miel des sucs combinés de différentes fleurs* (a). Telle fut de bonne heure notre maniere de traiter les matieres de notre Art : elle

____

(a) Essais sur l'histoire des eaux du Bearn & du Bigorre, 1746.

eſt la même depuis trente ans, & ſur-tout *ſoumiſe à nos Maîtres, à nos égaux, dont nous n'avons ceſſé de reſpecter les déciſions, en admirant ceux qui peuvent répandre des agrémens ſur ce qu'ils écrivent, & en demandant toujours grace pour notre foibleſſe* (a). Nous avons tenté de nous faire lire & entendre, pour nous inſtruire nous-mêmes, & non pour endoctriner les autres. Les volumes ſuivans contiendront plus particulierement les faits de pratique, l'hiſtoire des maladies, les documens de l'expérience.

(a) Eſſais *ibid.*

Fin du Tome premier.

Achevé d'imprimer le 10 Juillet 1775.

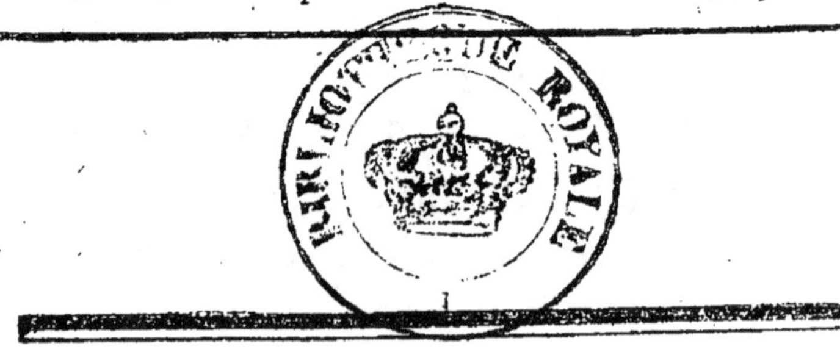

De l'Imprimerie de Gueffier, au bas de la rue de la Harpe.

TABLE

Des diverses Parties de cet Ouvrage.

Fin de la Table.

ERRATA.

PAGE 13 (Préface), lig. 10 , apperçus, *lisez* apperçues.

Page 43 (*ibid.*) lig. 8, valets, *lif.* varlets.

Page 79 (*ibid.*) lig. 8, Baron, *lif.* Bacon.

Page 145 , lig. 6, Wanhelmont, *lif.* Van-Helmont.

Page 240, lig. 11, d'après Hofman, *lif.* ainfi qu'Hofman.

Ibid. lig. 21, préminens, *lif.* prominens.

Page 326, lig. 15, *après* commune, *ajoutez* chaude.

Page 333, lig. 18., *après* point, *ajoutez* précifément.

Page 349, lig. derniere, Jouker (& ailleurs) *lif.* Jonker.

Page 367, lig. 21, bitureufes, *lif.* butireufes.

Page 373, lig. derniere, élément, *lif.* aliment.

Page 399, lig. premiere, *après* comme, *ajoutez* font auffi fœurs entr'elles.

Page 413, lig. 8, réveille, *lif.* réveillé.

Page 448, lig. 9, par force, *lif.* paffivement.

Ibid. lig. 11, par force, *lif.* l'action.

Page 472, lig. 17, prouvé, *lif.* procuré.

Page 505, lig. derniere, cet opinion, *lif.* cette opinion.

Page 520, lig. 4, les, *lif.* fes.

Page 532, lig. 21, mais, *lif.* maris.

Page 533, lig. premiere, *ac nullus ; frequenter ; lif. ac nullus frequenter.*

Page 534, lig. 15, *medica* , *lif. media.*

Page 556, lig. 13, *après* végétaux, *ajoutez* on pourroit auffi rappeller.

Page 560, lig. 18, *après* collioriations, *ajoutez* &c.

APPROBATION.

J'ai lu par l'ordre de Monseigneur le Garde des Sceaux, un Ouvrage intitulé, *Recherches sur les Maladies Chroniques, &c. par MM. Bordeu, Médecins, &c.* & j'ai cru que cet Ouvrage, fondé sur de profondes méditations & sur une pratique aussi heureuse qu'éclairée, méritoit d'être imprimé.

A Paris, ce 13 Décembre 1774.. GARDANE.

PRIVILEGE DU ROI.

LOUIS, par la grace de Dieu, Roi de France & de Navarre : A Nos amés & féaux Conseillers les Gens tenans nos Cours de Parlement, Maîtres des Requétes ordinaires de notre Hôtel, Conseils supérieurs, Prévôt de Paris, Baillis, Sénéchaux, leurs Lieutenans Civils & autres nos Justiciers qu'il appartiendra : SALUT. Notre amé le sieur RUAULT, Libraire à Paris, Nous a fait exposer qu'il désireroit faire imprimer & donner au Public un ouvrage intitulé, *Recherches sur les Maladies Chroniques, &c. par MM. Bordeu*, s'il Nous plaisoit lui accorder nos Lettres de Permission pour ce nécessaires. A CES CAUSES, voulant favorablement traiter l'Exposant, Nous lui avons permis & permettons par ces Présentes, de faire imprimer ledit Ouvrage autant de fois que bon lui semblera, & de le faire vendre & débiter par tout notre Royaume, pendant le tems de trois années consécutives, à compter du jour de la date des Présentes. Faisons défenses à tous Imprimeurs, Libraires & autres personnes de quelque qualité & condition qu'elles soient, d'en introduire d'impression étrangere dans aucun lieu de notre obéissance ; à la charge que ces Présentes seront enregistrées tout au long sur le Registre de la Communauté des Imprimeurs & Libraires de Paris dans trois mois de la date d'icelles ; que l'impression dudit Ouvrage sera faite dans notre Royaume & non ailleurs, en bon papier & beaux caracteres, que l'Impétrant se conformera en tout aux réglemens de la Librairie, & notamment à celui du 10 Avril 1725, à peine de déchéance de la présente Permission ; qu'avant de l'exposer en vente, le Manuscrit qui aura servi de copie à l'impression dudit Ouvrage, fera remis dans le même état où l'approbation y aura été donnée, ès mains de notre très-cher & féal Chevalier, Garde des Sceaux de France, le Sieur HUE DE MIRQMENIL, qu'il en fera enfuite remis deux exemplaires dans notre Bibliotheque publique, un dans celle de notre Château du Louvre, un dans celle de notre très-cher & féal Chevalier Chancelier de France le Sieur de MAU-PEOU, & un dans celle dudit Sieur HUE DE MIROMENIL ; le tout à peine de nullité des Préfentes : du contenu defquelles vous mandons & enjoignons de faire jouir ledit Expofant & fes ayans caufe, pleinement & paifiblement, fans fouffrir qu'il leur foit fait aucun trouble ou empêchement. Voulons qu'à la copie des Préfentes, qui fera imprimée tout au long, au commencement ou à la fin dudit Ouvrage, foifoit ajoutée comme à l'original. Comman-dons au premier notre Huiffier ou Sergent fur ce requis, de faire pour l'exécution d'icelles, tous actes requis & néceffaires, fans demander autre permiffion, & nonobftant clameur de haro, charte normande, & lettres à ce contraires : Car tel eft notre bon plaifir. Donné à Paris, le huitieme jour du mois de Fevrier, l'an de grace mil fept cens foixante - quinze, & de notre regne le premier.

Par le Roi en fon Confeil. LEBEGUE.

Régiftré fur le Regiftre XIX de la Chambre Royale & Syndicale des Libraires & Imprimeurs de Paris, n°. 3107, conformément au Réglement de 1725. A Paris, ce 11 Avril 1775.

LOTTIN jeune, Adjoint.

On trouve chez le même Libraire :

Traité de Médecine théorique & pratique, ex-trait des Ouvrages de M. DE BORDEU, avec des Remarques critiques par M. MINVIELLE, Docteur en Médecine de la Faculté de Montpellier, Correfpondant de l'Académie Royale des Sciences de la même Ville, un des Médecins du Bearn, vol. in-12. 1774, relié, 3 liv. 10 fols.